面向虚拟现实仿真环境的头颈部外骨骼系统

李 鹏 吴东苏 著

科 学 出 版 社

北 京

内 容 简 介

本书针对现有高性能头盔显示器在虚拟现实仿真环境应用中存在的问题，提出一种六自由度的头颈部外骨骼系统，主要内容涉及虚拟现实环境下人体头部运动特性的计算、并联机构的尺寸优化设计和运动学与动力学分析、时变参数的实时辨识、基于机械测量和基于头颈部表面肌电信息测量的头部运动预测、人机交互力计算及其控制策略、系统软硬件设计与集成等。

本书可以为在人机工程学、机器人与机构学、交通运输工程学、控制科学等多学科交叉领域中从事机构优化、机器人运动学与动力学、人机交互研究的相关专业技术人员提供参考，也可作为相关专业的研究生和高年级本科生的教材。

图书在版编目(CIP)数据

面向虚拟现实仿真环境的头颈部外骨骼系统/李鹏，吴东苏著. —北京: 科学出版社，2018.11

ISBN 978-7-03-059348-1

I. ①面… II. ①李… ②吴… III. ①头部–体壁–肌肉骨骼系统–计算机仿真–虚拟现实–研究 ②颈–体壁–肌肉骨骼系统–计算机仿真–虚拟现实–研究 IV. ①R323.1 ②R322.7 ③TP391.98

中国版本图书馆 CIP 数据核字 (2018) 第 250861 号

责任编辑: 惠 雪 曾佳佳 / 责任校对: 杨聪敏
责任印制: 师艳茹 / 封面设计: 许 瑞

科学出版社 出版
北京东黄城根北街 16 号
邮政编码: 100717
http://www.sciencep.com

北京凌奇印刷有限责任公司 印刷
科学出版社发行 各地新华书店经销

*

2018 年 11 月第 一 版 开本: 720×1000 1/16
2018 年 11 月第一次印刷 印张: 15 3/4
字数: 314 000
POD定价: 99.00元
（如有印装质量问题，我社负责调换）

前　　言

　　针对现有分辨率和对比度高、视场角大、专业级立体显示的头盔显示器一般在使用过程中会出现运动不便，定位跟踪干扰大，有沉重感、束缚感和异物感等问题，本书以高精度与短延迟跟踪、低工作负荷的功能需求为目标，从提高头盔显示器佩戴舒适性的角度出发，提出一种主要由 6URHS 并联机构和传统头盔显示器组成的新型虚拟现实设备 —— 头颈部外骨骼系统 (head-neck exoskeleton，HNE)，并对该系统的若干关键技术进行了研究，具体有以下几个方面：

　　(1) 执行机构的尺寸优化设计及原型样机研制。首先，从人机工程学的角度研究分析了人体的骨骼构造结构、运动结构以及人体关节运动自由度，建立了人体躯干至头部的结构模型，并利用串联机器人运动学正解法对头部运动范围进行了仿真分析；同时考虑了模拟座舱环境空间对人体活动范围的限制，通过选取座舱区域的极限位置点对驾驶员头部运动范围加以环境约束，从而获得更为准确而有效的头部运动范围，通过对实测数据进行量化与修正处理，得到了描述头部运动范围的六维超椭球体和头部运动速度、精度的极限数值，明确了执行机构尺寸优化的性能指标。其次，提出了一种量化六自由度工作空间的六维超椭球体的计算方法，实现了头部运动空间和 HNE 工作空间的统一显性数学表达与比较，为进一步建立 HNE 机构的尺寸优化模型提供了便利。再次，对各性能指标进行了归一化处理，定义了相应的子目标函数，建立了尺寸优化问题的数学模型，并提出了基于质心泰森多边形结构 (centroidal voronoi tessellation，CVT) 的非线性最小二乘法对优化问题进行了解算。计算结果显示，CVT 的使用可以使参数初始值均匀覆盖整个参数空间，可在保持非线性最小二乘法原有优势的同时，提高算法的全局搜索能力，提供多组非劣解。然后，在执行机构的结构设计方面，提出了穿越式的驱动支链设计方案，减小了自身结构尺寸和安装占用空间，通过悬挂安装驱动支链保证了穿越式方案的实施，实践证明，机构的使用效果达到了设计目标。最后，按照最优方案完成了执行机构的设计研制。

　　(2) 执行机构的运动学与动力学分析。分析了 6URHS 并联机构关节空间与任务空间之间的运动学关系；对螺母单独进行了动力学分析，推导了驱动支链的动力学方程，采用牛顿-欧拉法建立了部件级、细粒度的 6URHS 并联机构动力学模型；采用 Simulink 的 SimMechanics 模块建立了 6URHS 并联机构的虚拟样机，进行了开环动力学响应实验，实验结果显示数学模型与虚拟样机的动力学响应基本一致，数学模型的准确度与虚拟样机相仿。对 6UPS 并联机构模型与 6URHS 并联机构模型进行了能量转化分析,分析结果证明,考虑螺母的动力学特性,建立 6URHS 并联机构的动力学模型具有较高的必要性。

(3) 系统重要未知参数的辨识。针对含头盔显示器的动平台质量、重心位置等参数具有时变不确定性的特点,本书重点对非线性系统的在线辨识算法进行了研究,通过理论分析和文献资料阅读,归纳、总结了部分辨识方法的优、缺点;结合待辨识参数和执行机构动力学模型,给出了用于参数辨识的系统状态空间模型和观测函数;通过在线辨识仿真,对比分析了连续–离散扩展卡尔曼滤波 (continuous-discrete extended Kalman filter,CDEKF) 算法和连续–离散平方根无味卡尔曼滤波 (continuous-discrete square-root unscented Kalman filter,CDSR-UKF) 算法的辨识速度、精度和稳定性,仿真结果显示 CDSR-UKF 在这三方面均要优于 CDEKF;采用 CDSR-UKF 对 HNE 的动平台参数进行了在线辨识实验,实验结果显示 CDSR-UKF 能对参数的阶跃变化作出快速响应,辨识误差较小,且阶跃变化越小,CDSR-UKF 的响应速度和辨识精度就越高。

(4) 系统控制策略。首先,分别设计基于并联机构机械跟踪测量和基于头颈部表面肌电信息测量的头部运动预测算法,通过典型的头部运动实验确定两种算法对于头部在不同运动速度及加速度下的适应性,并总结出头部运动预测的误差来源;针对两者的特点设计高效的融合算法,实现高精度、低延时的头部运动检测。其次,通过理论分析和实验研究掌握头颈部表面肌电信息与头部运动之间的规律关系,确定影响头颈部肌电信号强弱的主要变量,建立三自由度的头颈部肌电力关系估计模型,并对模型参数进行优化估计研究。再次,提出了一种基于 HNE 系统动力学模型的无接触式人机交互力计算方法,该方法通过建立 HNE 任务空间力与关节空间力的关系,采用间接的方式能实时根据关节空间力的反馈计算人机交互力。最后,针对系统的设计功能,提出了 HNE 的主动柔顺控制策略 (active compliance control strategy of HNE,ACCSH);并对策略涉及的内容 —— 运动轨迹规划和控制器设计进行了研究。鉴于螺旋副存在自锁问题,根据六自由度并联机构任务空间与关节空间的运动学关系,结合 6UPS 与 6URHS 各自驱动支链的运动特点,提出了基于 6UPS 并联机构驱动支链动力学模型和力传感器反馈数据的头部运动预测方法 (即前文提及的机械跟踪测量方案),该方法通过对头部运动的预测实现了对执行机构动平台运动轨迹的规划;针对系统设计功能之二 —— 减小头盔显示器与使用者头部间的广义接触力,本书基于系统动力学模型,设计了带有惯性项与非线性项补偿的控制器;通过仿真与实验,对主动柔顺控制策略用于 HNE 控制的可行性与效果进行了验证,实验结果显示主动柔顺控制策略可以在实施精确位置跟踪的同时,有效地减小广义接触力,从而达到减小系统使用者工作负荷的系统设计目标。

(5) 系统软件设计及其运行环境。按照功能划分,采用模块化的方法对系统软件架构进行了设计，基于 Visual Studio 实现了指令模块等 17 个功能模块，并根据任务需求将各模块有机结合，开发完成了系统管理软件、头部运动预测软件、在线辨识软件、系统控制软件以及动力学与运动学计算软件；基于 C++Builder 开发了系统管理软件的可视化操作界面，基于 OpenGL 设计了用于动态显示 6URHS 并联机构运动状态的虚拟样机，方便了测试实验的开展，保证了实验的安全性；基于 Windows XP 和 RTX8.1 搭建了系统软件的运行环境，设计了服务器 (Windows)–客户端 (RTX) 的上、下位机控制架构，实现了 HNE 的 480Hz 的高频率实时控制。

(6) 系统性能测试。构建了头颈部外骨骼系统的原型样机，实现了系统硬件、软件的联合调试；采用仿真与实验相结合的方法，对 HNE 的设计功能实施效果和系统动力学响应等特性进行了研究。建立了有、无金属物体干扰两种跟踪性能测试实验环境，采用惯性陀螺测量了动平台的位姿信息，对电磁跟踪器与 HNE 的静、动态跟踪精确度、抗干扰能力和稳定性进行了对比，实验结果证实了 HNE 的良好跟踪性能；提出了基于动力学模型与力反馈数据的广义接触力计算方法，为通过实验手段验证 ACCSH 的实施效果提供了便利。参考了报告 *AGARDAR-144* 和 *MIL-STD-1558* 中关于飞行模拟机动感模拟平台的运动测试规范，设计了 HNE 运动特性极限等测试项目，完成了相关实验，并对实验结果进行了分析说明。

在以上研究的开展过程中，南京航空航天大学民航学院顾宏斌教授提出了很多独到的见解和建议，在此对顾教授表示真挚的感谢。此外，本书的研究还得到了国家自然科学基金 (编号 61403204、51205195、U1633120、71701099)、江苏省自然科学基金 (编号 BK20130981、SBK2016020220) 的资助，在此一并表示感谢。

限于作者水平，书中难免存在疏漏和不足之处，敬请广大读者批评指正。

作　者

2018 年 8 月

目　　录

第1章 绪　　论

　　虚拟现实技术因其对未来高技术产业的发展和国家技术创新能力的提升所具有的作用,已列入国家长期科技发展规划。头盔显示器是基于虚拟现实技术研发的一种人机交互设备,其功能是完成三维立体虚拟场景的显示,主要用于模拟训练、工业生产、医疗、虚拟维修与装配、数字图书馆等领域。传统的驾驶舱式仿真系统,如汽车驾驶模拟器、飞行模拟器等的驾驶舱内部是与实车 (机) 完全相同的实物,舱外环境是采用环幕投影方式生成虚拟场景,该方案的逼真度、沉浸感虽然较高,但结构复杂、占用空间大、成本高,且在更换车型或机型时需要将整个驾驶舱全部换掉,降低了系统的实用性。而头盔显示器和数据手套的出现有效地解决了传统驾驶舱式仿真系统存在的问题,如图 1.1 所示,用头盔显示器代替环幕投影系统,可以同时生成驾驶舱外部环境的 360° 虚拟场景和虚拟的驾驶舱内部环境,这既降低了系统的成本和复杂度,又增强了仿真系统的可重构性——由于驾驶舱内部环境是虚拟的而非实物,可以在不改变驾驶舱硬件的情况下通过更换软件 (动力学模型、驾驶舱内部环境的视景模型等) 便可模拟不同的对象,如不同的车型、机型等。随着虚拟现实技术及相关仪器设备的发展,这种基于虚拟现实技术的驾驶舱仿真系统势必会在人机交互仿真领域展现出越来越大的作用和发展前景。

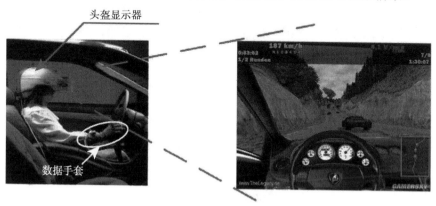

图 1.1　基于虚拟现实技术的汽车驾驶舱仿真系统

　　国内对基于虚拟现实技术驾驶舱仿真系统的研究开展相对较晚,研究者主要是高等学校和研究所的工作人员,如东南大学、浙江大学、北京科技大学、华东交通大学、山东理工大学、武汉理工大学等 [1-6] 对基于虚拟现实技术的汽车驾驶舱仿真系统进行了研究；北京理工大学、北京航空航天大学、南京航空航天大学 [7-9] 等对基于虚拟现实技术的飞机驾驶舱仿真系统的若干关键技术进行了研究；清华大学计算机系对基于虚拟现实的无人驾驶飞机仿真训练系统进行了研究 [10]，洛阳电光设备研究所对某型战斗机的虚拟现实驾驶舱进行了研究。国外在这方面的研究较早，可以追溯到 20 世纪 80 年代。美国是最早开始研制该类系统的国家。1994 年，McCarty 等采用头盔显示器代替原有的投影系统，研制了一款低成本的驾驶模拟器，美国国防部下属的仿真、训练和设备司令部 (STRICOM) 主持并研制了基于 TOPIT(touched objects positioned in time) 的虚拟驾驶舱系统 [11]，BAE(British Aerospace) 系统公司研制了 Bradley 战地车的虚拟主动战术训练器 [12]，美国的 L3 LINK SIMULATION & TRAINING 公司基于先进头盔显示器 (advanced helmet mounted display, AHMD) 构建了多款军用飞机虚拟驾驶舱，如 F-16 飞机等 [13]。

作为视景系统，头盔显示器的性能品质将会直接影响到仿真系统的沉浸感和逼真度。目前，头盔显示器按外部特征的不同，可分为两类 [14]，一是非封闭式头盔显示器，如 Olympus Eye-Trek FMD700、Daeyang/Sony I-Visor DH-4400VP 等；二是封闭式头盔显示器，如 DataVisor80、Virtual Research VR1280。前者质量虽轻，但分辨率却不高、视场角窄，无法完全满足基于虚拟现实技术驾驶舱仿真系统的需求；后者分辨率高、视场角大，且具有暗室，能提高使用者的专注度，但体积与质量大，佩戴时有沉重感、束缚感和异物感，影响了仿真系统的逼真度。位置跟踪器与头盔显示器配合使用，用于测量头盔显示器的空间位置与姿态，以驱动虚拟场景。目前，根据原理的不同，可将跟踪器分为电磁、光学、超声等几类。驾驶舱的零部件通常以金属材质的居多，电磁跟踪器在受到金属干扰后会出现定位稳定性差、精度下降等问题 [15,16]；驾驶舱空间狭小，极易诱使光学与超声跟踪器出现测量盲区 [17,18]。

综上所述，在以头盔显示器作为视景系统的驾驶舱仿真系统中，存在较为突出的问题有两个：一是性能参数较高的头盔显示器体积与质量大，使用时存在异物感、沉重感，影响了自身的使用舒适性和整个仿真环境的逼真度；二是跟踪器较差的抗干扰能力、较低的跟踪稳定性和精度影响了虚拟场景的生成实时性，造成了视觉延时，降低了仿真环境的真实感。因此，有必要在提高头盔显示器使用舒适性、跟踪器稳定性与实时性方面开展研究工作，提升整个仿真系统的逼真度、沉浸感和实用性。

1.1　改善头盔显示器的佩戴舒适性方面

当前有两种方法可以改善头盔显示器的佩戴舒适性，一是选择质量轻的头盔显示器；二是选择专业级的头盔显示器，并辅以支撑装置作为头盔重量的承载者。非封闭式头盔显示器具有质量轻、体积小的优点，因此，在减轻佩戴者工作负荷方面，该类头盔具有独特的优势。近几年来，随着显示器和相关的光学镜片的小型化技术取得的巨大进步，非封闭式头盔显示器在其性能方面，尤其是分辨率有了较大提高，比较具有代表性的产品是 Olympus Eye-Trek FMD700 和 Daeyang/Sony I-Visor DH-4400VP[14]。Olympus Eye-Trek FMD700 采用光学超分辨率处理技术 (optical super resolution)，将其分辨率提高到 533×450(每 LCD 面板 720 000 个像素)，其质量也只有 105g。然而即便如此，533×450 的分辨率也只有桌面图形监视器的 18.3%，且从人机工程学的角度出发，跟踪器的接收器放置在设备的顶部，虽使得用户对整个装置质量的增加感觉不明显，但是却缺乏对脑后的平衡 [14]。Daeyang/Sony I-Visor DH-4400VP 通过采用 LCOS 芯片，使其在保证质量为 160g 的同时，还能拥有高于 Olympus Eye-Trek FMD700 一倍的分辨率 ——800×600。但是与桌面图形监视器相比，仍有较大差距，因此还是达不到驾驶舱仿真系统的使用要求。通过以上分析可以看出，非封闭式头盔显示器虽然具有质量轻的优势，但其分辨率低，且只能接受 NTSC/PAL 单视场视频输入的缺点，使其仍无法胜任虚拟现实交互的工作。因此，目前该类头盔主要用于个人观看电视节目和视频游戏设计，而不是基于虚拟现实技术的驾驶舱仿真系统。

第二种可改善头盔显示器佩戴舒适性的方法是引入辅助支撑装置。支撑装置可以代替使用者成为头盔显示器重力的承担者，从而可以部分或彻底缓解使用者的负荷，使其免于因头盔重量引发的疲劳和颈部劳损。从其所完成的功能来看，支撑装置在整个系统中的作用类似于助力器。目前主要的带有支撑装置的头盔显示器有两种：一是地面支撑头盔显示器，如 Fakespace 公司的 Boom3C 和 BoomHF[19]，如图 1.2 所示；二是桌面支撑头盔显示器，如 Fakespace 公司生产的 PUSH1280，如图 1.3 所示。

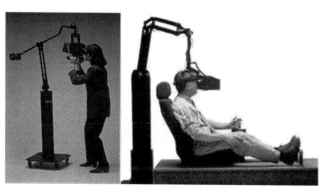

(a) Boom3C   (b) BoomHF

图 1.2 地面支撑装置

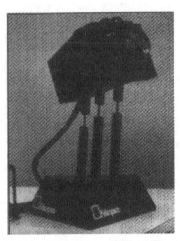

图 1.3 PUSH1280 桌面支撑装置

地面支撑头盔显示器使用了一个人工机械臂代替使用者承担头盔显示器的重量，在机械支撑结构中集成了角度传感器，机械臂关节的个数决定了头盔显示器运动自由度的多少。除了具有减负的功能外，地面支撑头盔显示器还具有低延迟、较为准确的跟踪、消除跟踪抖动、跟踪不受电磁场和背景噪声影响等优点。但由于采用机械臂作为支撑装置，因此整体结构和性能受到了串联机构固有缺陷的影响，如串联机构的质载比大、刚度和运动速度低等缺点决定了该类设备具有较大的质量和体积，无法在狭小的驾驶舱内安装、使用。另外，手是机械支撑部分的运动发起者，这使得使用者不能完全沉浸于虚拟世界，因此削弱了整个系统的沉浸感。

PUSH1280 的显示部分重量由三个微动的活塞和一个底面承担[20]。该设备机械支撑部分具有三个自由度，分别是前后运动、偏航转动和俯仰转动[21]。在机械支撑部分的两侧有许多带按钮的手柄，使用者可以通过按钮与虚拟世界进行交互。其缺点是：首先，PUSH1280 的机械支撑部分只能完成小幅度运动，因此不适合头部运动空间较大的环境 (如驾驶舱仿真系统)，PUSH1280 最适合用于需要漫游的应用系统；其次，同 Boom3C 和 BoomHF 一样，PUSH1280 在使用时，也需要手参与到机械支撑部分的运动，因此 PUSH1280 的沉浸感同样不强。

1.2 提升跟踪稳定性与实时性方面

1.2.1 位置跟踪器

1) 针对跟踪器测量误差的校正算法研究

跟踪器误差的校正算法有三种：分析法即多项式拟合法[22]、全局插值法和局部插值法[23,24]。局部插值法虽只需考虑当前点周围的若干采样点，计算量小，但获得的函数不够平滑；全局插值法又需整体考虑样本空间，计算量比较大，不适合实时系统。三种方法在应用场合或周围金属环境发生改变时，均需要重新采样校正，且若想获得精度较高的校正结果，需要配备额外的用于接收器定位和位姿测量的仪器，还需要对测量数据进行校正计算，在实时性方面反而降低。金属是驾驶舱仿真系统中各种设备的主要材质，实时性是驾驶舱仿真系统的重要性能指标之一。因此，以上三种校正算法不适合在驾驶舱仿真系统中对跟踪器进行误差校正。

2) 新型跟踪器的研制

目前，新型跟踪器主要以国内研制居多[25-27]，研究内容主要集中在降低跟踪器成本方面，而在测量精度、稳定性和实时性等方面提高不大。

1.2.2 头部运动预测

为了消除位置跟踪信号存在的延时、稳定性差等问题，许多学者就头部运动的预测方法展开了研究，以期望采用运动预测的方式来代替传统的位置跟踪器。当前，用于头部运动预测的方式主要有两种——软件和硬件。软件方面，在分析头部运动特点的基础上，通过建立头部运动模型和预测器来进行头部运动信息的预测，其中，头部模型主要有常速度 (constant velocity, CV) 模型、"当前"统计 (current statistical, CS) 模型、常加速度 (constant acceleration，CA) 模型以及 Singer 模型[28]等；预测器主要有基于卡尔曼滤波的预测器[28-31]、基于径向基神经网络的预测器[32]、具有马尔可夫切换系数的交互式多模型预测器[28]等。硬件方面，主要是借助传感器[31,32]等来测量头部运动信息，如基于表面肌电信息 (sEMG) 的运动预测[33-43]，该方法通过测量人体的颈背部肌电信号，基于模式识别的方法判断头部运动趋势。

头部运动模型和预测器采用测量数据预处理的方式来对预测器的预测值进行修正，具体是：将两次预测间隔内的位置跟踪器数据进行压缩处理，提取其中的新信息来校正下次的预测值。因此，这种基于头部运动模型的预测方法其预测准确性将在很大程度上取决于位置跟踪器的反馈数据。然而，在通常的驾驶舱仿真系统中，金属材质的设备和驾驶舱的狭小空间，会给跟踪器带来干扰和测量盲区，继而影响到跟踪器的稳定性和准确性。所以基于模型的预测方法对使用环境有着特殊要求，其实用性有待提高。采用常规的硬件方式，如采用惯性陀螺来测量头部运动趋势，存在累积误差；而基于表面肌电信息 (sEMG) 的运动预测，由于确定头部运动与肌电信号的对应关系难度较大，加之使用时需在人体颈背部粘贴电极片，造成了该方案实施难度大，本书在后续章节中将基于头颈部表面肌电信息的头部运动方法进行初探性研究。综合以上分析，在驾驶舱仿真系统中，现有的软、硬件头部运动预测方案都不能很好地解决跟踪器的稳定性和实时性问题。

综上所述，本书针对基于虚拟现实技术的驾驶舱仿真系统中头盔显示器和位置跟踪器存在的问题, 如图 1.4 所示, 设计和研制一种以并联机构为支撑装置 (以下称为执行机构) 的头盔显示器头颈部外骨骼系统 (head-neck exoskeleton, HNE), 突破相关的设计、测量和控制等关键技术。目标是在驾驶舱仿真系统中, 通过对并联机构实施主动控制, 消除头盔的沉重感、束缚感和异物感; 实现利用机械跟踪和传感器检测信息相融合的方式来进行高精度、低延时的头部运动检测, 实时主动跟踪头部运动, 为头盔显示器虚拟场景的计算与生成提供高实时、低干扰的位置与姿态信号。

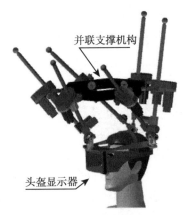

图 1.4 头盔显示器头颈部外骨骼系统的假想图

头颈部外骨骼系统各关键技术间的关系如图 1.5 所示。头颈部外骨骼系统的关键技术包括头部运动特性分析与归纳、执行机构的优化设计、头部运动预测方案、系统控制策略、系统集成和性能评价。头部运动特性分析为执行机构的优化设计提供具体性能指标要求; 执行机构的优化设计主要是基于性能指标要求, 对机构进行

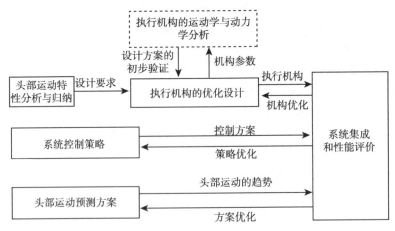

图 1.5 头颈部外骨骼系统各关键技术间的关系

结构选型和尺寸优化设计,通过对执行机构进行运动学和动力学分析,来对机构的最优设计方案可行性进行初步验证,并研制执行机构原型样机;通过对系统控制策略的研究,确定系统控制方案;通过对头部运动预测方案的研究,为执行机构的控制方案提供期望运动轨迹;系统集成主要实现头颈部外骨骼系统软、硬件回路的闭合和系统的联合调试;性能评价主要通过主、客观两种方式,来对系统方案的可行性和系统功能是否达标进行验证,并以此来为设计方案、控制策略和预测方案的改进提供参考依据。

1.3　HNE 的设计要求和系统结构

根据 HNE 的工作原理,本节将从结构、驱动方式、控制系统、控制软件四个方面对 HNE 的设计要求及系统结构进行说明。

1.3.1　执行机构的结构设计

从功能上看,HNE 是一个人机交互系统,它的设计在满足功能要求的同时,要考虑人机工程学的因素,如执行机构的结构要便于安装和使用等。首先,在空间运动自由度上,执行机构要与头部运动统一。在端坐情况下,头部运动具有六个自由度,那么为了实现 HNE 的功能,执行机构亦应具有空间六自由度运动的性能,即执行机构是一个六自由度的并联机构;其次,作为一种并联机构,执行机构的工作空间要满足使用要求,即工作空间要完全覆盖使用者的整个头部运动空间,在数学关系上表现为,头部运动空间是工作空间的子集。因此,对于实现这一要求来说,执行机构的运动范围越大越好。然而,若从使用环境 (虚拟座舱与真实座舱间的尺寸比例一般是 1:1,空间相对狭小) 和使用成本方面进行考虑,那么执行机构的尺寸是越小越好。这样就形成了一对相互制约的矛盾,为了解决这一问题,需要同时考虑以上三方面的因素,对执行机构进行尺寸优化设计,具体参见第 2 章。

另外,从图 1.5 中可以看出,执行机构的动力学、运动学计算是 HNE 运行过程中影响系统控制效果的一个关键部分。因此,为了确保整个系统具有优良的性能,保证控制环节保持较好的实时性,要求执行机构的动力学、运动学计算简单高效。对于并联机构而言,其结构形式与其动力学、运动学计算的复杂度有直接关系。为此,本书经过反复比较,选择形式与计算复杂度较为简便的 6-3 型 Stewart 平台作为执行机构。

图 1.6 是头颈部外骨骼系统的传感器布局图。为了便于安装、方便设计研制,本书将传感器安装于执行机构的关节空间。这样,根据六个拉压力传感器的反馈数据,通过转换计算可以求得作用在动平台上的力与力矩。

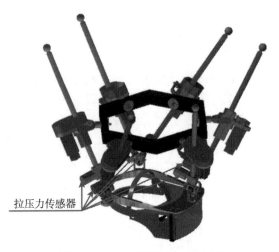

拉压力传感器

图 1.6   执行机构的传感器布局

1.3.2   驱动方式设计

执行机构的驱动方式在很大程度上决定了系统的运动精度、速度等性能指标。目前，并联机构的驱动方式主要有两种 —— 液压驱动和电驱动。液压驱动方式的突出优点是抗负载的刚度大，具有大的执行器功率质量比，可以用于组建加速能力强、反应速度快、体积小以及质量轻的伺服系统进行大功率和大负载的控制。虽然具有众多优点，但技术实现难度大、设计维护复杂，需要辅助能源以及成本较高等缺点，使液压驱动方式不适合 HNE。

电驱动方式因其实施简便、环保低耗、维护简单等优点在最近几年得到了广泛的关注和应用。当前，在结构形式上电驱动可分为三类：①直线电机直接驱动，这种结构最简单，但是昂贵的价格以及较弱的负载能力制约了它的应用；②伺服电机、减速装置及丝杠组合，这种方式的结构在三类形式当中最为复杂，但价格最便宜，可以使用普通的伺服电机配合齿轮箱等减速装置得到较强的负载能力，但由于齿轮间的齿隙回差和摩擦力等因素会影响执行机构的控制精度和性能，只能用在对性能要求不高的情况；③力矩电机与丝杠组合，这种方式的结构复杂度介于第一类与第二类形式之间，且力矩电机具有低转速、大扭矩、过载能力强、响应快、力矩波动小等特点，可省去减速传动齿轮直接驱动负载，从而提高系统的运行精度。然而力矩电机体积较大而且高性能的力矩电机价格较高，会增加整个系统的使用成本。

执行机构的功能是实现对头盔显示器的伺服控制，因头盔显示器的质量较小，对执行机构的负载能力要求较低。因此，本书结合执行机构的这一特点和上述分析，选择交流伺服电机和丝杠组合作为执行机构的驱动方式，该种方式不仅具有成本低、结构简单以及免维护等优点，而且在省去减速装置后，消除了齿隙回差和摩擦力等因素对控制精度和性能的影响，可以提高系统的整体性能。此外，伺服电机具有控制精度高、反应速度快、运行平稳等特点，可以完成对头部运动的精确、快速、稳定跟踪，为实现 HNE 的功能提供动力保障。

1.3.3 控制系统设计

由于头部运动具有随机性，且运动状态会发生突变的情况，因此对执行机构的运动控制实时性有较高的要求。使用计算机上各种丰富的资源，可以提高工作效率，减少工作量。为了能在保证控制实时性的前提下，使用计算机的丰富资源，本书选用 RTX 作为实时软件运行环境，从而确保执行机构能在较小的时间间隔内对头部运动做出反应，达到提高控制精度和控制器的带宽的目的。

RTX 实时运行环境对数据采集卡的选取有特殊的要求，即它只支持对寄存器的直接读取功能，板卡自带的库函数无法使用。换句话说，在 RTX 环境下，各种板卡需支持底层的寄存器直接访问功能。另外，作为一种六自由度的并联机构，若要实现对执行机构的精确运动控制，各种数据采集卡的通道个数均应在 6 路以上。

1.3.4 控制软件设计

HNE 的控制软件按功能划分，可分为系统管理软件、头部运动预测软件、在线辨识软件、系统控制软件以及动力学与运动学计算软件。而系统控制软件又包括运行模式 (跟踪模式和测试模式，分别由跟踪模块和测试模块来实现)、控制算法以及反馈环节。以上五种软件各司其职是保证 HNE 正常运行的前提，它们是系统的核心部分，也是本书的主要研究内容之一。

图 1.7 是 HNE 控制软件的逻辑关系图，透过图中各软件的相互逻辑关系，现将它们的功能与作用设计如下：系统管理软件负责系统启动与关闭、初始化设置、运行模式选择、系统状态显示、特殊事件处理、数据存取等；运行于跟踪模式下的头部运动预测软件是系统运动的源头，它根据各类传感器的反馈值，基于执行机构运动学和动力学理论来实时计算当前时刻头部的运动趋势，即执行机构动平台的期望轨迹；动力学与运动学计算软件是其他三种软件运行的基础，它负责在实时环境下，以高频率解算执行机构状态信息 (如头盔显示器的实际位置与姿态、速度、加速度等)，并通过信息共享的方式，供其他软件使用；系统控制软件是整个软件系统的核心部分，也是确保系统平稳运行和功能实现的关键。在测试模式下，可以对系统的跟踪稳定性、精度以及实时性，各种控制算法的性能效果等在应用前进行实验评估，从而确保系统在跟踪模式下的使用安全和运行品质。在跟踪模式下，系统会对头部运动预测软件计算的期望轨迹进行跟踪，以实现系统的助力功能。在线辨识软件主要服务于动力学与运动学计算软件，它根据反馈环节提供的各种反

馈数据，不断地对系统的未知参数进行辨识，通过修正动力学模型来提高补偿项的精度。

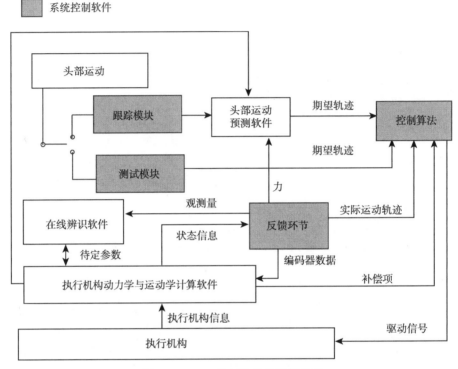

图 1.7　HNE 控制软件的逻辑关系

1.4　本书的主要研究内容

头颈部外骨骼系统各关键技术间的关系及其组织结构如图 1.8 所示。

按照系统的设计功能要求，本书将通过理论分析与实验评估、验证的方式，对头颈部外骨骼系统的若干关键问题进行探讨性研究，具体如下：

(1) 头部运动特性的归纳和执行机构的尺寸优化设计及相关外购部件的选型。首先，在理论分析、仿真和实验研究的基础上，设计典型的虚拟座舱驾驶训练实验，获得仿真参与者头部运动统计分布特性；其次，对虚拟现实座舱中头盔显示器使用者的头部运动特点进行归纳与总结，提出执行机构的设计性能指标要求；再次，根据设计要求，对执行机构的关键尺寸参数进行优化设计，并对优化方案进行验证；最后，根据设计要求对系统动力源等外购部件进行选型。

(2) 执行机构的运动学与动力学分析。推导任务空间运动参数与关节空间相应参数的关系，考虑动力学模型的后续应用，结合传感器的布局，建立 6URHS 并联机构的实用性、细粒度动力学模型并对其准确性进行验证。

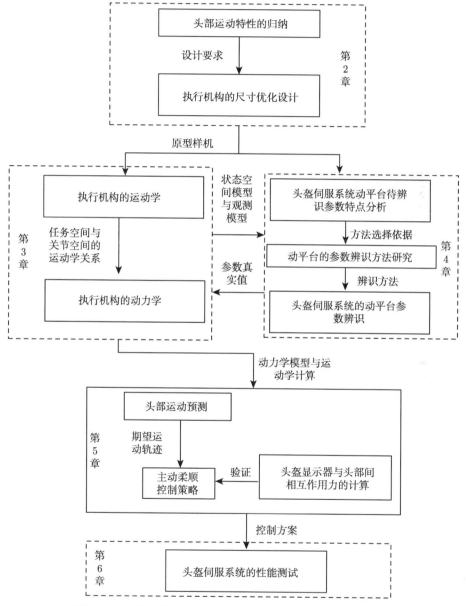

图 1.8　头颈部外骨骼系统各关键技术间的关系及其组织结构

(3) 系统关键未知参数的辨识。归纳系统重要未知参数的特点，并根据这些特点提出辨识算法的要求；分析现有非线性系统参数辨识方法的特点，通过对比实验选择最适合头颈部外骨骼系统辨识的算法。

(4) 控制目标的预测与计算。头颈部外骨骼系统的功能有二 —— 一是对头盔显示器进行位置与姿态跟踪；二是实现对头盔显示器的伺服助力。即需要实时预测头盔显示器在任务空间的位姿状态、计算人机交互力或头颈部肌肉力的大小。本书采用基于并联机构机械跟踪测量和基于头颈部表面肌电信息测量两种方式对头部运动进行预测研究，并结合试验对两种方法在不同头部运动速度及加速度下的适应性进行评判。采用生物力学技术建立三自由度的头颈部肌电-力关系估计模型，对头颈部肌肉力进行估算；基于头颈部外骨骼系统动力学，建立任务空间人机交互力和关节空间力之间的关系，通过一种无接触传感器方案来计算人机交互力。

(5) 系统控制器设计。对头颈部外骨骼系统而言，准确的头部运动预测方法和传统的 PD 控制器仅能保证实现系统的跟踪功能。要实现减轻头盔显示器使用者沉重感和束缚感的设计目标，需要设计位姿跟踪与力控制兼得的复杂控制器。

(6) 系统集成与测试。硬件是系统指令的执行端，软件是系统指令的发出端。软件设计的优劣不仅会影响到系统的运行速度和控制性能，而且关系到系统的管理、可维护性以及功能扩展。因此，在实现系统功能的前提下，需要对系统软件进行合理、高效的架构设计。另外，头颈部外骨骼系统是一个非实时任务与实时任务并行运行的多任务系统，实时任务对运行环境的实时性有较高的要求。因此，对于运行环境的选择将是决定系统最终性能的一个关键因素。性能测试包括对本书核心研究内容，如辨识算法、控制器等方案可行性、有效性的验证实验，也包含评判电磁跟踪器与头颈部外骨骼系统跟踪性能优劣的对比实验，还包括用于阐述系统基本特性的验证实验。如何设计测试实验来有效地实现系统性能验证、对比等，也是本书的研究内容之一。

第2章 执行机构的尺寸优化设计

如图 2.1 所示,头颈部外骨骼系统主要由六自由度并联机构和头盔显示器组成。作为系统的运动执行机构,并联机构的运动特性必须满足人机工程学的要求,即符合头部的运动特点,如并联机构的工作空间必须完全覆盖头部的运动范围。在并联机构的研究领域,这是一个基于具体设计要求的并联机构尺寸优化问题。

目前,并联机构的优化问题主要包括两部分内容[44]:

(1) 结构优化,选择合适的结构形式,如关节的类型与数量等;

(2) 尺寸优化,选择最佳的结构尺寸,如支链杆长、关节坐标原点位置等。

结构优化区别于尺寸优化,前者是粗粒度寻优,其作用是缩小寻优范围;后者是细粒度寻优,其功能是求解非劣解甚至是最优解。本书的优化问题属于后者。鉴于头颈部外骨骼系统的基本功能是运动伺服,且所实现的运动跟踪速度和精度要求不高,本书采用运动特性指标作为优化问题的目标函数。此外,系统的运动伺服能力不仅取决于其结构尺寸,还与影响其的非线性因素如关节间隙等密切相关。因此,本书所解决的问题仅是整个系统优化的一部分。

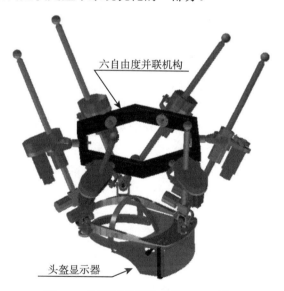

图 2.1 头颈部外骨骼系统 CAD 模型

当前,并联机构的尺寸优化方法主要有参数空间法、基于区间分析的参数空间法、图谱法、传统的优化算法以及人工生命方法等。参数空间法最早由 Merlet[45,46] 提出，该方法首先建立了优化参数与设计要求之间的关系，然后根据设计要求的边界条件确定了设计参数的取值范围，最后通过对参数取值范围取交集的方法来确定满足所有设计要求的参数区间。该方法存在两个难点问题：一是对应于各项设计要求，设计参数取值范围的求解；二是设计参数取值范围交集的计算 [47]。为克服以上难点问题，Merlet、Hao 等 [47,48] 又提出了基于区间分析的参数空间法，该方法采用区间分析的方式解决了参数空间法存在的问题，同时也获得了设计参数的取值范围。但该方法需要具有区间分析的理论基础，数值计算时须使用区间分析算法库，如 ALIAS，且随设计参数个数的增多计算量会大大增加。图谱法的研究者主要有刘辛军、高峰、杨育林、汪劲松、唐晓强、Altuzarra 和王伟等 [49~54]，该方法建立了结构参数与性能指标之间的关系，并给出了性能图谱，通过图谱分析来确定各个结构参数的取值范围，如金振林和高峰 [50] 建立了 6SPS 并联机构的几何空间模型，在模型中研究了全域力/运动传递各向同性性能指标与结构参数的关系，并给出了性能图谱。图谱法同区间分析法一样，可以获得满足设计要求的结构参数取值范围，但需要确定结构参数与性能指标之间的关系，并将之可视化，这在某些情况下具有一定难度。在传统优化算法方面，Ottaviano 等 [55] 采用罚函数法，以工作空间作为设计要求，对并联机构进行了尺寸优化；Ceccarelli[56] 将具有多项设计要求的并联机构优化看成多目标优化问题进行了求解；曹永刚、刘玉旺等 [57~59] 采用全局搜索法等对不同的六自由度 Stewart 平台进行了结构参数优化。目前用于尺寸优化的人工生命法主要有遗传算法和粒子群算法，夏禹、Arsenault、陈水赠、陈在礼、余晓流、陈静、张义凤、陈华等 [60~67] 采用遗传算法对 6SPS、6UPS 等并联机构进行了尺寸优化；孙凡国等 [68] 采用粒子群算法对六自由度并联机构的结构参数进行了优化。但无论是传统算法还是人工生命法，其优化结果只有一组解。然而，并联机构的尺寸优化在实质上是多目标优化问题，其非劣解往往有多组 [44]，而多组非劣解可以给设计者提供更大的决策空间。因此，获得多组非劣解是对本书优化问题的基本要求。

　　本章首先将虚拟现实座舱中的人体头部运动分析转化为有约束条件的串联机器人运动特性求解，采用理论分析与实验验证相结合的手段，计算并验证头部运动范围、速度和加速度等特性参数；提出描述六自由度空间的六维超椭球体法，实现头部运动空间和 HNE 工作空间的统一显性数学表达与比较；提出基于质心泰森多边形结构 (centroidal voronoi tessellation，CVT) 的非线性最小二乘改进算法，该方法采用 CVT 特性在参数空间内对设计参数进行初始化，利用中型非线性最小二乘法进行设计优化问题求解。CVT 的引入可以使参数初始值均匀覆盖整个参数空间，从而使非线性最小二乘法在保持原有优势的同时，具有较强的全局搜索能力，并且能够提供多组非劣解。

2.1 虚拟座舱环境中头部运动特性分析

当前，对头部运动范围的描述多是通过定义单自由度运动区间实现的。然而，头部运动是六自由度的耦合运动，其实际运动空间要小于单自由度运动区间定义的范围。对于并联机构尺寸优化而言，头部运动范围便是其设计工作空间，过大的设计工作空间会使优化结果的经济性变差。为此，本书提出了超椭球体描述法 ——一种能较为精确表达头部实际运动范围的方法。为获取较为准确的头部运动特性数据，搭建了特殊的实验环境，采用 VR1280 头盔显示器系统 (图 1.4) 和固定基座训练器 (图 2.2)，跟踪记录了机长位学员 (对应于图 2.3 中的左侧驾驶位) 在起降过程中的头部运动数据。在这些数据中包含了头部的运动范围、运动速度等信息，也考虑了头部运动的各自由度耦合因素。

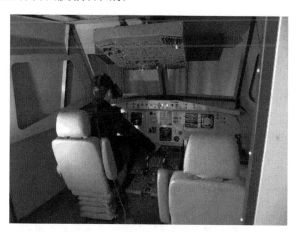

图 2.2 实验室 A320 固定基座训练器

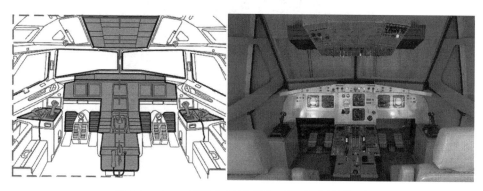

图 2.3 A320 座舱布局示意图 (左) 和实物图 (右)

2.1.1   头部运动范围分析

1) 基于人机工程学理论建立骨骼结构模型和模拟座舱环境的限制约束, 计算头部运动的范围

作者参考了由 GJB 4856—2003 中提供的中国男性飞行员坐姿人体测量线性项目尺寸数据 [69] 以及文献 [70] 中提供的飞行员头部数据, 利用 CATIA 中的 "人机工程学设计与分析模块" 创建了坐姿状态下飞行员的头部及躯干运动模型, 如图 2.4 所示, 人体测量数据及人体躯干至头部的结构模型参见附录 A。由于人体的颈关节、各脊椎关节和髋关节都有三个自由度的球面运动和旋转运动自由度, 自由度较多, 结构复杂。我们根据头部运动范围求解的需要, 对人体躯干至头部的结构模型进行了简化, 将整个颈椎处理为一个颈关节, 躯干通过颈关节与头部产生运动关联; 同时考虑整个躯干活动的复杂性, 不单独区分胸椎和腰椎, 而是将其看成一个整体, 并通过一个髋关节与下肢相连接, 从而建立了一个串联机器人结构的头部躯干运动模型。利用 D-H 法对头部运动进行正向运动学求解, 可以解算得到飞行员的头部运动范围, 如图 2.5 所示。

飞行驾驶是高度依赖于视觉的任务, 执行飞行任务时飞行员注视区域可分为外部视景和内部座舱仪表区域。注意外景时飞行员躯干至头部不会做太大动作, 而依赖眼动进行观察; 当注视内景时注意视野范围在座舱的前面板、顶板和中控台上。通过约束视野范围, 可以将飞行员头部运动范围锁定在更准确和集中的范围内。如图 2.6 所示, 通过选取座舱面板边缘点, 对解算出的头部运动范围加以环境约束, 同时考虑到人眼的视野范围, 从而得到更有效的运动范围包络 (图 2.7)。

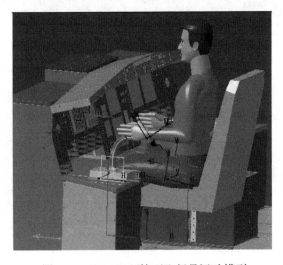

图 2.4   CATIA 环境下飞行员运动模型

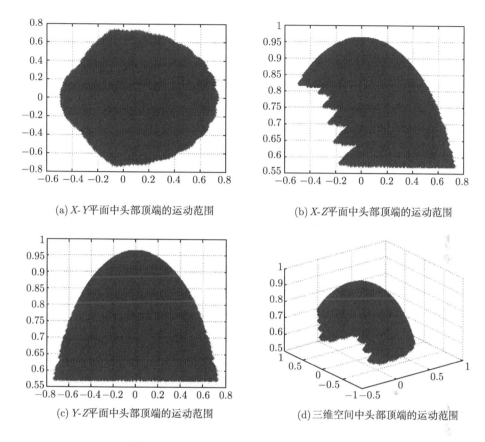

(a) X-Y平面中头部顶端的运动范围

(b) X-Z平面中头部顶端的运动范围

(c) Y-Z平面中头部顶端的运动范围

(d) 三维空间中头部顶端的运动范围

图 2.5 飞行员头部运动范围求解 (单位: m)

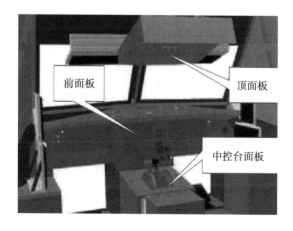

图 2.6 座舱面板约束示意图

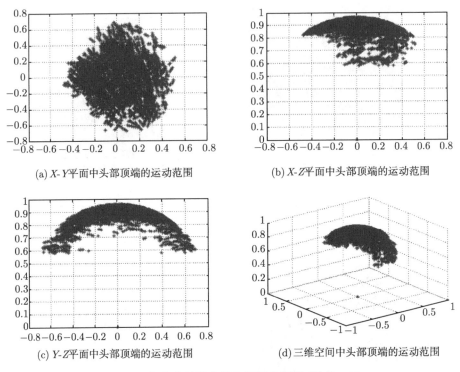

(a) *X-Y*平面中头部顶端的运动范围　　　　　　(b) *X-Z*平面中头部顶端的运动范围

(c) *Y-Z*平面中头部顶端的运动范围　　　　　　(d) 三维空间中头部顶端的运动范围

图 2.7　考虑座舱约束的头部运动范围 (单位: m)

2) 基于典型飞行训练实验的头部运动特点分析

在虚拟座舱环境中, 设计典型的飞行科目包括起飞、爬升、平飞、转弯、下滑和着陆等, 在飞行员头部固定 Polhemus Liberty 电磁跟踪器, 采集若干名飞行员在虚拟座舱环境下的六自由度头部运动。实际采集数据与理论计算的结果对比可见图 2.8, 从数据点的分布范围来看, 实验采集数据的分布范围明显小于理论分析数据的分布范围; 从数据分布的边界来看, 存在部分实验数据点超出理论分析结果边界的问题, 这主要是由用于理论分析的人体数据与实验中飞行学员的体型数据存在差别引起的。理论分析时采用人体中位数据作为建模参数, 而实验中的飞行学员属于随机挑选的, 其体型数据具有一定的随机性。

经过统计分析, 可以得到虚拟座舱环境中飞行员头部运动位置、速度和加速度方面的特性 (详见附录 A), 具体如下。对于头部位置和姿态的结论:

(1) 在平动方面, 头部在向前、向右和向下三个方向的运动频数较高; 在转动方面, 头部更多地向右滚转、向上俯仰和向右摆动 (偏航方向)。这主要是由于实验中飞行员坐于机长位, 各操作面板位于飞行员的右前方和右顶部。所以, 头部在向右侧平动的同时, 会产生向右摆动的动作, 且幅度较大。

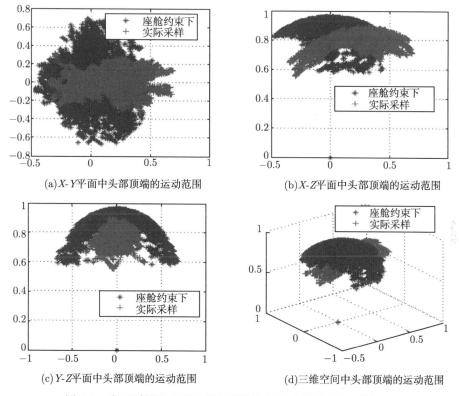

(a)X-Y平面中头部顶端的运动范围   (b)X-Z平面中头部顶端的运动范围

(c)Y-Z平面中头部顶端的运动范围   (d)三维空间中头部顶端的运动范围

图 2.8 实际采样和仿真计算得到的头部运动范围对比 (单位: m)

(2) 头部在 X 轴、Y 轴和 Z 轴方向上的运动幅度依次减小，在绕这三个轴分别转动的方向上运动幅度依次递增。

(3) 冷舱启动阶段数据分布较平坦，分散程度较大。因为在冷舱启动阶段需要在顶面板上进行操作，因而出现了较大的后仰运动。

(4) 起飞、下降阶段数据分布较尖峭，较大的运动幅度表现为变异值。这两个阶段需要在前面板和中控台面板上进行较多的操作。

(5) 巡航和下降准备阶段数据分布较平坦且变异数较少，通常运动幅度也就较小。

(6) 俯仰角数据分布较平坦，且变异值较少。

对于飞行员头部运动速度的结论:

(1) 头部运动速度数据分布较尖峭，90%的数据都分布在较小的速度范围内；

(2) 稍微大一点的速度幅度即表现为变异值；

(3) 头部运动速度在 X 轴、Y 轴和 Z 轴方向上的幅度依次减小，在绕这三个轴分别转动的方向上速度幅度依次递增；

(4) 冷舱启动、滑行和着陆阶段的角速度幅度较大且数据分布较分散;

(5) 巡航和下降准备阶段角速度的幅度最小。

对于飞行员头部运动加速度的结论:

(1) 头部运动加速度数据分布较尖峭,90%的数据都分布在较小的速度范围内;

(2) 稍微大一点的加速度幅度即表现为变异值;

(3) 头部运动加速度在 X 轴、Y 轴和 Z 轴方向上的幅度依次减小,在绕这三个轴分别转动的方向上加速度幅度依次递增;

(4) 冷舱启动、滑行和着陆阶段的角加速度幅度较大且数据分布较分散;

(5) 起飞阶段数据分布最尖峭,即在小加速度范围内的运动较多;

(6) 巡航和下降准备阶段角速度的幅度最小。

总之,本书针对民航飞行员在座舱中的头部运动表现做了较为全面的理论和实验分析,得出了有价值的头部运动特性分析结果,为后续的头盔并联机构的优化设计提供了数据基础。

2.1.2   六自由度运动空间的量化方法和头部运动空间六维包络超椭球体的计算

为了满足使用要求,执行机构的工作空间须完全覆盖使用者的头部运动范围。然而,该系统的使用环境是空间狭小的飞机驾驶舱、车辆驾驶室等,执行机构的自身尺寸和工作空间又不宜过大。因此,需要以头部运动范围为目标工作空间对执行机构进行尺寸优化,本节将以一名飞行学员的头部运动轨迹为目标工作空间对六自由度运动空间的量化方法及其六维包络超椭球体的计算过程进行说明。

在进行执行机构尺寸优化过程中,与工作空间有关的内容包括两方面:工作空间目标函数的定义和工作空间约束条件的构造。这两者的核心是量化六自由度并联机构工作空间和头部运动范围。因本书提到的头部运动范围是执行机构的目标工作空间,故上文所提及的核心问题可简化为如何量化与比较六自由度并联机构的工作空间。

目前,用于六自由度并联机构工作空间量化与比较的方法主要有体积法、区间法、图像法等。体积法又称为图形法,该方法以某种特定的几何图形来量化或定义工作空间,以该图形的体积 (面积) 来衡量工作空间的大小,其特点是一般具有较明确的数学表达式。目前,特定的几何图形主要有球体 (圆)、长方体 (矩形)等。Cheng 等 [71] 用长方体来定义 3CPS 并联机构的定姿态位置工作空间和定位置姿态工作空间;Lee 等 [72] 采用工作空间投影面的内接长方形来量化六自由度并联机构工作空间;Herrero 等 [73] 采用工作空间的内接球来量化并联机构的工作空间,且以内接球的体积为目标函数对可重配置并联机构进行了优化设计;Hosseini和 Daniali[74] 采用工作空间的内接长方体来量化一种三自由度 Tricept 并联机构的工作空间,并以此长方体的体积为目标函数对该并联机构的笛卡儿工作空间进行了优化；Karimi 等 [75] 采用最大体积内接球来量化 6UPS 并联机构的非奇异位置和姿态工作空间。

区间法以上、下限的形式逐一对六维空间各自由度的运动范围进行量化，在表达方式上与图形法有明显的区别，但实质是一种以长方体 (或矩形) 为几何图形的图形法。Zhang 等 [76] 采用区间法对一款用于车辆驾驶模拟的两自由度并联机构的工作空间进行了量化；Cheng 等 [71] 用区间法分别给出了 3CPS 并联机构的定姿态位置工作空间和定位置姿态工作空间；Fang 等 [77] 采用区间法对某一三自由度并联机构的工作空间进行了定义。

图像法又分为点云法和轮廓法，该方法通过计算图形图像技术直观呈现工作空间的形状与大小。其中轮廓法常以工作空间在二维平面投影的形式呈现，其几何图形是一条封闭的曲线。Loloei 和 Taghirad[78] 采用点云法对带有冗余度的并联机器人的定姿态可控工作空间进行了描述；Zi 等 [79] 分析了一种三自由度钢索混合驱动并联机构的工作空间，并采用点云法给出了相应的分析结果；Qazani 等 [80]、Chi 等 [81] 对一种六自由度共轴 HEXAROT 并联机构的工作空间进行了分析，并分别采用点云法和轮廓法给出了位置工作空间和可达位置工作空间的分析结果；Li 等 [82] 对一种 3SPU-1S 型的三转动自由度的并联机构进行了优化设计，并采用点云法给出了可达工作空间的计算结果；Toz 和 Kucuk[83] 对一款非对称的六自由度 Stewart-Gough 并联机构的灵活工作空间进行了优化，采用点云法给出了各优化方案的可达工作空间和灵活工作空间的计算结果，采用轮廓法给出了以上两种空间的平面投影轮廓，并通过计算工作空间体积的方式对各方案进行了比较；Shirazi 等 [84] 对 5-RPUR 并联机构的工作空间进行了分析，并采用轮廓法给出了该机构的定姿态位置工作空间；Lu 等 [85] 对一种五自由度的 UPU 并联机构的工作空间进行了分析，并采用轮廓法给出了该机构的可达工作空间；黄真 [86]、Masory 和 Wang[87] 基于关节转角约束、杆长约束、构件干涉约束，采用快速极坐标搜索法计算了并联机构的定姿态工作空间轮廓，并采用数值积分法计算了该工作空间的体积。

综上所述，现有的并联机构工作空间量化与比较方法均有其特殊的应用背景，如图像法一般用于呈现工作空间分析与计算结果等。但当将这些方法用于并联机构尺寸优化时会发现以下问题：

(1) 因位置参数与姿态参数的单位不同，对工作空间的量化和比较较多限于三维空间。

(2) 现有体积法使用的几何图形与实际工作空间的贴合度较低，不能较真实地反映实际工作空间的大小。

(3) 问题 (1) 的存在使得三自由度以及具备更多自由度的并联机构工作空间的体积计算较难完成，进而较难实现工作空间的目标函数定义与大小比较；且区间法的表达式不能作为优化问题的目标函数直接使用。

(4) 图像法受限于计算机绘图能力，所绘制的图像最多只能达到三维，且主要通过人工观察来完成大小比较。

由此可见，现有的方法较难用于执行机构的尺寸优化过程。为此，本书提出使用六维超椭球体来量化六自由度并联机构的工作空间，该方法的原理是：在二维平面和六维空间中，分别采用椭圆和超椭球体来量化相应二维、六维工作空间，且先计算椭圆后求解超椭球体。具体计算步骤是：首先将执行机构的目标工作空间 (即飞行学员头部运动轨迹) 向两两自由度组合的 15 个平面内投影；其次在投影平面内，以目标工作空间为样本，通过动态修正中心坐标和半轴长的方式来近似求解包络椭圆；最后，在六维空间中对各自由度的中心坐标和半轴长做统一化处理，确定最终的超椭球体数学表达式。

1. 包络椭圆的计算

1) 包络椭圆的定义

包络椭圆的概念是由 Advani 等 [88,89] 提出的，当时包络椭圆被用来量化洗出滤波后的飞机运动轨迹，但未给出具体的定义。后来，吴东苏 [90] 根据轻型飞行模拟器运动平台的实测运动轨迹，采用包络椭圆对其工作空间进行了量化。虽然对于两者而言，包络椭圆的量化对象不尽相同，但其求解过程却大体一致，现以 X-Y 投影面内包络椭圆的计算为例：

$$\begin{cases} x_0^{\circ} = \dfrac{\max(\tilde{X}) + \min(\tilde{X})}{2} \\ y_0^{\circ} = \dfrac{\max(\tilde{Y}) + \min(\tilde{Y})}{2} \\ a_0 = \dfrac{\max(\tilde{X}) - \min(\tilde{X})}{2} \\ b_0 = \dfrac{\max(\tilde{Y}) - \min(\tilde{Y})}{2} \end{cases} \tag{2.1}$$

式中，x_0°、y_0° 为包络椭圆中心的 X、Y 轴坐标；a_0、b_0 为 X、Y 轴对应的半轴长；$\tilde{X}$、$\tilde{Y}$ 为实测运动轨迹 (将飞机运动轨迹和运动平台的运动轨迹统称为实测运动轨迹) 的 X、Y 轴平动分量。

式 (2.1) 对包络椭圆的计算虽然简洁、快速，但与实际轨迹的贴合度不高，往往会出现椭圆不能完全包围运动轨迹的情况。图 2.9 为文献 [88] 中实测运动轨迹 (图中不规则曲线) 及其包络椭圆在 X-θ 平面的投影图，图中横、纵坐标为该轨迹沿 X 的线位移和沿 Y 的角位移。包络椭圆采用式 (2.1) 计算，但该椭圆并未将实测运动轨迹完全包络。因此，采用式 (2.1) 计算的包络椭圆进行执行机构优化，可能会导致优化结果对应的工作空间无法完全覆盖飞行学员头部运动轨迹,继而会直接影响到头盔伺服系统的正常使用。

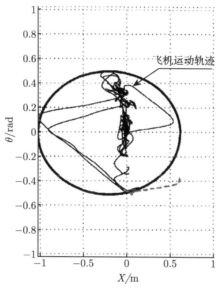

图 2.9 X-θ 投影面内飞机运动轨迹及其相应的包络椭圆

鉴于原有计算方法存在的不足,本书对包络椭圆的定义及其求解方法进行了重新归纳。首先介绍一下外接椭圆的概念:定义完全包含运动轨迹,且与运动轨迹有交点的椭圆为运动轨迹的外接椭圆。由外接椭圆的定义可以看出,运动轨迹的外接椭圆并不唯一,而是一个集合。

两个椭圆最多可以有 4 个相交点,故确定包络椭圆需要 5 个点,且这 5 个点中任意 3 点均不共线。现定义包络椭圆为运动轨迹的最小外接椭圆,那么包络椭圆须同时满足以下要求:①包容性,完全包含运动轨迹;②唯一性,与运动轨迹有至少 5 个交点,且任意 3 个交点不共线;③最小性,往任意方向平移均会发生运动轨迹溢出。

2) 包络椭圆的求解

图 2.10 定义了头部运动的参考坐标系,其中坐标原点 O 在飞行学员头顶正上方的座舱顶板上,X 轴平行于座舱对称面指向机头方向,Y 轴指向飞行学员右手方向,Z 轴按右手准则确定。定义飞行学员的头部运动轨迹边界点为

$$\boldsymbol{P}_j = [\hat{X}_j\ \hat{Y}_j\ \hat{Z}_j\ \hat{\phi}_j\ \hat{\theta}_j\ \hat{\psi}_j] \quad (j = 1, 2, \cdots, N)$$

式中,j 为边界点序号;N 为轨迹边界的离散点个数;$\boldsymbol{P}_j$ 为头部运动轨迹的第 j 个点的坐标向量,其前 3 个变量为头部运动轨迹沿 X、Y 和 Z 轴的平动分量,后

3 个变量为头部运动轨迹绕 X、Y 和 Z 轴的转动分量。现以计算运动轨迹在 X-Y 平面上的包络椭圆为例进行说明，计算流程如图 2.11 所示。图中 P 为轨迹边界的离散点集合，其表达式为

$$P = [P_0 \; P_1 \; \cdots \; P_{N-1}]^{\mathrm{T}}$$

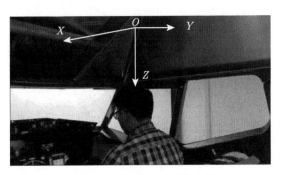

图 2.10　头部运动坐标系

A. 椭圆中心平移修正

定义椭圆的一般方程为

$$\frac{(X - x_i^{\mathrm{o}})^2}{a_i^2} + \frac{(Y - y_i^{\mathrm{o}})^2}{b_i^2} = 1 \qquad (2.2)$$

式中，i 为修正次数；$(x_i^{\mathrm{o}}, y_i^{\mathrm{o}})$ 为第 i 次修正后的椭圆中心 X、Y 轴坐标；a_i、b_i 为第 i 次修正后椭圆 X、Y 轴的半轴长。其修正计算公式为

$$\begin{cases} x_i^{\mathrm{o}} = x_{i-1}^{\mathrm{o}} + \mathrm{sgn}(\hat{X}_j - x_{i-1}^{\mathrm{o}})\delta_{xt} \\ y_i^{\mathrm{o}} = y_{i-1}^{\mathrm{o}} + \mathrm{sgn}(\hat{Y}_j - y_{i-1}^{\mathrm{o}})\delta_{yt} \end{cases} \qquad (2.3)$$

式中，δ_{xt}、δ_{yt}（以下统称 δ_{t}）为椭圆中心坐标沿 X、Y 轴的修正步长，为保证椭圆位置修正的连续性以及避免修正超调，在实际计算中 δ_{t} 与轨迹的最小运动分辨率成正比，δ_{xt}、δ_{yt} 的表达式为

$$\begin{cases} \delta_{xt} = \dfrac{\min(\mathrm{abs}(\boldsymbol{\Delta}_x))}{\eta} \\ \delta_{yt} = \dfrac{\min(\mathrm{abs}(\boldsymbol{\Delta}_y))}{\eta} \end{cases}$$

式中，$\min(\mathrm{abs}(\boldsymbol{\Delta}_x))$ 与 $\min(\mathrm{abs}(\boldsymbol{\Delta}_y))$ 为轨迹在 X 轴与 Y 轴方向的最小运动分辨率；η 为 δ_{t} 的调整系数，初始值取 1；$\boldsymbol{\Delta}_x$ 和 $\boldsymbol{\Delta}_y$ 为轨迹离散点之间距离在 X 轴与

Y 轴方向的分量，表达式为

$$
\begin{cases}
\boldsymbol{\Delta}_x = \begin{bmatrix} \hat{X}_0 - \hat{X}_1 & \hat{X}_0 - \hat{X}_2 & \cdots & \hat{X}_0 - \hat{X}_{N-1} \\ \hat{X}_1 - \hat{X}_0 & \hat{X}_1 - \hat{X}_2 & \cdots & \hat{X}_1 - \hat{X}_{N-1} \\ \vdots & \vdots & & \vdots \\ \hat{X}_{N-1} - \hat{X}_0 & \hat{X}_{N-1} - \hat{X}_1 & \cdots & \hat{X}_{N-1} - \hat{X}_{N-2} \end{bmatrix} \\[4pt]
\boldsymbol{\Delta}_y = \begin{bmatrix} \hat{Y}_0 - \hat{Y}_1 & \hat{Y}_0 - \hat{Y}_2 & \cdots & \hat{Y}_0 - \hat{Y}_{N-1} \\ \hat{Y}_1 - \hat{Y}_0 & \hat{Y}_1 - \hat{Y}_2 & \cdots & \hat{Y}_1 - \hat{Y}_{N-1} \\ \vdots & \vdots & & \vdots \\ \hat{Y}_{N-1} - \hat{Y}_0 & \hat{Y}_{N-1} - \hat{Y}_1 & \cdots & \hat{Y}_{N-1} - \hat{Y}_{N-2} \end{bmatrix}
\end{cases}
$$

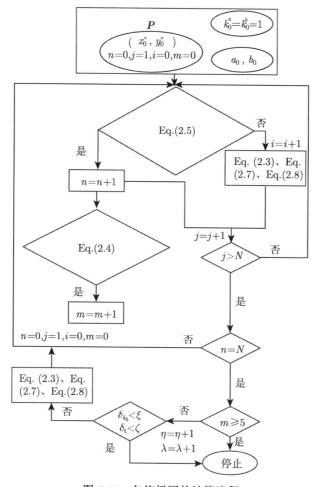

图 2.11 包络椭圆的计算流程

B. 点与椭圆位置关系的判别

当点 $(\hat{X}_j, \hat{Y}_j)$ 位于包络椭圆上时，应满足的点与椭圆的位置判别条件为

$$\left| \frac{(\hat{X}_j - x_i^{\mathrm{o}})^2}{a_i^2} + \frac{(\hat{Y}_j - y_i^{\mathrm{o}})^2}{b_i^2} - 1 \right| \leqslant \varepsilon \tag{2.4}$$

式中，ε 为点与椭圆的距离容差，其取值与椭圆中心的修正步长有关，其表达式为

$$\varepsilon = \sqrt{\delta_{x\mathrm{t}}^2 + \delta_{y\mathrm{t}}^2}$$

当点 $(\hat{X}_j, \hat{Y}_j)$ 位于包络椭圆上或内部时，点与椭圆的位置关系满足的判别条件为

$$\frac{(\hat{X}_j - x_i^{\mathrm{o}})^2}{a_i^2} + \frac{(\hat{Y}_j - y_i^{\mathrm{o}})^2}{b_i^2} \leqslant 1 + \varepsilon \tag{2.5}$$

图 2.11 中，n 为满足式 (2.5) 的头部运动轨迹边界点个数。

C. 椭圆半轴伸缩修正

定义包络椭圆中心坐标的初始值为

$$\begin{cases} x_0^{\mathrm{o}} = \dfrac{\max(\hat{\boldsymbol{X}}) + \min(\hat{\boldsymbol{X}})}{2} \\[3mm] y_0^{\mathrm{o}} = \dfrac{\max(\hat{\boldsymbol{Y}}) + \min(\hat{\boldsymbol{Y}})}{2} \end{cases} \tag{2.6}$$

式中，$\hat{\boldsymbol{X}} = [\hat{X}_0, \hat{X}_1, \cdots, \hat{X}_{N-1}]$ 为边界点的 X 坐标向量；$\hat{\boldsymbol{Y}} = [\hat{Y}_0, \hat{Y}_1, \cdots, \hat{Y}_{N-1}]$ 为边界点的 Y 坐标向量。

定义椭圆半轴长的修正计算公式为

$$\begin{cases} a_i = \dfrac{k_i^a (\max(\hat{\boldsymbol{X}}) - \min(\hat{\boldsymbol{X}}))}{2} \\[3mm] b_i = \dfrac{k_i^b (\max(\hat{\boldsymbol{Y}}) - \min(\hat{\boldsymbol{Y}}))}{2} \end{cases} \tag{2.7}$$

式中，k_i^a、k_i^b 为两半轴长第 i 次修正时的修正因子，其计算公式为

$$\begin{cases} k_i^b = k_{i-1}^b + \delta_{k_b} \\[2mm] k_i^a = k_{i-1}^a + L_{x/y} \delta_{k_b} \end{cases} \tag{2.8}$$

式中，δ_{k_b} 为 Y 轴半轴长的修正步长，同 δ_{t} 一样，为保证修正的连续性以及避免修正超调，δ_{k_b} 的实际取值较小；$L_{x/y}$ 为椭圆 X 轴与 Y 轴的坐标比例系数，其表

达式分别为

$$\begin{cases} \delta_{k_b} = \dfrac{\delta_{yt}}{\lambda \left(\max(\hat{\boldsymbol{Y}}) - \min(\hat{\boldsymbol{Y}})\right)} \\ L_{x/y} = \dfrac{\max(\hat{\boldsymbol{Y}}) - \min(\hat{\boldsymbol{Y}})}{\max(\hat{\boldsymbol{X}}) - \min(\hat{\boldsymbol{X}})} \end{cases}$$

式中，λ 为 δ_{k_b} 的调整系数，初始值取 1。修正过程如图 2.12 所示，图中 G 为初始椭圆内一点。

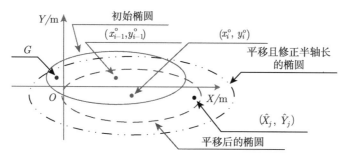

图 2.12　包络椭圆修正过程

D. 修正步长调整

m 为满足式 (2.4) 的运动轨迹边界点个数，当 $m < 5$ 时，重新定义 η 和 λ 为

$$\begin{cases} \eta = \eta + 1 \\ \lambda = \lambda + 1 \end{cases}$$

E. 计算终止条件

当出现下列情况之一时，包络椭圆的计算终止。

当 δ_{k_b} 和 δ_t 均满足以下条件时，有

$$\begin{cases} \delta_{k_b} < \xi \\ \delta_t < \zeta \end{cases}$$

式中，ξ 和 ζ 分别为 δ_{k_b} 的最小值和 δ_t 的最小值。

当 $m \geqslant 5$ 时，计算结果满足唯一性的要求。

以上是 $X\text{-}Y$ 平面内包络椭圆的计算流程，$X\text{-}Z$ 等其他 14 个平面内的包络椭圆的计算过程同上，限于篇幅，在此不再赘述。

3) 包络椭圆的判定条件

基于 1) 节的定义，包络椭圆应满足 3 个条件：①包容性；②唯一性；③最小性。由于计算结果可直观地反映椭圆与运动轨迹的包含关系、交点个数，故椭圆是否满足前两个条件较容易判断。因此，本书仅对最小性的判定方法进行分析。

如图 2.13 所示，实线椭圆的长短轴 (图中虚直线) 将其分为 4 段椭圆弧，按逆时针分别编号为弧 1、弧 2、弧 3 和弧 4。图 2.13(a) 中，A、A' 是分别在弧 1 和弧 3 上且关于椭圆中心对称的两点，B、B' 在弧 3 上，C、D 分别在弧 2、弧 4 上。图 2.13(b) 中，A、A' 是分别在弧 2 和弧 4 上且关于椭圆中心对称的两点，B、B' 在弧 4 上，C、D 分别在弧 1、弧 3 上。当外接椭圆与运动轨迹边界的交点满足下列情况之一时，所计算的椭圆满足最小性的要求。

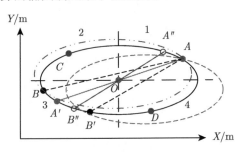

(a) 当 A 点在弧 1 时的椭圆运动过程

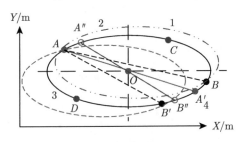

(b) 当 A 点在弧 2 时的椭圆运动过程

图 2.13　椭圆的平移过程

以下 4 种情况对图 2.13(a) 和图 2-5(b) 均适用：①A、A' 是其中的 2 个交点；②A、B'、C 是其中的 3 个交点；③A、B、D 是其中的 3 个交点；④A、B、B' 是其中的 3 个交点。现以图 2.13(a) 为例对这 4 种情况证明如下。

(1) 如图 2.13(a) 所示，根据线段 AA' 与椭圆的位置关系，实线椭圆只有向右下方或左上方平移 (平移过程中 A 始终在椭圆上) 才有可能确保 A' 点仍在平移后的椭圆 (图 2.13 中的虚线椭圆) 内。现以实线椭圆向右下方平移为例来证明情况 (1)。

设图 2.13 中的实线椭圆方程同式 (2.2)，A 的坐标为 (x_A, y_A)，根据点与点中心对称的特点，可得 A' 的坐标为 $(2x_i^{\circ} - x_A, 2y_i^{\circ} - y_A)$。将 A 的坐标代入式 (2.2)，得

$$\frac{(x_A - x_i^{\circ})^2}{a_i^2} + \frac{(y_A - y_i^{\circ})^2}{b_i^2} = 1 \tag{2.9}$$

设椭圆分别沿 X、Y 轴平移了 δ_x 和 δ_y，将 A 的坐标代入平移后的椭圆方程，得

$$\frac{(x_A - x_i^{\circ} - \delta_x)^2}{a_i^2} + \frac{(y_A - y_i^{\circ} - \delta_y)^2}{b_i^2} = 1 \tag{2.10}$$

将式 (2.10) 与式 (2.9) 相减，得

$$\frac{\delta_x^2 - 2\delta_x(x_A - x_i^{\circ})}{a_i^2} + \frac{\delta_y^2 + 2\delta_y(y_A - y_i^{\circ})}{b_i^2} = 0 \tag{2.11}$$

将 A' 坐标代入平移后的椭圆方程的右侧，得

$$\frac{(x_i^{\circ} - x_A - \delta_x)^2}{a_i^2} + \frac{(y_i^{\circ} - y_A + \delta_y)^2}{b_i^2} = K \tag{2.12}$$

式 (2.12) 两边同时减去 1，得

$$K - 1 = \frac{\delta_x^2 + 2\delta_x(x_A - x_i^{\circ})}{a_i^2} + \frac{\delta_y^2 - 2\delta_y(y_A - y_i^{\circ})}{b_i^2} \tag{2.13}$$

将式 (2.11) 与式 (2.13) 相加得

$$K - 1 = \frac{2\delta_x^2}{a_i^2} + \frac{2\delta_y^2}{b_i^2} > 0$$

由此可证明 A' 在虚线椭圆的外侧。同理亦可证明实线椭圆向左上方平移后，A' 也在点-虚线椭圆的外侧。因此情况 (1) 满足最小性的要求。

以上论证过程亦证明在实线椭圆内部与线段 AA' 平行的其他线段均要短于 AA'。

(2) 假设 A、B' 是运动轨迹仅有的两个位于椭圆上的边界点，其余边界点在椭圆内部。那么，一定能在实线椭圆内部找到一条与 AB' 平行且过椭圆中心的线段 $A''B''$，且存在 $|A''B''| > |AB'|$。如图 2.13(a) 所示，在线段 $A''B''$ 与 AB' 之间亦存在无数条与 AB' 平行且位于实线椭圆内部的线段，这些线段的长度均大于 AB'。因此，只有向右下方平移实线椭圆 (如平移过程中始终保持点 A 与椭圆相交)，才能不发生运动轨迹溢出。

但当 C 点也是运动轨迹在椭圆上的边界点时，向右下方平移实线椭圆会使该点溢出，即 A、B' 和 C 三点分布满足情况 (2) 时，平移实线椭圆会使运动轨迹溢出。因此情况 (2) 满足最小性的要求。

(3) 如图 2.13(a) 所示，跟线段 AB' 不同的是，与 AB 平行且过椭圆中心的线段位于 AB 的下方。因此，只有将实线椭圆向左上方平移才能保证运动轨迹不溢出。

同样，当 D 点也是运动轨迹在椭圆上的边界点时，向左上方平移实线椭圆会使该点溢出，即 A、B、D 三点分布满足情况 (3) 时，平移实线椭圆会使运动轨迹溢出。因此情况 (3) 满足最小性的要求。

(4) 如图 2.13(a) 所示，与 AB 平行且过椭圆中心的线段位于 AB 的下方，与线段 AB' 平行且过椭圆中心的线段位于 AB' 的上方。这两组线段间的位置关系决定了实线椭圆的平移方向是相背的。当实线椭圆向右下方平移时，点 B 会溢出。相反，点 A 会溢出。因此情况 (4) 满足最小性的要求。

图 2.13(b) 是图 2.13(a) 的补充，图中实线椭圆的平移方向是左下方和右上方，其证明过程与图 2.13(a) 相同，在此不再赘述。

2. 包络超椭球体的计算

如上所述，各投影平面内的包络椭圆是分别计算的，所以同一变量 (如运动轨迹的 X 变量) 在不同投影面上的包络椭圆中心点坐标和半轴长不尽相同。因此，为计算六维空间包络超椭球体的中心点坐标和各半轴长，需要统一对 15 个投影面内的包络椭圆的中心坐标、各半轴长进行修正处理。

现定义超椭球体的表达式为

$$\left(\frac{X - X_{\text{o}}}{R_X}\right)^2 + \left(\frac{Y - Y_{\text{o}}}{R_Y}\right)^2 + \left(\frac{Z - Z_{\text{o}}}{R_Z}\right)^2 + \left(\frac{\phi - \phi_{\text{o}}}{R_\phi}\right)^2 + \left(\frac{\theta - \theta_{\text{o}}}{R_\theta}\right)^2 + \left(\frac{\psi - \psi_{\text{o}}}{R_\psi}\right)^2 \leqslant 1 \tag{2.14}$$

式中，X_{o}、Y_{o}、Z_{o}、ϕ_{o}、θ_{o} 和 ψ_{o} 为超椭球体的中心坐标；R_X、R_Y、R_Z、R_ϕ、R_θ 和 R_ψ 为超椭球体的半轴长。

同椭圆类似，计算超椭球体便是求解其中心坐标和半轴长。下面以 X_{o}、R_X 的求解为例，对超椭球体的计算过程阐述如下。

与变量 X 有关的投影面有：X-Y 平面、X-Z 平面、X-ϕ 平面、X-θ 平面以及 X-ψ 平面，定义以上 5 个投影平面上的包络椭圆中心坐标值和半轴长分别为 x_l、ρ_{xl}，那么 X_{o} 与 R_X 可由式 (2.15) 确定。

$$\begin{cases} R_X = \dfrac{\max(x_l + \rho_{xl}) - \min(x_l - \rho_{xl})}{2} \\ X_{\text{o}} = \max(x_l + \rho_{xl}) - R_X \\ \qquad\qquad (l = 1, 2, \cdots, 5) \end{cases} \tag{2.15}$$

式中，l 为序号。

以上是 X_{o}、R_X 的计算过程，超椭球体的其他中心坐标值与半轴长的计算方法同上。至此，超椭球体的 12 个参数均已确定，将这些参数代入式 (2.14) 便可得到量化头部运动轨迹即目标工作空间的六维空间包络超椭球体。

3. 计算实例与验证

1) 计算实例

为了证实本书方法的可行性和实用性，本节以训练过程中某一飞行学员在冷舱启动阶段的头部的实际运动轨迹为样本，对其六维包络超椭球体进行了计算。定义椭圆中心坐标修正步长等参数的初始值为

$$\delta_{xt} = \delta_{yt} = \delta_{zt} = 0.0005\text{m}$$

$$\delta_{\phi t} = \delta_{\theta t} = \delta_{\psi t} = 0.0005\text{rad}$$

$$k_0^a = k_0^b = 1$$

$$\xi_{xt} = \xi_{yt} = \xi_{zt} = 0.000001\text{m}$$

$$\xi_{\phi t} = \xi_{\theta t} = \xi_{\psi t} = 0.000001\text{rad}$$

$$\zeta_{xt} = \zeta_{yt} = \zeta_{zt} = 0.0001\text{m}$$

$$\zeta_{\phi t} = \zeta_{\theta t} = \zeta_{\psi t} = 0.0001\text{rad}$$

$$\eta = \lambda = 1$$

头部的实际运动轨迹及其包络超椭球体、包络椭圆及其中心点在 15 个投影面上的情况如图 2.14 所示。

2) 包络椭圆与包络超椭球体的验证

A. 包容性验证

在 15 幅投影图中，运动轨迹均完全被点–实线椭圆包含，即点–实线椭圆是运动轨迹的外接椭圆，满足包络椭圆的包容性要求。

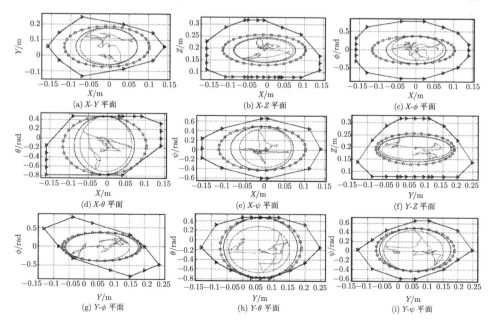

(a) X-Y 平面   (b) X-Z 平面   (c) X-φ 平面

(d) X-θ 平面   (e) X-ψ 平面   (f) Y-Z 平面

(g) Y-φ 平面   (h) Y-θ 平面   (i) Y-ψ 平面

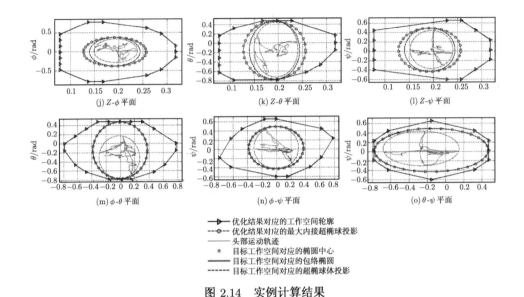

(j) Z-ϕ 平面　　　　(k) Z-θ 平面　　　　(l) Z-ψ 平面

(m) ϕ-θ 平面　　　　(n) ϕ-ψ 平面　　　　(o) θ-ψ 平面

▷——— 优化结果对应的工作空间轮廓
--○-- 优化结果对应的最大内接超椭球投影
——— 头部运动轨迹
＊　 目标工作空间对应的椭圆中心
——— 目标工作空间对应的包络椭圆
----- 目标工作空间对应的超椭球体投影

图 2.14　实例计算结果

B. 唯一性验证

表 2.1 是各投影图中点–实线椭圆与运动轨迹交点个数的统计情况。表中第一、三、五列为图 2.14 中的子图号；第二、四、六列为交点个数 (quantity of intersections，QOI)。点–实线椭圆与相应运动轨迹的交点个数最少为 5 个，出现在 X-θ 的投影平面内；交点个数最多为 13 个，出现在 X-ψ 的投影平面、Z-ψ 的投影平面和 ϕ-ψ 的投影平面。因此，15 个点–实线椭圆均满足唯一性要求。

表 2.1　点–实线椭圆与运动轨迹交点个数

图号	QOI	图号	QOI	图号	QOI
图 2.14(a)	6	图 2.14(f)	7	图 2.14(k)	6
图 2.14(b)	6	图 2.14(g)	6	图 2.14(l)	13
图 2.14(c)	6	图 2.14(h)	8	图 2.14(m)	10
图 2.14(d)	5	图 2.14(i)	9	图 2.14(n)	13
图 2.14(e)	13	图 2.14(j)	6	图 2.14(o)	12

C. 最小性验证

在包络椭圆的判定条件中对最小性的判定方法进行了分析，概括出了点–实线椭圆满足最小性要求的 4 种情况。现将图 2.14 各子图与图 2.13 进行对照，各图与包络椭圆的判定条件中 4 种情况的对应关系如表 2.2 所示。

表 2.2 中使用 "图号–数字" 的形式表示图 2.14 中点–实线椭圆与 4 种最小性判定条件的对应关系，其中数字表示点–实线椭圆所满足的条件 (情况) 序号，图号表

示交点布局符合图 2.13 中哪幅子图的描述。如 "图 2.13(b)-2" 表示点–实线椭圆满足第二条最小性判定情况,点–实线椭圆与运动轨迹的交点布局符合图 2.13(b) 的描述。表 2.2 的统计结果说明,15 个点–实线椭圆均有相应的最小性判定条件与其对应,即均满足最小性的要求。

表 2.2　点–实线椭圆与 4 种包络椭圆最小性判定条件的对应关系

图号	判定条件	图号	判定条件	图号	判定条件
图 2.14(a)	图 2.13(b)-2	图 2.14(f)	图 2.13(b)-4	图 2.14(k)	图 2.13(a)-2
图 2.14(b)	图 2.13(b)-3	图 2.14(g)	图 2.13(a)-4	图 2.14(l)	图 2.13(a)-3
图 2.14(c)	图 2.13(a)-4	图 2.14(h)	图 2.13(a)-3	图 2.14(m)	图 2.13(b)-2
图 2.14(d)	图 2.13(b)-3	图 2.14(i)	图 2.13(b)-2	图 2.14(n)	图 2.13(b)-3
图 2.14(e)	图 2.13(b)-3	图 2.14(j)	图 2.13(b)-2	图 2.14(o)	图 2.13(a)-3

综上,图 2.14 中的 15 个点–实线椭圆均通过了包容性、唯一性和最小性验证,这说明图 2.14 中的点–实线椭圆正是所要求解的包络椭圆。

如表 2.3 所示,x_l、y_l、z_l、ϕ_l、θ_l 和 ψ_l 为 X、Y、Z、ϕ、θ 和 ψ 6 个变量对应的包络椭圆中心坐标值;ρ_{xl}、ρ_{yl}、ρ_{zl}、$\rho_{\phi l}$、$\rho_{\theta l}$ 和 $\rho_{\psi l}$ 为 X、Y、Z、ϕ、θ 和 ψ 6 个变量对应的包络椭圆半轴长。从表 2.3 可以看出,同一变量在不同投影面上的包络椭圆中心点坐标和半轴长是不尽相同的。因此,为统一超椭球的中心点坐标和各半轴长,须要按式 (2.15) 对超椭球体的 $X_\circ$、R_X 等 12 个参数进行修正处理,修正后的超椭球体中心坐标和半轴长如表 2.4 所示,超椭球体的数学表达式见式 (2.16)。

表 2.3　包络椭圆中心坐标和半轴长

l	1	2	3	4	5
x_l/m	−0.0017	−0.0083	0.0039	−0.0034	0.0011
y_l/m	0.0588	0.0578	0.0452	0.0532	0.0525
z_l/m	0.1900	0.1960	0.1943	0.1954	0.1959
ϕ_l/rad	0.0412	−0.0188	0.0202	−0.0161	−0.0015
θ_l/rad	−0.1219	−0.1964	−0.1359	−0.3119	−0.2652
ψ_l/rad	0.0412	0.0017	0.0352	0.0332	0.0667
ρ_{xl}/m	0.0740	0.0782	0.0683	0.0681	0.0656
ρ_{yl}/m	0.1150	0.1182	0.1055	0.0970	0.0981
ρ_{zl}/m	0.0497	0.0485	0.0448	0.0453	0.0441
$\rho_{\phi l}$/rad	0.3336	0.3643	0.3121	0.2829	0.3082
$\rho_{\theta l}$/rad	0.5912	0.4777	0.5904	0.4634	0.4151
$\rho_{\psi l}$/rad	0.4117	0.4383	0.4044	0.4609	0.3706

图 2.14 中的虚线椭圆是包络超椭球体的投影,从包含关系上可以判断:经过修正处理后得到的包络超椭球体的投影包含了包络椭圆和头部的实际运动轨迹。因此,可以使用修正后的包络超椭球体对执行机构的目标工作空间 (式 (2.15),即头

部运动轨迹) 进行量化, 得

$$\left(\frac{X+0.0071}{0.0794}\right)^2 + \left(\frac{Y-0.0578}{0.1182}\right)^2 + \left(\frac{Z-0.1924}{0.0521}\right)^2 + \left(\frac{\phi+0.0041}{0.379}\right)^2$$

$$+ \left(\frac{\theta+0.153}{0.6223}\right)^2 + \left(\frac{\psi-0.0288}{0.4653}\right)^2 \leqslant 1 \tag{2.16}$$

表 2.4　六维超椭球体的中心坐标及其半轴长

中心坐标	数值	半轴长	数值
$X_{\mathrm{o}}/\mathrm{m}$	-0.0071	R_X/m	0.0794
$Y_{\mathrm{o}}/\mathrm{m}$	0.0578	R_Y/m	0.1182
$Z_{\mathrm{o}}/\mathrm{m}$	0.1924	R_Z/m	0.0521
$\phi_{\mathrm{o}}/\mathrm{rad}$	-0.0041	R_ϕ/rad	0.3790
$\theta_{\mathrm{o}}/\mathrm{rad}$	-0.153	R_θ/rad	0.6223
$\psi_{\mathrm{o}}/\mathrm{rad}$	0.0288	R_ψ/rad	0.4653

4. 应用

1) 约束不等式的构建

执行机构的工作空间必须完全覆盖飞行学员的头部运动范围, 这是进行执行机构优化设计首先要满足的前提条件, 也是建立优化模型时必须构造的约束条件。现将式 (2.14) 修改后, 定义工作空间约束条件为

$$\min \left(\left(\frac{\bar{X}_k^e - X_{\mathrm{o}}}{R_X}\right)^2 + \left(\frac{\bar{Y}_k^e - Y_{\mathrm{o}}}{R_Y}\right)^2 + \left(\frac{\bar{Z}_k^e - Z_{\mathrm{o}}}{R_Z}\right)^2 + \left(\frac{\bar{\phi}_k^e - \phi_{\mathrm{o}}}{R_\phi}\right)^2 \right.$$

$$\left. + \left(\frac{\bar{\theta}_k^e - \theta_{\mathrm{o}}}{R_\theta}\right)^2 + \left(\frac{\bar{\psi}_k^e - \psi_{\mathrm{o}}}{R_\psi}\right)^2 \right) \geqslant 1 \tag{2.17}$$

$$(k = 1, 2, \cdots, M)$$
$$(e = 1, 2, \cdots, s)$$

式中, k 为该可行解工作空间边界点的序号; M 为边界点的个数; e 为可行解的序号; s 为可行解的个数; $\bar{X}_k^e$、$\bar{Y}_k^e$、$\bar{Z}_k^e$、$\bar{\phi}_k^e$、$\bar{\theta}_k^e$ 和 $\bar{\psi}_k^e$ 为第 e 组可行解对应的执行机构工作空间第 k 个边界点的六维坐标; X_{o}、Y_{o}、Z_{o}、ϕ_{o}、θ_{o}、ψ_{o} 以及 R_X、R_Y、R_Z、R_ϕ、R_θ、R_ψ 的取值参见表 2.4, 前六个参数和后六个参数为头部运动轨迹, 即执行机构目标工作空间对应六维超椭球体的中心坐标、各轴的半轴长。如图 2.15 所示, 点–实线为某可行解对应的执行机构的实际工作空间边界轮廓; 点–虚线椭圆为目标工作空间, 即头部运动轨迹对应的超椭球体投影, 表达式参见式 (2.16); 实线椭圆为过实际工作空间边界点且与目标工作空间同心的最小椭圆, 即该可行解对应的执行机构工作空间的最大内接椭圆。最大内接椭圆是与

目标工作空间同心,且过执行机构工作空间边界的众多椭圆中的面积最小的一个。现将二维的最大内接椭圆推广到最大内接六维超椭球体 (6-D maximum inscribed hyperellipsoid,6-D MIH),其表达式为

$$F(\bar{X}_k^e, \bar{Y}_k^e, \bar{Z}_k^e, \bar{\phi}_k^e, \bar{\theta}_k^e, \bar{\psi}_k^e) = \min \left(\left(\frac{\bar{X}_k^e - X_o}{R_X} \right)^2 + \left(\frac{\bar{Y}_k^e - Y_o}{R_Y} \right)^2 + \left(\frac{\bar{Z}_k^e - Z_o}{R_Z} \right)^2 \right.$$
$$\left. + \left(\frac{\bar{\phi}_k^e - \phi_o}{R_\phi} \right)^2 + \left(\frac{\bar{\theta}_k^e - \theta_o}{R_\theta} \right)^2 + \left(\frac{\bar{\psi}_k^e - \psi_o}{R_\psi} \right)^2 \right)$$

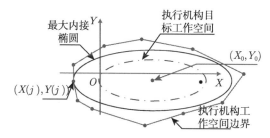

图 2.15 工作空间的最大内接椭圆

根据式 (2.17),可得

$$F(\bar{X}_k^e, \bar{Y}_k^e, \bar{Z}_k^e, \bar{\phi}_k^e, \bar{\theta}_k^e, \bar{\psi}_k^e) \geqslant 1$$

式 (2.17) 的几何意义为:各可行解对应的 6-D MIH 均要大于执行机构的目标工作空间 (表达式参见式 (2.16))。

2) 工作空间目标函数的定义

按系统的功能要求,执行机构的工作空间需要完全覆盖头部运动范围,即工作空间越大越好。但座舱、驾驶室等狭小工作环境又不允许该工作空间太大。综上,本书优化执行机构工作空间的目标是寻求完全包含式 (2.16) 所定义的超椭球体的最小工作空间。现将式 (2.14) 略做修改,定义工作空间目标函数为

$$f(\bar{X}_k^e \bar{Y}_k^e, \bar{Z}_k^e, \bar{\phi}_k^e, \bar{\theta}_k^e, \bar{\psi}_k^e) = \min(F(\bar{X}_k^e, \bar{Y}_k^e, \bar{Z}_k^e, \bar{\phi}_k^e, \bar{\theta}_k^e, \bar{\psi}_k^e) - 1) \qquad (2.18)$$

3) 实例验证

本书采用所提出的并联机构工作空间量化方法对一种 6-3UPS 并联执行机构进行了尺寸优化,目的在于验证六维超椭球体量化六维空间方法用于并联机构工作空间优化问题的可行性和实用性,在此进行的案例验证因其目标函数仅与工作空间有关。因此,在优化模型、算法以及优化结果方面有别于后续的 2.2 节。现将工作空间优化问题描述具体如下:①首先将表 2.4 中六维超椭球体的中心坐标和半轴长代入式 (2.17) 和式 (2.18);其中前者为工作空间的约束不等式,后者为目

标函数。另外，在优化时加入了铰点转动的角度约束，即支链与基座链接的胡克铰转动角度约束为 1.26rad，支链与动平台链接的复合球铰转动角度约束为 0.95rad；②图 2.16 为 6-3UPS 并联执行机构的优化参数示意图，以并联机构的基座与动平台的铰点位置、支链的最大行程等为优化参数，具体为

$$\boldsymbol{Q} = [R\ \alpha_q\ r\ \beta\ S]\quad (q = 1, 2, 3)$$

图 2.16 中，$O''X''Y''Z''$、$O'X'Y'Z'$ 为六自由度并联机构的基座坐标系和动平台坐标系；R、r 为基座和动平台相应铰点所在圆的半径，m；α_q 为基座各铰点相对于基座坐标系 X'' 轴的夹角，rad；β 为动平台铰点相对于动平台坐标系 X' 轴的夹角，rad；S 为支链的伸缩行程，m；$l_{\min}$、$l_{\min}$ 分别为支链的最小长度和最大长度，m。

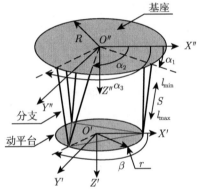

图 2.16　优化参数示意图

优化初始条件如下：

$$\boldsymbol{L}_b = [0.01\ \pi/18\ \pi/6\ \pi/2\ 0.1\ \pi/18\ 0.05]$$

$$\boldsymbol{U}_b = [0.5\ \pi/6\ 8\pi/9\ 17\pi/18\ 0.5\ 17\pi/18\ 0.5]$$

式中，$\boldsymbol{L}_b$ 和 $\boldsymbol{U}_b$ 为待优化参数的取值下限和上限。如表 2.4 所示，动平台中立位置的位置与姿态为式 (2.16) 描述的超椭球体的中心。其中长度单位为 m，角度单位为 rad。

优化结果对应的目标函数值为 0.8481，优化结果为

$$\boldsymbol{P}_o = [0.32\ 0.39\ 2.09\ 2.62\ 0.15\ 2.09\ 0.31]$$

优化结果对应的并联机构工作空间轮廓及其 6-D MIH 的投影如图 2.14 所示。图中三角形–实线为实际工作空间的边界；圆–虚线为实际工作空间 6-D MIH 的投影；虚线为目标工作空间对应六维超椭球体的投影。通过对各投影图中的封闭曲线比较发现，并联机构工作空间的 6-D MIH 能完全包含式 (2.16) 所描述的目标工作

空间, 即优化结果是正确的, 采用本书提出的方法对六维工作空间进行量化和优化
是可行的, 且具有较好的实用性。

5. 结论

(1) Advani 等[89,90]虽然首先使用包络椭圆对飞机飞行轨迹进行了量化, 但一
方面未给出详细的定义; 另一方面其计算的超椭球体并未完全包含运动轨迹, 当以
该超椭球体为目标进行并联机构尺寸优化时, 可能会导致优化结果对应的工作空
间不能完全覆盖轨迹的情况出现。本书通过分析包络椭圆的性质, 给出了详细定义
和计算过程, 制定了判定条件, 确保超椭球体完全包含轨迹的同时体积最小。

(2) 本书提出的包络椭圆计算方法实质上是一种变步长逼近算法, 其具备以下
特点: 基于工作空间位置与姿态参数的最小差值来定义椭圆中心坐标修正步长和
半轴长修正步长, 这样一方面可以保证包络椭圆计算过程的连续性, 避免包络椭圆
各参数出现较大的超调, 减少修正次数; 另一方面, 还能避免为确保计算过程的连
续性选择的修正步长太小而导致计算效率低的问题。定义了点与椭圆位置关系的
判别公式, 这在保证计算结果满足包络椭圆包容性要求的同时, 也为判断计算结果
的唯一性提供了依据。在计算椭圆中心坐标修正步长和半轴长修正步长时引入调
整系数, 使算法具备变步长逼近计算能力, 确保计算结果满足包络椭圆唯一性和最
小性的要求, 保证了计算过程的收敛性。实例计算结果证明本书的包络椭圆计算方
法是有效的。

(3) 采用包络超椭球体来量化并联机构工作空间, 对位置变量和姿态变量均进
行了无量纲和归一化处理, 考虑了各自由度间的耦合效应, 解决了因位置变量和姿
态变量单位不统一而难以进行六维工作空间量化与比较的问题, 获得了六维空间
的数学表达式。计算结果证明采用六维包络超椭球体来量化六自由度并联机构的
工作空间是可行的。

(4) 圆 (球体) 是长轴与短轴相等的椭圆 (椭球体), 椭圆较圆更具一般性, 可以
在长轴与短轴两个方向上进行伸缩变形。因此, 与现有体积法 (椭圆与圆、椭球与
圆球相比)、文献 [87] 和 [88] 的方法相比, 包络超椭球体与不规则工作空间的贴合
度更高, 量化也更准确。采用超椭球体来量化执行机构的目标工作空间, 可以提高
执行机构优化方案的有效性和实用性。

(5) 六维包络超椭球体具有明确的数学表达式, 便于工作空间目标函数和约束
不等式的构建。实例计算的结果证明了所提方法的可行性和实用性。这对今后开展
与工作空间相关的并联机构优化设计研究有一定的借鉴意义。

2.1.3 运动速度分析

运动速度是反映头部机动特性的一项运动指标, 代表了学员对飞行事件的反

应情况。在支链速度极值限定的情况下，头部运动速度极值的大小是影响优化结果的直接因素。通过对实验数据的分析，本书得到的头部运动速度极值如表 2.5 所示。

表 2.5 头部运动速度极值

$X/(\text{m/s})$	$Y/(\text{m/s})$	$Z/(\text{m/s})$	$\phi/(\text{rad/s})$	$\theta/(\text{rad/s})$	$\psi(\text{rad/s})$
0.2669	0.2950	0.2585	0.6464	0.8192	1.1853

2.1.4 运动精度分析

运动精度体现的是头部微动特性。对于头颈部外骨骼系统而言，能否实现同级别的微小移动，将会关系到系统的跟踪精确度和使用舒适性。目前，针对头部运动精度的研究较少。本书参考了文献 [91] 中的相关研究内容，线位移精度和角位移精度分别取值为 0.001m 和 0.0017rad。

综上，本节重点对飞行学员头部运动的范围、速度以及精度进行了归纳与分析，现将头部运动特性指标值罗列如表 2.6 所示。

表 2.6 头部运动特性指标

头部运动特性指标	取值
运动范围/m	式 (2.3)
线速度/(m/s)——max $\|\boldsymbol{V}_x\|$	0.2669
线速度/(m/s)——max $\|\boldsymbol{V}_y\|$	0.2950
线速度/(m/s)——max $\|\boldsymbol{V}_z\|$	0.2585
角速度/(rad/s)——max $\|\boldsymbol{V}_\phi\|$	0.6464
角速度/(rad/s)——max $\|\boldsymbol{V}_\theta\|$	0.8192
角速度/(rad/s)——max $\|\boldsymbol{V}_\varphi\|$	1.1853
线位移精度/m	0.001
角位移精度/rad	0.0017

2.2 优 化 设 计

2.2.1 设计参数

对于一般形式的六自由度并联机构而言，结构参数主要有上平台关节中心的三维空间坐标、下底座关节中心的三维空间坐标和各支链的最大与最小长度，共计 $6\times3+6\times3+6\times2=48$ 个参数 [88,89]。以上任何一个参数的改变将会直接影响到并联机器人的运动特性，且每个参数与各运动特性指标的关系均表现为非线性 [45]。显然，以现在普通计算机对数据的处理能力，同时对以上 48 个参数进行优化是一件非常困难的事情。因此，在优化过程中，减少待优化参数的个数可达到降低计算量的目的。

本书在综合考虑以下四方面后，最终将设计参数确定为 R、α_1、α_2、α_3、r、β、S，各参数的含义如图 2.16 所示。

(1) 在结构形式方面，选择结构参数相对较少的 Stewart 并联机构；

(2) 鉴于头部运动对称的特点，并联机器人在外形构造上亦应是对称的；

(3) 相关研究证明 [22]：上、下平台关节中心分布是影响并联机构动平台运动精度的主要因素，底座半径、动平台半径以及支链的最大、最小杆长是决定并联机构工作空间大小的关键参数 [46,67,92,93]。

(4) 将超椭球体的中心 $[-0.0068, 0, 0.1908, 0, -0.2704, 0]$ 作为并联机器人的中立位置，各支链的最大、最小杆长与最大行程 S 之间存在以下关系：

$$l_{i\min} = l_{\mathrm{mid}} - 0.5S$$
$$l_{i\max} = l_{\mathrm{mid}} + 0.5S \tag{2.19}$$
$$i = 1, 2, 3$$

式中，l_{mid} 为中立位置的支链杆长，当 R、α_1、α_2、α_3、r、β 已知时，l_{mid} 可通过逆运动学方程求出。

2.2.2 运动特性指标目标函数

本书的尺寸优化实质上是一个多目标优化问题。并联机构的运动特性指标主要包括工作空间、平台运动精度、平台运动速度、平台灵活度 [94,95]，每个特性指标对应一个目标函数。在多目标优化问题中，同时实现各目标函数最优存在很大难度。本书采用优选的方式，按特性指标与性能设计要求密切程度的不同，将其分为必备指标和可选指标，其中必备指标对应的目标函数经过加权处理后，组成新的目标函数 (本书称为总目标函数) 用于非劣解的计算，而可选指标对应的目标函数作为最终判别准则从非劣解中挑选最优解。本书中除灵活度外，其余各指标均是必备指标。在优化过程中，必备性能指标与可选性能指标的权值是不同的，且前者的权值要远大于后者。因此，对于最优解而言，首先要保证必备性能指标最优，其次才是满足可选性能指标最优。此外，必备性能指标与可选性能指标之间是一种非线性关系，即必备性能指标最优时，可选性能指标未必也是最优，反之亦然。综上，本书将最优解的计算过程分成了两步：第一步是计算使必备指标最优的非劣解 (对于多目标优化问题而言，非劣解可能有多个)；第二步以可选性能指标最优为判别条件，从非劣解中筛选最优解。

在进行参数优化之前，首先需建立各性能指标的目标函数。多目标优化要求各目标函数具有统一的量纲。本书针对各指标在单位和数值上的差异，对各性能指标进行了归一化处理。具体思路是：当设计参数满足某一指标要求时，该指标所对应的目标函数取值为 0；否则，取 0 到 1 之间的数值，具体计算公式参见各目标函数。目标函数取值越趋向 1，说明相应的性能指标越不符合设计要求。

1) 工作空间目标函数

支链长度和关节运动角度是决定并联机构工作空间大小的两大因素, 因此, 相应的工作空间目标函数也分为两类 —— 对应于支链长度约束的目标函数和对应于关节角度约束的目标函数。首先, 对于设计工作空间 A_m 中的各点而言, 支链杆长应满足

$$l_{i\min} \leqslant l_i \leqslant l_{i\max}, \quad i = 1, 2, \cdots, 6 \tag{2.20}$$

式中, $l_{i\min}$ 与 $l_{i\max}$ 按式 (2.19) 求解。那么根据定义目标函数的统一方法, 支链长度约束对应的工作空间目标函数可写为

$$F_{1,i,j}^n(\boldsymbol{\chi}_j, \boldsymbol{P}) = \begin{cases} 1 - \dfrac{l_{i\max}}{l_{ij}}, & l_{ij} > l_{i\max} \\ 0, & l_{i\min} \leqslant l_{ij} \leqslant l_{i\max}, \quad i = 1, 2, \cdots, 6; j = 1, 2, \cdots, n \\ 1 - \dfrac{l_{ij}}{l_{i\min}}, & l_{ij} < l_{i\min} \end{cases} \tag{2.21}$$

式中, $\boldsymbol{\chi}_j \in A_m$, 是设计工作空间中的离散点; n 是 A_m 中离散点的总个数; $\boldsymbol{P}$ 为待优化参数; l_i 是对应于 $\boldsymbol{\chi}_j$ 的第 i 条支链的杆长。

其次, A_m 的所有点还应该满足关节角度约束。对 Stewart 并联机构而言, 最多见的关节角度约束分为两种 —— 上平台或底座关节约束和下平台或动平台关节约束 [46]。在本书中, 以上两种约束分别是指胡克铰约束和复合球铰约束。本书采用圆锥面来定义以上两种约束, 即各支链绕胡克铰和复合球铰的运动分别位于顶角为 τ_1 和 τ_2 的圆锥面内 (图 2.17)。对应于胡克铰约束和复合球铰约束的工作空间目标函数分别为

$$F_{2,i,j}^n(\boldsymbol{\chi}_j, \boldsymbol{P}) = \begin{cases} 1 - \dfrac{0.5\tau_1}{\tau_{1ij}}, & \tau_{1ij} > 0.5\tau_1 \\ 0, & 0 \leqslant \tau_{1ij} \leqslant 0.5\tau_1 \end{cases}, \quad i = 1, 2, \cdots, 6; j = 1, 2, \cdots, n \tag{2.22}$$

$$F_{3,i,j}^n(\boldsymbol{\chi}_j, \boldsymbol{P}) = \begin{cases} 1 - \dfrac{0.5\tau_2}{\tau_{2ij}}, & \tau_{2ij} > 0.5\tau_2 \\ 0, & 0 \leqslant \tau_{2ij} \leqslant 0.5\tau_2 \end{cases}, \quad i = 1, 2, \cdots, 6; j = 1, 2, \cdots, n \tag{2.23}$$

式中, τ_{1ij} 是动平台中心点位于 $\boldsymbol{\chi}_j$ 时, 支链 i 与相应胡克铰中心点处的底座法线之间的夹角。τ_{2ij} 是动平台中心点位于 $\boldsymbol{\chi}_j$ 时, 支链 i 与相应复合球铰中心点处的动平台法线之间的夹角。本书采用的是自行设计研制的胡克铰和复合球铰 (图 2.17), 经过测试 $\tau_1 = 2\pi/3$, $\tau_2 = \pi$。

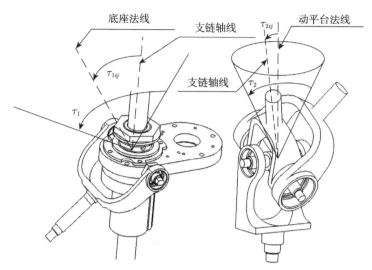

图 2.17 胡克铰与复合球铰的结构示意图

2) 运动速度目标函数

并联机构任务空间的速度矢量 $\boldsymbol{V}$ 与关节空间的速度矢量 $\dot{\boldsymbol{L}}$ 存在如下关系 [3]:

$$\dot{\boldsymbol{L}} = \boldsymbol{J}\boldsymbol{V} \tag{2.24}$$

式中,$\boldsymbol{V} = [V_{xj}, V_{yj}, V_{zj}, V_{\phi j}, V_{\theta j}, V_{\varphi j}]$ 是动平台的运动速度,其各元素的极值在表 2.6 中已经给出;$\boldsymbol{J}$ 为并联机构的雅可比矩阵,它随设计参数和动平台位姿的不同而变化。从式 (2.24) 可以看出,当动平台位于工作空间中的不同点时,同一动平台速度对应的关节空间速度是不同的。鉴于关节空间速度的有界性,选择合适的设计参数使动平台速度在工作空间各点处对应的关节空间速度均小于设计允许值就显得格外重要。由于表 2.6 中的各动平台速度极值均大于零,因此,关节空间的速度极值可通过式 (2.25) 求得

$$\max(\dot{\boldsymbol{L}}) = |\boldsymbol{J}| \max(|\boldsymbol{V}|) \tag{2.25}$$

式中,$|\boldsymbol{J}|$ 表示对 $\boldsymbol{J}$ 的各元素求绝对值。相应地,运动速度目标函数定义如下:

$$F_{4,i,j}^n(\boldsymbol{\chi}_j, \boldsymbol{P}) = \begin{cases} 1 - \dfrac{\dot{l}_{i\max}}{|\dot{l}_{ij}|}, & |\dot{l}_{ij}| > \dot{l}_{i\max} \\ 0, & |\dot{l}_{ij}| \leqslant \dot{l}_{i\max} \end{cases}, \quad i = 1, 2, \cdots, 6; j = 1, 2, \cdots, n \tag{2.26}$$

式中,$\dot{l}_{ij}$ 是动平台中心位于 $\boldsymbol{\chi}_j$ 点时,利用式 (2.25) 计算的第 i 支链的速度;$\dot{l}_{i\max}$

是支链 i 的速度极值。本书经过相关动力学分析后，选定松下 MSMD012 型电机作为支链动力驱动装置，采用丝杠作为支链。经计算，$\dot{l}_{i\,\max} = 0.8\mathrm{m/s}$。

3) 运动精度目标函数

动平台的运动精度主要取决于支链的运动精度 [46]，两者之间的关系见式 (2.27)

$$\begin{cases} \boldsymbol{\delta}_l = \boldsymbol{J}\boldsymbol{\delta}_\xi \\ \boldsymbol{\delta}_l = [\delta l_1, \delta l_2, \delta l_3, \delta l_4, \delta l_5, \delta l_6] \\ \boldsymbol{\delta}_\xi = [\delta_x, \delta_y, \delta_z, \delta_\phi, \delta_\theta, \delta_\varphi]^{\mathrm{T}} \end{cases} \tag{2.27}$$

式中，$\boldsymbol{\delta}_\xi$ 是动平台的运动精度，本书在表 2.6 中已给出；$\boldsymbol{\delta}_l$ 为支链运动精度，可由电机编码器的分辨率与丝杠的导程求得，经换算得到其数值为 1.6×10^{-6}，单位为 m。为满足运动精度的设计要求，A_m 各点处的支链运动精度在数值上均应大于 1.6×10^{-6}。于是运动精度目标函数定义如下：

$$F_{5,i,j}^n(\boldsymbol{\chi}_j, \boldsymbol{P}) = \begin{cases} 1 - \dfrac{\delta l_{ij}}{\delta l_{\min}}, & \delta l_{ij} < \delta l_{\min} \\ 0, & \delta l_{ij} \geqslant \delta l_{\min} \end{cases}, \quad i = 1, 2, \cdots, 6; j = 1, 2, \cdots, n \tag{2.28}$$

式中，$\delta l_{\min} = 1.6 \times 10^{-6}\mathrm{m}$，$\delta l_{ij}$ 是动平台位于 $\boldsymbol{\chi}_j$ 点时，支链 i 的运动精度。

4) 灵活度目标函数

并联机构的一个缺点是在其工作空间中存在奇异位形。当并联机构位于奇异位形或者处于奇异位形附近时，其可操控性变差，需要非常大的支链力或力矩才能驱动很小的载荷 [46]。灵活度是表示动平台可操控性优劣的参数，在数值上它等于雅可比矩阵条件数的倒数，条件数越大说明离奇异位形越近。现定义灵活度的目标函数

$$F_{6,j}^n(\boldsymbol{\chi}_j, \boldsymbol{P}) = \begin{cases} 1 - \dfrac{\eta_{\max}}{\eta_j}, & \eta_j > \eta_{\max} \\ 0, & \eta_j \leqslant \eta_{\max} \end{cases}, \quad i = 1, 2, \cdots, 6; j = 1, 2, \cdots, n \tag{2.29}$$

式中，η_j 为 A_m 第 j 个点对应的雅可比条件数，$\eta_{\max}$ 是最大允许条件数。

2.2.3　优化算法、数学模型及优化结果

CVT(centroidal voronoi tessellation) 又名质心泰森多边形 (Voronoi) 结构 [96]，是 Voronoi 结构的一种特殊形式，广泛应用于数据分析、资源分配、优化计算等多个领域 [97]。其中在优化计算领域，用于种群初始化，可以提高粒子群优化算法的全局搜索能力 [98]。CVT 的具体定义如下。

给定 Ω 内的一组初始点 $\{\boldsymbol{z}_i\}_{i=1}^k$，如果

$$V_i = \{\boldsymbol{x} \in \Omega \,||\boldsymbol{x} - \boldsymbol{z}_i| < |\boldsymbol{x} - \boldsymbol{z}_j|, j = 1, \cdots, k, j \neq i\} \tag{2.30}$$

那么就称 V_i 为 Ω 内的 Voronoi 结构。定义区域 Ω 内的密度函数为 $\rho(x)$, 则 V_i 的质心为

$$z_i^* = \frac{\displaystyle\int_{V_i} x\rho(x)\mathrm{d}x}{\displaystyle\int_{V_i} \rho(x)\mathrm{d}x}, \quad i = 1, \cdots, k \tag{2.31}$$

如果 $z_i = z_i^*$, 则称 V_i 为质心 Voronoi 结构。一般情况下, 初始点 $\{z_i\}_{i=1}^k$ 与 Voronoi 结构的质心是不重合的, 即基于 $\{z_i\}_{i=1}^k$ 构造的结构并不是质心 Voronoi 结构。目前构造 CVT 的方法主要有 MacQueen 法和 Lloyd 法[97], 本书采用 MacQueen 法, 构造设计参数 $\boldsymbol{P}$ 的质心 Voronoi 结构如下:

(1) 在参数空间 $[\boldsymbol{P}_l, \boldsymbol{P}_u]$ 内的按 $U(P_{lj}, P_{uj})$ 分布给定一组初始点 $\{z_i\}_{i=1}^k$, 其中 $[P_{lj}, P_{uj}]$ 是第 j 个设计参数对应的取值范围;

(2) 初始化索引号 $l_i = 1(i = 1, 2, \cdots, k)$;

(3) 按 (1) 中相同的方式定义一组随机样本点 $\{x_m\}_{m=1}^n \in [\boldsymbol{P}_l, \boldsymbol{P}_u]$;

(4) 对于 x_m, 找到与其距离最近的初始点 z_i, 并按下式更新 z_i、l_i:

$$z_i = \frac{l_i \cdot z_i + x_m}{\boldsymbol{l}_i + 1}, \quad \boldsymbol{l}_i = l_i + 1 \tag{2.32}$$

(5) 循环执行第 (3) 步与第 (4) 步, 直至 $\Delta z_i < \xi$, 其中 Δz_i 是 z_i 更新前后的差值, ξ 为终止误差, 本书的 $\xi = 0.001\mathrm{ones}(7)$。

图 2.18 是设计参数 R 与 α_1 分别经随机初始化和 CVT 初始化后的初值分布情况。很明显, 经 CVT 初始化后的设计参数 (实心点) 在分布上更加均匀。

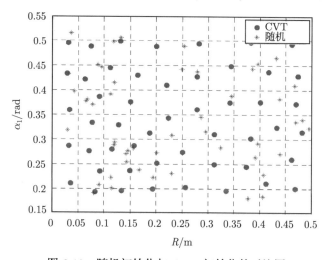

图 2.18　随机初始化与 CVT 初始化的对比图

根据各目标函数的定义，各目标函数在 A_m 各点处的取值越小越好。因此，本书的优化问题可用下式表达：

$$\min_{\boldsymbol{P}} F(\boldsymbol{P}) = \min_{\boldsymbol{P}}[F_{k,i,j}^n(\chi_j, \boldsymbol{P})] \tag{2.33}$$
$$k = 1, 2, \cdots, 5; i = 1, 2, \cdots, 6; j = 1, 2, \cdots, n$$

式中，k 是目标函数的序号。结合多目标优化问题和非线性最小二乘法的原理，本书采用平方和加权法将尺寸优化问题简化为单目标优化问题，建立了设计优化问题的数学模型

$$\min_{\boldsymbol{P}} F(\boldsymbol{P}) = \frac{1}{n} \sum_{j=1}^{n} [F_j(\boldsymbol{P})]^2 \tag{2.34}$$

式中，$F_j(\boldsymbol{P}) = \mathrm{sqrt}\left\{ \sum\limits_{k=1}^{5} \sum\limits_{i=1}^{6} [F_{k,i,j}^n(\chi_j, \boldsymbol{P})]^2 \right\}$，各目标函数对应的规定值均为 0，权系数均为 $\frac{1}{n}$。

有限的座舱空间对头颈部外骨骼系统的安装和使用提出了一定要求。为保证系统能正常安装、使用，本书依据使用环境对设计参数的取值范围进行了限定，其上、下限分别为 $\boldsymbol{P}_u=[0.5, 17\pi/18, 17\pi/18, 17\pi/18, 0.5, 17\pi/18, 0.5]$，$\boldsymbol{P}_l=[0.05, \pi/18, \pi/18, \pi/18, 0.1, \pi/18, 0.05]$。

如图 2.19 所示，本书的优化算法首先在设计参数的取值范围内，利用 CVT 特性对随机生成的设计参数初值进行了修正初始化，然后针对不同的参数初始值，采用非线性最小二乘法对尺寸优化问题进行求解，并保存了满足 $F(\boldsymbol{P}) \leqslant \tau$ 的设计参数，其中 τ 是最优解判别因子，$I_{\max}$ 是设计参数初值的个数。

另外，由各运动特性指标目标函数的定义以及优化问题的数学模型可知，在保证获得多组非劣解的前提下，τ 的取值越小，说明计算结果越优。本书在对 τ 的取值经过反复试探后，发现当 $\tau = 0$ 时，仍能得到三组非劣解，可满足本书的优化设计要求。因此，在优化过程中，本书以 $F(\boldsymbol{P}) = 0$ 为非劣解判别条件，其计算结果如表 2.7 所示。

表 2.7　设计参数优化结果

FS	R	α_1	α_2	α_3	r	β	S
1	0.166	0.376	2.0944	2.611	0.19	2.100	0.38
2	0.153	0.392	2.0857	2.604	0.22	2.104	0.32
3	0.155	0.526	2.0900	2.622	0.22	2.081	0.30

注：表中 FS 为 feasible solutions 的缩写

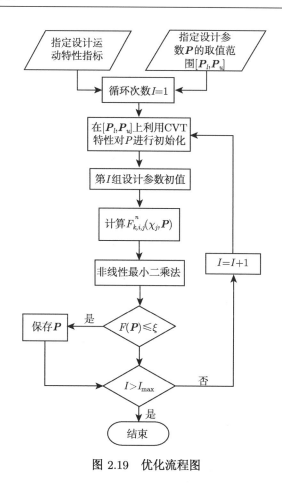

图 2.19　优化流程图

2.3　优化结果分析

2.3.1　非劣解验证

本书对优化结果在满足支链长度约束、关节角度约束、支链速度设计要求以及支链精度设计要求情况下的工作空间进行了计算。图 2.20～ 图 2.28 是各优化结果工作空间分别在 X-Y、X-Z 以及 Y-Z 平面上投影。

投影图中设计工作空间 (圆圈) 均在优化结果的工作空间 (•) 内部，即优化结果满足设计工作空间的要求。由于在计算工作空间时对其他设计要求和约束条件已予以考虑，因此我们可以得出如下结论：表 2.7 中的 3 组非劣解满足所有性能设计要求，且均是相应寻优过程中的全局最优解；本书提出的基于 CVT 的非线性最小二乘改进算法不仅是有效、可行的，而且还具有较强的全局搜索能力。

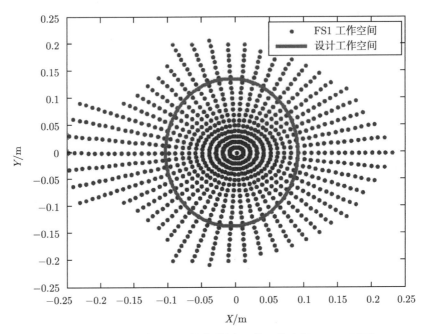

图 2.20   设计工作空间和优化结果 1 的工作空间 (X-Y 平面)

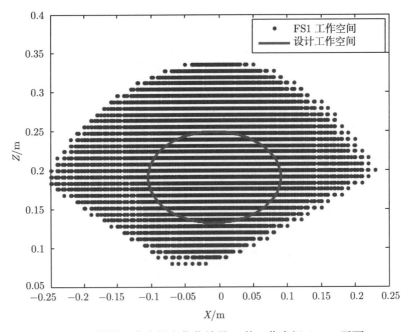

图 2.21   设计工作空间和优化结果 1 的工作空间 (X-Z 平面)

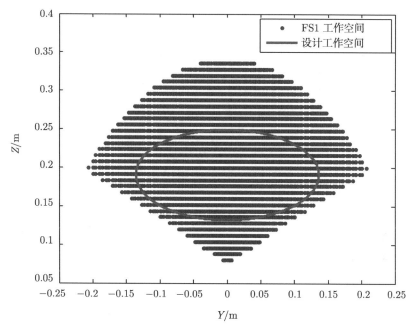

图 2.22 设计工作空间和优化结果 1 的工作空间 (Y-Z 平面)

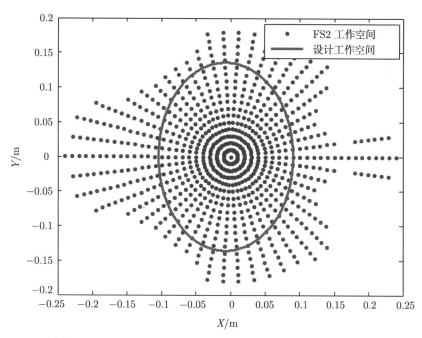

图 2.23 设计工作空间和优化结果 2 的工作空间 (X-Y 平面)

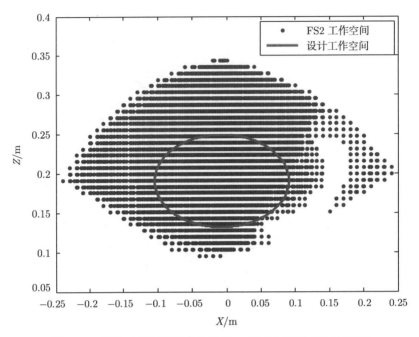

图 2.24　设计工作空间和优化结果 2 的工作空间 (X-Z 平面)

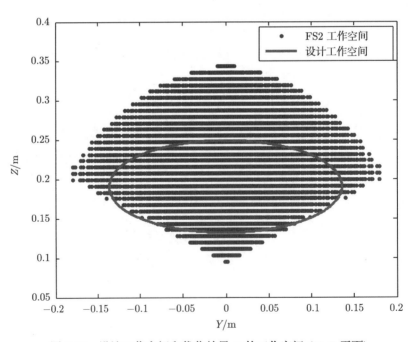

图 2.25　设计工作空间和优化结果 2 的工作空间 (Y-Z 平面)

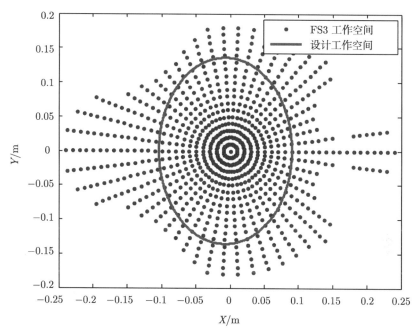

图 2.26　设计工作空间和优化结果 3 的工作空间 (X-Y 平面)

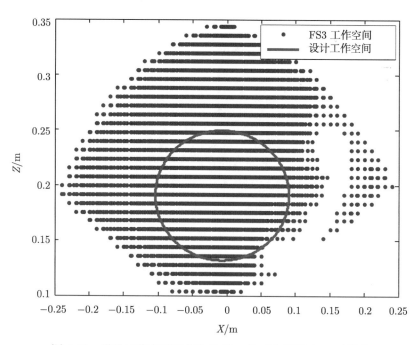

图 2.27　设计工作空间和优化结果 3 的工作空间 (X-Z 平面)

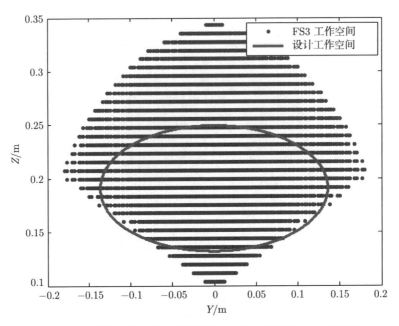

图 2.28　设计工作空间和优化结果 3 的工作空间 (Y-Z 平面)

2.3.2　最优解及其运动特性指标分析

在本节我们将使用可选指标来确定尺寸优化问题的最优解。根据灵活度目标函数定义判别准则如下：

$$\min_{\boldsymbol{P}} \frac{1}{n} \sum_{j=1}^{n} F_{6,j}^{n}(\boldsymbol{\chi}_j, \boldsymbol{P}) \tag{2.35}$$

即工作空间中灵活度目标函数值平均数最小的非劣解就是最优解。根据式 (2.35)，本书对 3 组非劣解在相应工作空间中的 $F_{6,j}^{n}(\boldsymbol{\chi}_j, \boldsymbol{P})$ 平均值进行了计算，结果分别是 5.0154×10^{-6}、2.1789×10^{-5}、4.4306×10^{-5}。就数值大小而言，非劣解 1 最小，非劣解 2 次之，非劣解 3 最大。根据前面对灵活度目标函数的定义以及最优解判别准则式 (2.35)，可确定非劣解 1 是最优方案。接下来，本书将对最优方案的部分运动特性指标进行详细分析。

图 2.29～图 2.33 是当 $\phi = 0, \theta = -0.2704, \varphi = 0$ 时最优解各运动特性指标在工作空间各点的取值情况。运动精度的设计要求为不小于 1.6×10^{-6}，图中支链 1 的运动精度最小值为 1.35×10^{-3}，满足设计要求；支链 2 的关节运动角度的最大值分别是 0.82rad 和 1.07rad，均小于结构允许值 $\pi/3$ 和 $\pi/2$；对应于最优方案，支链 3 的中立杆长为 0.1673m，杆长约束范围是 [0.0173, 0.3173]，而实际的最小杆长和最大杆长分别为 0.06m 和 0.3173m，杆长区间小于约束范围；支链 6 的运动速度值

介于 0.49m/s 与 0.8m/s 之间，小于设计要求的极值。

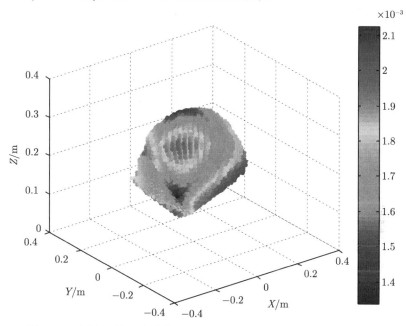

图 2.29 支链 1 的运动精度在最优方案定姿态工作空间中的取值情况

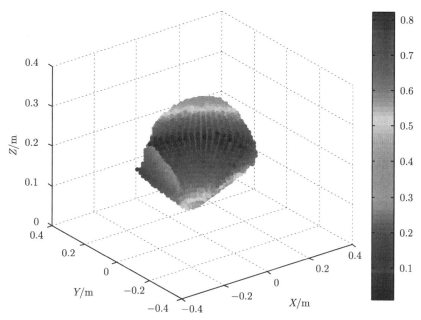

图 2.30 支链 2 的胡克铰转角在最优方案定姿态工作空间中的取值情况

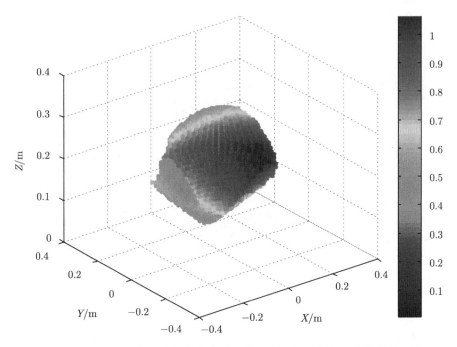

图 2.31　支链 2 的复合球铰转角在最优方案定姿态工作空间中的取值情况

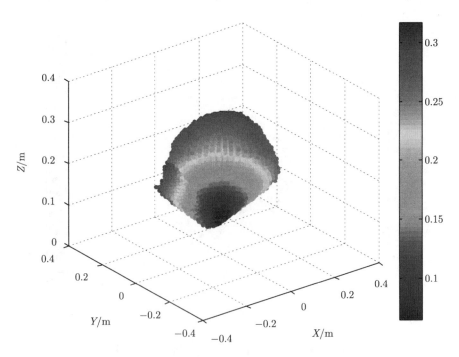

图 2.32　支链 3 的杆长在最优方案定姿态工作空间中的取值情况

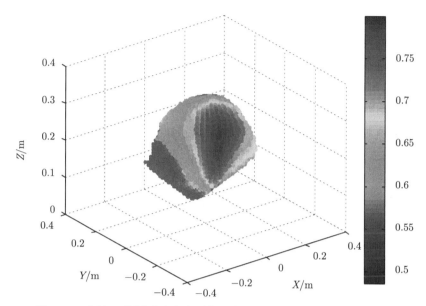

图 2.33 支链 6 的运动速度在最优方案定姿态工作空间中的取值情况

综上所述,本书通过选取不同的支链,对最优解的部分性能指标进行了数值仿真分析。分析结果显示,性能指标均满足设计要求。

2.4 结 论

(1) 从人机工程学的角度人体的骨骼构造结构、运动结构以及人体关节运动自由度,采用 D-H 法建立了人体躯干至头部的运动学模型,将虚拟座舱环境中的飞行学员头部运动特性求解问题转化为带约束的串联机器人正向运动学计算问题进行处理,得到了准确而有效的飞行学员头部运动运动范围,并通过实验和数学统计分析法对理论计算数据和实验数据进行了处理与分析,得到了飞行学员头部位置与姿态、速度和加速度特性。

(2) 椭圆作为一种能较好地对不规则分布离散点进行包络的几何图形,实现了对包络离散点分布区域的显式描述,得到了研究学者的广泛应用,如包络椭圆已大量用于图像处理、机器学习等领域;本书采用包络椭圆对不规则的头部运动轨迹进行了描述,得到了用于并联机构尺寸优化的设计工作空间显式表达式,方便了尺寸优化目标函数的定义。

(3) 对于最优解而言,首先要保证必备性能指标最优,其次才是满足可选性能指标最优。本书提出了两步优化法 —— 第一步是计算使必备指标最优的非劣解;第二步以可选性能指标最优为判别条件,从非劣解中筛选出最优解。另外,鉴于各性能指标在单位和数值上的差异,本书通过对目标函数进行统一定义的方式,建立了设计参数与性能指标之间的关系。以上两点对其他并联机构的多目标优化问题具有一定借鉴意义。

(4) 以除工作空间之外的必备性能指标为约束条件,对非劣解对应的定姿态工作空间进行了分析。分析结果显示:采用本书所提出的优化方法解决并联机构尤其是六自由度 Stewart 系列平台的尺寸优化问题是可行的。

第3章　执行机构的运动学与动力学分析

虚拟座舱是头颈部外骨骼系统众多工作场所中的一种，座舱的有限空间对它结构尺寸和运动范围有严格的限制。然而，为了对飞行学员的头部运动实施跟踪，又需要头颈部外骨骼系统的执行机构具有一定的结构尺寸，来保证其工作空间足够大。为了解决这一矛盾，本书根据第 2 章的优化方案，设计并研制了 6URHS 并联机构作为系统的执行机构，图 3.1 是使用中的系统原型样机。关于 6URHS 并联机构的结构特点，本书将在 6.1.2 节进行详细说明，在此不再赘述。

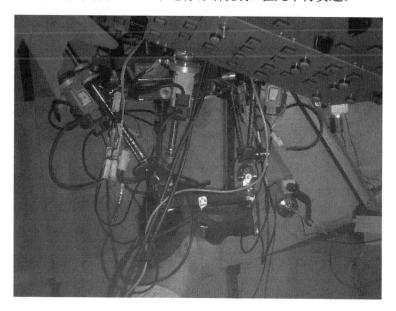

图 3.1　使用中的原型样机

在机构运动学方面，6URHS 并联机构与 6SPS、6UPS 以及 6SPU 等 Stewart 并联机构具有基本相同的运行特点，因此，6URHS 应该也是一类 Stewart 并联机构。目前，在 Stewart 并联机构的运动学和动力学分析方面，以对 6SPS、6UPS、6SPU 等并联机构的研究为主 [99−110]，专门针对 6URHS 并联机构的研究，尤其是在动力学建模与分析方面的研究较为少见。6UPS 是最常见的一种 Stewart 平台 [99,100]，6URHS 并联机构与 6UPS 并联机构的主要区别在于：两者的驱动关节类型不同。其中前者的驱动支链由胡克铰、转动副、螺旋副以及复合球铰依次串联而成，且驱动关节为螺旋副，而后者是以滑动副 (或圆柱副) 为驱动关节，驱动支链由胡克铰、滑动副 (或圆柱副) 以及球铰组成。两种并联机构在建模思路上的区别是：滑动副的外筒可与其相关联部分看作一个整体进行建模；螺旋副由于螺母会绕其自身轴线转动，需要单独进行螺母建模。然而，在以往对 6URHS 并联机构的动力学建模过程中，往往出于简化的目的，用 6UPS 并联机构的动力学模型进行代替，这在做简单动力学分析等情况下是可行的。但在对模型精度要求较高的场合，如基于动力学模型的控制、反馈信息计算等情况下，采用滑动副模型代替螺旋副模型的方案是不适合的，主要原因是：两种运动副在能量消耗、受力情况、运动特性等方面的差异会引起动力学方程中的惯性项和非线性项的变化，继而会导致两种动力学模型表现不同的动力学特性。因此，建立精确的 6URHS 并联机构动力学模型不仅是必要的，而且还存在一定的实际应用价值，如 6URHS 并联机构的动力学模型可用于系统的控制环节，用于设计惯性补偿控制器、非线性补偿控制器等。

当前，用于 Stewart 并联机构建模的方法主要有：拉格朗日(Lagrange)法[64−67]、牛顿–欧拉 (Newton-Euler) 法 [105,107−109,111−113]、凯恩 (Kane) 法 [106, 114−116]、虚功原理 [101,117,118]、达朗贝尔 (d'Alembert) 原理 [119] 等，李鹭扬、吴东苏 [90,112] 对三种建模方法进行了对比研究发现：拉格朗日法的乘加次数在 10 万次左右，凯恩法的乘加次数在 4000 次左右，牛顿–欧拉法计算量略多于凯恩法，乘加次数在 5000 次左右；另外还可通过软件转化的方式建模，如文献 [120] 采用多体系统建模软件 DynaFlexPro 建立了 Gough-Stewart 平台的动力学模型。其中牛顿–欧拉法对单个部件的约束力进行了建模，可以方便地考虑摩擦力因素的影响 [121,122]，这些约束力不仅可以为机构的机械设计提供依据，而且还能为系统的控制环节提供相应的反馈信息，如力控制环节中的力反馈等。

综上，本章将采用牛顿–欧拉法进行 6URHS 并联机构的运动学和动力学分析，在建立较为完整、精确的螺旋副模型的同时，构建较为完善的 6URHS 动力学模型；以 MATLAB 为仿真工具，通过对比 6URHS 并联机构的动力学模型与 Simulink 虚拟样机的动力学响应，来验证 6URHS 动力学模型的准确性，通过探讨螺母对 6URHS 并联机构动力学特性的影响，对建立 6URHS 并联机构动力学模型的必要性进行了说明。

3.1   6URHS 并联机构运动学分析

6URHS 并联机构的运动学分析是研究并联机构的驱动关节运动状态与并联机构动平台运动状态之间的关系问题，其中前者是指丝杠的伸缩长度、伸缩速度、伸缩加速度以及螺母的旋转角度、速度和加速度信息；而后者是指动平台的位姿、速度、加速度信息。

3.1.1　位置分析

图 3.2 所示是头颈部外骨骼系统的结构组成，6URHS 并联机构主要由底座、动平台、驱动支链以及铰链组成。驱动支链由伺服电机组合、螺母和丝杠组合三部分组成，其中伺服电机组合与底座间通过胡克铰 (U) 连接，转动副 (R)、螺旋副 (H) 分别是伺服电机组合与螺母、螺母与丝杠组合的连接铰，丝杠组合与动平台通过复合球铰 (S) 连接。驱动支链的工作过程如下：通过同步齿形带 (图 3.2) 伺服电机将驱动力矩传递给螺母，螺母在动力的驱动下实现转动，因结构特点原因，丝杠组合绕自身轴线的转动被约束，在螺母转动时丝杠组合只能做沿自身轴线方向的伸缩运动。

图 3.3 中 $OXYZ$ 是惯性坐标系，$O'X'Y'Z'$ 是动平台坐标系。坐标系 $O_L X_L Y_L Z_L$ 固连于伺服电机组合，其原点 O_L 位于胡克铰的中心，X_L 轴沿螺母的轴线方向，Y_L 轴沿固连于驱动支链的胡克铰转轴轴线方向，Z_L 轴由右手准则判定；坐标系 $O_N X_N Y_N Z_N$ 固连于螺母且随其一起转动，其原点 O_N 是垂直于螺母轴线且过螺母重心的平面与螺母轴线的交点，在执行机构处于初始状态时，$O_N X_N Y_N Z_N$ 的坐标轴均与 $O_L X_L Y_L Z_L$ 相应的三轴平行；坐标系 $O_U X_U Y_U Z_U$ 的原点位于相应复合球铰的中心，三个坐标轴均与 $O_L X_L Y_L Z_L$ 的三轴平行。另外，还定义了一个隐形坐标系 $O_A X_A Y_A Z_A$(未在图中标注)，其原点与 $O_L X_L Y_L Z_L$ 的原点重合，三轴均与 $OXYZ$ 三轴平行。

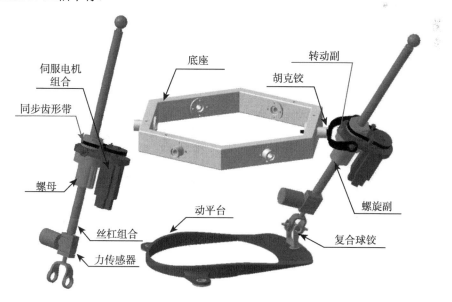

图 3.2　6URHS 并联机构的结构组成图

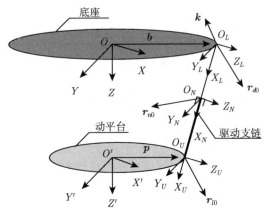

图 3.3　坐标系示意图

动平台坐标系在惯性坐标系中的位置和姿态分别用 $t = [x; y; z]$ 和 $\Theta = [\alpha; \beta; \gamma]$ 来表示,其中 α、β、γ 分别是动平台的滚转角、俯仰角和偏转角,分别对应于前文的 ϕ、θ、ψ。因所有驱动支链在形式上完全相同,以下关于驱动支链的运动学与动力学分析适用于所有驱动支链。为方便阐述,分析过程中将略去变量的下标,不对驱动支链进行区分。

驱动支链在惯性坐标系中的矢量表达式如下:

$$L = t + q - b \tag{3.1}$$

式中,L 是驱动支链在坐标系 $OXYZ$ 中的空间矢量,亦是胡克铰中心指向复合球铰中心的空间矢量;b 是坐标系 $OXYZ$ 中 O 指向胡克铰中心的矢量;q 是坐标系 $OXYZ$ 中 O 指向复合球铰中心的矢量,其表达式如下:

$$q = R_t p \tag{3.2}$$

式中,p 是坐标系 $O'X'Y'Z'$ 中 O' 指向复合球铰中心的矢量,R_t 是描述动平台坐标系相对于惯性坐标系转动的旋转矩阵:

$$R_t = \begin{bmatrix} c\alpha \cdot c\beta & c\alpha \cdot s\beta \cdot s\gamma - s\alpha \cdot c\gamma & c\alpha \cdot s\beta \cdot c\gamma + s\alpha \cdot s\gamma \\ s\alpha \cdot c\beta & s\alpha \cdot s\beta \cdot s\gamma + c\alpha \cdot c\gamma & s\alpha \cdot s\beta \cdot c\gamma - c\alpha \cdot s\gamma \\ -s\beta & c\beta \cdot s\gamma & c\beta \cdot c\gamma \end{bmatrix} \tag{3.3}$$

式中,$c\alpha \equiv \cos\alpha$,$s\alpha \equiv \sin\alpha$。

螺母的旋转角度与驱动支链的伸缩长度存在如下关系:

$$\begin{aligned} \Phi &= (\|L\| - L_0)\mu \\ \mu &= \left[\frac{2\pi}{P_{h0}}; 0; 0 \right] \end{aligned} \tag{3.4}$$

式中，$\|L\|$ 和 L_0 分别是驱动支链的长度、初始长度；P_{h0} 是丝杠的导程。

将式 (3.1) 代入式 (3.4)，便可得到 Φ 与动平台位姿向量 t、Θ 之间的关系式：

$$\Phi = (\|t + q - b\| - L_0)\,\mu \tag{3.5}$$

3.1.2 速度分析

式 (3.1) 两边同时对时间求导，可得到惯性坐标系中复合球铰中心的速度 $\dot{P}$ 的计算公式：

$$\dot{P} = \dot{t} + \omega \times q \tag{3.6}$$

式中，$\dot{t} = [\dot{x}; \dot{y}; \dot{z}]$ 是惯性坐标系中 O' 点的速度；ω 是动平台的角速度。

用驱动支链的单位矢量 l 分别点乘式 (3.6) 两边后，可得驱动支链的伸缩速度

$$\dot{L} = l \cdot \dot{P} = l^{\mathrm{T}}\dot{t} + l^{\mathrm{T}}(\omega \times q) \tag{3.7}$$

式中，$l = L/\|L\|$。根据混合积运算和点乘的可交换性，式 (3.7) 可转换为

$$\dot{L} = l^{\mathrm{T}}\dot{t} + \omega(q \times l)$$

令 $\Gamma = [l; (q \times l)]^{\mathrm{T}}$，则上式可简写为

$$\dot{L} = \Gamma[\dot{t}; \omega] \tag{3.8}$$

复合球铰中心做的是牵连运动为转动、相对运动为平动的空间复合运动，根据空间点的速度合成定理，$\dot{P}$ 又可用下式表达：

$$\dot{P} = \dot{L}l + \Lambda \times L \tag{3.9}$$

式中，$\dot{L}l$ 是复合球铰中心相对于伺服电机组合的速度；Λ 是驱动支链的角速度；$\Lambda \times L$ 是牵连速度。用 l 同时叉乘上式两边并作移项变换后，得

$$l \times (\Lambda \times L) = l \times \dot{P} \tag{3.10}$$

根据二重向量外积运算法则有

$$l \times (\Lambda \times L) = \Lambda(l \cdot L) - L(l \cdot \Lambda)$$

式中，$l \times \Lambda = l \times \dot{P}/\|L\|$ 是 Λ 垂直于驱动支链轴向方向的分量，$l \cdot \Lambda = -((l \times \dot{P}/\|L\|) \cdot (k \times y_L))/(l \cdot (k \times y_L))$ 是 $l \cdot \Lambda$ 沿驱动支链轴向方向的分量，其中 k 是

与底座连接的胡克铰转轴的单位向量，$\boldsymbol{y}_L$ 是 Y_L 轴方向的单位向量。将上式代入式 (3.10)，得 $\boldsymbol{\Lambda}$ 的计算公式如下：

$$\begin{aligned}
\boldsymbol{\Lambda} &= (\boldsymbol{l} \times \dot{\boldsymbol{P}})/\|\boldsymbol{L}\| - \boldsymbol{l}(((\boldsymbol{l} \times \dot{\boldsymbol{P}}/\|\boldsymbol{L}\|) \cdot (\boldsymbol{k} \times \boldsymbol{y}_L))/(\boldsymbol{l} \cdot (\boldsymbol{k} \times \boldsymbol{y}_L))) \\
&= \frac{1}{\|\boldsymbol{L}\|}\left\{[\boldsymbol{l} \times (\dot{\boldsymbol{t}} + \boldsymbol{\omega} \times \boldsymbol{q})] - \boldsymbol{l}(((\boldsymbol{l} \times (\dot{\boldsymbol{t}} + \boldsymbol{\omega} \times \boldsymbol{q})) \cdot (\boldsymbol{k} \times \boldsymbol{y}_L))/(\boldsymbol{l} \cdot (\boldsymbol{k} \times \boldsymbol{y}_L)))\right\}
\end{aligned}$$

$$(3.11)$$

根据螺母与丝杠的相对运动关系，螺母在坐标系 $O_L X_L Y_L Z_L$ 中绕自身转轴的角速度 $\boldsymbol{\varpi}$，与驱动支链的伸缩速度之间存在以下关系：

$$\boldsymbol{\varpi} = \dot{L}\boldsymbol{\mu} \tag{3.12}$$

将式 (3.8) 代入式 (3.12) 中，可得到 $\boldsymbol{\varpi}$ 与动平台速度 $[\dot{\boldsymbol{t}}; \boldsymbol{\omega}]$ 的关系式：

$$\boldsymbol{\varpi} = \boldsymbol{\Gamma}[\dot{\boldsymbol{t}}; \boldsymbol{\omega}]\boldsymbol{\mu} \tag{3.13}$$

3.1.3　加速度分析

惯性坐标系中复合球铰中心的加速度 $\ddot{\boldsymbol{P}}$ 可以通过对式 (3.6) 两边求导来确定，具体如下：

$$\ddot{\boldsymbol{P}} = \ddot{\boldsymbol{t}} + \boldsymbol{\omega} \times (\boldsymbol{\omega} \times \boldsymbol{q}) + \boldsymbol{\sigma} \times \boldsymbol{q} \tag{3.14}$$

式中，$\ddot{\boldsymbol{t}} = [\ddot{x}; \ddot{y}; \ddot{z}]$ 是惯性坐标系中 O' 点的加速度；$\boldsymbol{\sigma}$ 是动平台的角加速度。

根据空间点做复合运动时的加速度合成定理，$\ddot{\boldsymbol{P}}$ 又可用下式求解：

$$\ddot{\boldsymbol{P}} = \ddot{L}\boldsymbol{l} + \boldsymbol{\Lambda} \times (\boldsymbol{\Lambda} \times \boldsymbol{L}) + 2\boldsymbol{\Lambda} \times \dot{L}\boldsymbol{l} + \boldsymbol{\lambda} \times \boldsymbol{L} \tag{3.15}$$

式中，$\ddot{L}$ 是驱动支链的伸缩加速度；$\dot{L}\boldsymbol{l}$ 是相对加速度，$\boldsymbol{\Lambda} \times (\boldsymbol{\Lambda} \times \boldsymbol{L})$ 和 $\boldsymbol{\lambda} \times \boldsymbol{L}$ 分别是牵连运动的向心加速度和切向加速度，$2\boldsymbol{\Lambda} \times \dot{L}\boldsymbol{l}$ 是科氏加速度；$\boldsymbol{\lambda}$ 为驱动支链的角加速度，对式 (3.14) 和式 (3.15) 右侧分别叉乘 $\boldsymbol{l}$，可得到 $\boldsymbol{\lambda}$ 的计算公式如下：

$$\boldsymbol{\lambda} = \frac{k_{\mathrm{m}}}{\|\boldsymbol{L}\|}\left\{\boldsymbol{l} \times (\ddot{\boldsymbol{t}} + \boldsymbol{\sigma} \times \boldsymbol{q}) + (\boldsymbol{l} \times (\boldsymbol{\omega} \times (\boldsymbol{\omega} \times \boldsymbol{q})) - 2\dot{L}\boldsymbol{\omega})\right\} + \boldsymbol{U}_{\mathrm{m}} \tag{3.16}$$

式中，$k_{\mathrm{m}} = \left(1 + \dfrac{\boldsymbol{l}^{\mathrm{T}}\boldsymbol{k}\boldsymbol{k}^{\mathrm{T}}\boldsymbol{l}}{1 - (\boldsymbol{k} \cdot \boldsymbol{l})^2}\right)$，$\boldsymbol{U}_{\mathrm{m}} = \dfrac{((\boldsymbol{\Lambda}_k \boldsymbol{\Lambda}_y)(\boldsymbol{k} \times \boldsymbol{y}_L) \cdot \boldsymbol{l})\boldsymbol{l}}{1 - (\boldsymbol{k} \cdot \boldsymbol{l})^2}$，$\boldsymbol{\Lambda}_k = \boldsymbol{\Lambda} \cdot \boldsymbol{k}$，$\boldsymbol{\Lambda}_y = \boldsymbol{\Lambda} \cdot \boldsymbol{y}_L$。对式 (3.14) 和式 (3.15) 右边同时点乘 $\boldsymbol{l}$，可得到 $\ddot{L}$ 的计算公式：

$$\ddot{L} = \boldsymbol{l} \cdot (\ddot{\boldsymbol{t}} + \boldsymbol{\omega} \times (\boldsymbol{\omega} \times \boldsymbol{q}) + \boldsymbol{\sigma} \times \boldsymbol{q}) - \boldsymbol{l} \cdot \boldsymbol{\Lambda} \times (\boldsymbol{\Lambda} \times \boldsymbol{L}) \tag{3.17}$$

根据数量积和混合积的运算法则，有

$$\boldsymbol{l} \cdot \boldsymbol{\Lambda} \times (\boldsymbol{\Lambda} \times \boldsymbol{L}) = \boldsymbol{\Lambda} \times (\boldsymbol{\Lambda} \times \boldsymbol{L}) \cdot \boldsymbol{l} = -(\boldsymbol{\Lambda} \times \boldsymbol{l}) \cdot (\boldsymbol{\Lambda} \times \boldsymbol{L}) = -\frac{1}{\|\boldsymbol{L}\|}\|\boldsymbol{\Lambda} \times \boldsymbol{L}\|^2 \tag{3.18}$$

将上式、式 (3.6)、式 (3.8) 和式 (3.9) 代入式 (3.17) 中，便可得到 $\ddot{L}$ 与动平台运动速度、加速度的关系式：

$$\ddot{L} = \boldsymbol{l} \cdot (\ddot{\boldsymbol{t}} + \boldsymbol{\sigma} \times \boldsymbol{q}) + \boldsymbol{l} \cdot (\boldsymbol{\omega} \times (\boldsymbol{\omega} \times \boldsymbol{q})) + \frac{1}{\|\boldsymbol{L}\|} \left\| \dot{\boldsymbol{t}} + \boldsymbol{\omega} \times \boldsymbol{q} - \boldsymbol{\Gamma}[\dot{\boldsymbol{t}}; \boldsymbol{\omega}] \boldsymbol{l} \right\|^2 \tag{3.19}$$

螺母在坐标系 $O_L X_L Y_L Z_L$ 中绕自身转轴的角加速度 $\boldsymbol{v}$ 与驱动支链的伸缩加速度之间存在以下关系：

$$\boldsymbol{v} = \ddot{L}_i \boldsymbol{\mu} \tag{3.20}$$

将式 (3.19) 代入上式中，得到 $\boldsymbol{v}$ 与动平台线加速度 $\ddot{\boldsymbol{t}}$、角加速度 $\boldsymbol{\sigma}$ 的关系式

$$\boldsymbol{v} = [\boldsymbol{l} \cdot (\ddot{\boldsymbol{t}} + \boldsymbol{\sigma} \times \boldsymbol{q}) + \boldsymbol{l} \cdot (\boldsymbol{\omega} \times (\boldsymbol{\omega} \times \boldsymbol{q})) + \frac{1}{\|\boldsymbol{L}\|} \left\| \dot{\boldsymbol{t}} + \boldsymbol{\omega} \times \boldsymbol{q} - \boldsymbol{\Gamma}[\dot{\boldsymbol{t}}; \boldsymbol{\omega}] \boldsymbol{l} \right\|^2] \boldsymbol{\mu} \tag{3.21}$$

3.2　6URHS 并联机构动力学分析

按照牛顿–欧拉法的建模思路，本节将 6URHS 并联机构的动力学分析分为两部分 —— 驱动支链动力学分析和动平台动力学分析。

3.2.1　驱动支链动力学分析

如图 3.4 所示，定义 $\boldsymbol{r}_{d0}$、$\boldsymbol{r}_{n0}$ 分别是伺服电机组合、螺母在坐标系 $O_L X_L Y_L Z_L$、$O_N X_N Y_N Z_N$ 中的重心矢径；$\boldsymbol{r}_{l0}$ 是丝杠组合在坐标系 $O_U X_U Y_U Z_U$ 中的重心矢径。那么伺服电机组合、螺母和丝杠组合在坐标系 $O_A X_A Y_A Z_A$ 中的重心矢径 $\boldsymbol{r}_d$、$\boldsymbol{r}_n$ 以及 $\boldsymbol{r}_l$ 可分别通过以下关系式计算：

$$\begin{aligned} \boldsymbol{r}_d &= \Re \boldsymbol{r}_{d0} \\ \boldsymbol{r}_n &= \Re(\aleph \boldsymbol{r}_{n0} + \boldsymbol{\delta}) \\ \boldsymbol{r}_l &= \Re(\boldsymbol{r}_{l0} + \boldsymbol{\Delta}) \end{aligned} \tag{3.22}$$

$$\boldsymbol{\Delta} = [\|\boldsymbol{L}_i\|; 0; 0]$$

$$\Re = \left[\begin{array}{ccc} \boldsymbol{l} & \dfrac{\boldsymbol{k} \times \boldsymbol{l}}{\|\boldsymbol{k} \times \boldsymbol{l}\|} & \boldsymbol{l} \times \left(\dfrac{\boldsymbol{k} \times \boldsymbol{l}}{\|\boldsymbol{k} \times \boldsymbol{l}\|} \right) \end{array} \right]$$

式中，$\Re$ 是 $O_L X_L Y_L Z_L$ 相对于 $O_A X_A Y_A Z_A$ 的旋转矩阵；$\boldsymbol{\delta}$ 是坐标系 $O_L X_L Y_L Z_L$ 中的 $O_L O_N$ 矢量；$\aleph$ 是 $O_N X_N Y_N Z_N$ 相对于 $O_L X_L Y_L Z_L$ 的旋转矩阵，定义 $\Xi = [\chi; \eta; \tau]$ 来表示 $O_N X_N Y_N Z_N$ 在 $O_L X_L Y_L Z_L$ 中的姿态，则有

$$\Xi = \mathrm{mod}(\boldsymbol{\Phi}, 2\pi) \tag{3.23}$$

$$\aleph = \begin{bmatrix} c\chi & -s\chi & 0 \\ s\chi & c\chi & 0 \\ 0 & 0 & 1 \end{bmatrix} \tag{3.24}$$

式中，$\mathrm{mod}(\boldsymbol{\Phi}, 2\pi)$ 表示取 $\boldsymbol{\Phi}(j)/2\pi$ 的余数，$j = 1, 2, 3$。

伺服电机组合重心处的加速度：

$$\boldsymbol{a}_d = \boldsymbol{\lambda} \times \boldsymbol{r}_d + \boldsymbol{\Lambda} \times (\boldsymbol{\Lambda} \times \boldsymbol{r}_d) \tag{3.25}$$

根据牵连运动是转动时的加速度合成定理，螺母重心处的加速度为

$$\boldsymbol{a}_n = \Re\aleph(\boldsymbol{v} \times \boldsymbol{r}_{n0}) + \Re\aleph[\varpi \times (\varpi \times \boldsymbol{r}_{n0})] + \boldsymbol{\lambda} \times \boldsymbol{r}_n + \boldsymbol{\Lambda} \times (\boldsymbol{\Lambda} \times \boldsymbol{r}_n) + 2\boldsymbol{\Lambda} \times [\Re\aleph(\varpi \times \boldsymbol{r}_{n0})] \tag{3.26}$$

丝杠组合重心处的加速度为

$$\boldsymbol{a}_l = \ddot{L}\boldsymbol{l} + \boldsymbol{\lambda} \times \boldsymbol{r}_l + \boldsymbol{\Lambda} \times (\boldsymbol{\Lambda} \times \boldsymbol{r}_l) + 2\dot{L}\boldsymbol{\Lambda} \times \boldsymbol{l} \tag{3.27}$$

定义 $\boldsymbol{a}_p = \ddot{\boldsymbol{t}} + \sigma \times \boldsymbol{q}$，并将其代入式 (3.15)、式 (3.18) 以及式 (3.20) 中，得

$$\boldsymbol{\lambda} = \frac{k_{\mathrm{m}}}{\|\boldsymbol{L}\|}(\boldsymbol{l} \times \boldsymbol{a}_p + \boldsymbol{E}_1) \tag{3.28}$$

$$\ddot{L} = \boldsymbol{l} \cdot \boldsymbol{a}_p + E_2 \tag{3.29}$$

$$\boldsymbol{v} = [\boldsymbol{l} \cdot \boldsymbol{a}_p + E_2]\boldsymbol{\mu} \tag{3.30}$$

式中，$E_1 = \boldsymbol{l} \times (\omega \times (\omega \times \boldsymbol{q})) - 2\boldsymbol{\Gamma}[\dot{\boldsymbol{t}}; \omega]\omega + \dfrac{\|\boldsymbol{L}\|}{k_{\mathrm{m}}}U_{\mathrm{m}}$，$E_2 = \boldsymbol{l} \cdot (\omega \times (\omega \times \boldsymbol{q})) + \dfrac{1}{\|\boldsymbol{L}\|}\|\dot{\boldsymbol{t}} + \omega \times \boldsymbol{q} - \boldsymbol{\Gamma}[\dot{\boldsymbol{t}}; \omega]\boldsymbol{l}\|^2$。

将式 (3.28)、式 (3.29) 和式 (3.30) 代入式 (3.25)、式 (3.26) 以及式 (3.27) 中，得

$$\boldsymbol{a}_d = \frac{k_{\mathrm{m}}}{\|\boldsymbol{L}\|}(\boldsymbol{l} \times \boldsymbol{a}_p) \times \boldsymbol{r}_d + \boldsymbol{E}_3 \tag{3.31}$$

$$\boldsymbol{a}_n = \frac{k_{\mathrm{m}}}{\|\boldsymbol{L}\|}(\boldsymbol{l} \times \boldsymbol{a}_p) \times \boldsymbol{r}_n + \Re\aleph[(\boldsymbol{l} \cdot \boldsymbol{a}_p)\boldsymbol{\mu} \times \boldsymbol{r}_{n0}] + \boldsymbol{E}_4 \tag{3.32}$$

$$\boldsymbol{a}_l = (\boldsymbol{l} \cdot \boldsymbol{a}_p)\boldsymbol{l} + \frac{1}{\|\boldsymbol{L}\|}(\boldsymbol{l} \times \boldsymbol{a}_p) \times \boldsymbol{r}_l + \boldsymbol{E}_5 \tag{3.33}$$

其中

$$\boldsymbol{E}_3 = \frac{\boldsymbol{E}_1}{\|\boldsymbol{L}\|} \times \boldsymbol{r}_d + \boldsymbol{\Lambda} \times (\boldsymbol{\Lambda} \times \boldsymbol{r}_d)$$

$$\boldsymbol{E}_4 = \frac{\boldsymbol{E}_1}{\|\boldsymbol{L}\|} \times \boldsymbol{r}_n + \Re\aleph(E_2\boldsymbol{\mu} \times \boldsymbol{r}_{n0}) + \Re\aleph[\varpi \times (\varpi \times \boldsymbol{r}_{n0})] + \boldsymbol{\Lambda} \times (\boldsymbol{\Lambda} \times \boldsymbol{r}_n) + 2\boldsymbol{\Lambda} \times [\Re\aleph(\varpi \times \boldsymbol{r}_{n0})]$$

$$E_5 = E_2 l + \frac{E_1 \times r_l}{\|L\|} + \Lambda \times (\Lambda \times r_l) + 2\dot{L}\Lambda \times l$$

伺服电机组合、螺母和丝杠组合在坐标系 $O_A X_A Y_A Z_A$ 中的惯量矩阵分别是

$$I_d = \Re I_{d0} \Re^{\mathrm{T}}$$

$$I_n = \Re(\aleph I_{n0} \aleph^{\mathrm{T}} + m_n(\|\delta\|)^2 D)\Re^{\mathrm{T}}$$

$$I_l = \Re(I_{l0} + m_l(\|L_i\|)^2 D)\Re^{\mathrm{T}} \tag{3.34}$$

$$D = \begin{bmatrix} 0 & 0 & 0 \\ 0 & 1 & 0 \\ 0 & 0 & 1 \end{bmatrix}$$

式中，I_{d0}、I_{n0}、I_{l0} 分别是伺服电机组合在坐标系 $O_L X_L Y_L Z_L$ 中的惯量矩阵、螺母在坐标系 $O_N X_N Y_N Z_N$ 中的惯量矩阵、丝杠组合在坐标系 $O_U X_U Y_U Z_U$ 中的惯量矩阵；m_l 是丝杠组合的质量。

整个驱动支链的受力分析情况如图 3.4 所示，G_d、G_n 和 G_l 分别是伺服电机组合、螺母和丝杠组合的重力；F_u、M_u 是伺服电机组合受到胡克铰的约束力和约束力矩；M_{vfu}、M_{vfs} 分别是胡克铰和复合球铰的黏滞摩擦力矩；F_{sl} 是复合球铰对丝杠组合施加的约束力；m_d、m_n 分别是伺服电机组合和螺母的质量。

坐标系 $O_A X_A Y_A Z_A$ 中整个驱动支链的欧拉方程如下：

$$M_u + F_u \times r_u - m_d r_d \times a_d - m_n r_n \times a_n - m_l r_l \times a_l$$

$$+ (r_d \times G_d + r_n \times G_n + r_l \times G_l) - (I_d + I_n + I_l)\lambda - I_n\varsigma$$

$$- \Lambda \times (I_d + I_l)\Lambda - \xi \times I_n\xi - M_{vfu} + L \times F_{sl} - M_{vfs} = 0 \tag{3.35}$$

式中，$M_u = M_u l$，M_u 是胡克铰处约束力矩的数值；r_u 是坐标系 $O_A X_A Y_A Z_A$ 中约束力 F_u 的作用点矢径，因其是零向量，故有 $F_u \times r_u = 0$；$M_{vfu} = c_u\Lambda$，c_u 是胡克铰的黏滞摩擦系数；$\varsigma = \frac{2\pi\ddot{L}}{P_{h0}} l$ 是 $O_A X_A Y_A Z_A$ 中螺母自转的角加速度；$\xi = \Lambda + \frac{2\pi\dot{L}}{P_{h0}} l$ 是 $O_A X_A Y_A Z_A$ 中螺母的角速度；$M_{vfs} = c_s(\Lambda - \omega)$，$c_s$ 是复合球铰的黏滞摩擦系数。

用 l_i 分别叉乘式 (3.35) 两边，便可消除 $M_u l_i$ 项，于是式 (3.35) 将被改写为

$$(L \times F_{sl}) \times l = N \times l \tag{3.36}$$

式中，$N = m_d r_d \times a_d + m_n r_n \times a_n + m_l r_l \times a_l - (r_d \times G_d + r_n \times G_n + r_l \times G_l) + (I_d + I_n + I_l)\lambda + \Lambda \times (I_d + I_l)\Lambda + c_u\Lambda + c_s(\Lambda - \omega) + I_n\varsigma + \xi \times I_n\xi$

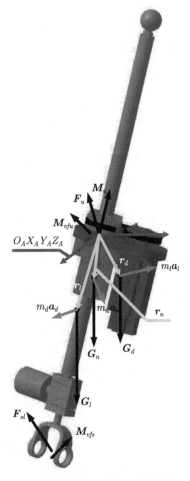

图 3.4　驱动支链的受力分析图

以丝杠组合为研究对象，对其进行受力分析如图 3.5(a) 所示，建立牛顿方程如下：

$$\boldsymbol{F}_l + \boldsymbol{F}_{sl} + \boldsymbol{G}_l - m_l \boldsymbol{a}_l = 0 \tag{3.37}$$

式中，$\boldsymbol{F}_l$ 是螺母对丝杠组合的作用力。将式 (3.37) 两侧分别点乘 $\boldsymbol{l}$，便可得到丝杠组合沿其轴向的牛顿方程：

$$F + F_s + \boldsymbol{l} \cdot \boldsymbol{G}_l - m_l \boldsymbol{l} \cdot \boldsymbol{a}_l = 0 \tag{3.38}$$

式中，$F = \boldsymbol{l} \cdot \boldsymbol{F}_l$ 是螺母对丝杠组合的作用力沿驱动支链轴向的分量，亦是螺母对丝杠组合的驱动力；$F_s = \boldsymbol{l} \cdot \boldsymbol{F}_{sl}$ 是丝杠组合受到复合球铰的约束力沿驱动支链轴向的分量。

将式 (3.38) 经过移向变换后, 可得到 F_s 的计算公式如下:

$$F_s = m_l \boldsymbol{l} \cdot \boldsymbol{a}_l - \boldsymbol{l} \cdot \boldsymbol{G}_l - F \tag{3.39}$$

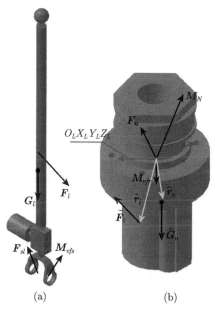

(a)   (b)

图 3.5 丝杠组合、螺母受力分析图

图 3.5(b) 是螺母在 $O_L X_L Y_L Z_L$ 中的受力分析情况, $\boldsymbol{F}_n$、$\boldsymbol{M}_N$ 分别是螺母受到伺服电机组合的作用力和力矩, 其中 $\boldsymbol{M}_N$ 沿 X_L 的分量是伺服电机对螺母的驱动力矩 M_{NX}; $\boldsymbol{M}_{vfr}$ 是转动副处的黏滞摩擦力矩矢量, 方向均沿 X_L 轴方向; $\tilde{\boldsymbol{G}}_n$ 是螺母的重力矢量; $\tilde{\boldsymbol{F}}_l$、$\tilde{\boldsymbol{r}}_l$ 是丝杠组合施加于螺母的作用力和相应的矢径; $\tilde{\boldsymbol{r}}_n$ 是螺母的重力矢径, $\boldsymbol{M}_{vfr}$、$\tilde{\boldsymbol{G}}_n$ 以及 $\tilde{\boldsymbol{r}}_n$ 的表达式如下:

$$\boldsymbol{M}_{vfr} = c_r \varpi$$
$$\tilde{\boldsymbol{G}}_n = \Re^{-1} \boldsymbol{G}_n, \quad \tilde{\boldsymbol{r}}_n = \aleph \boldsymbol{r}_{n0} + \boldsymbol{\delta} \tag{3.40}$$

将图 3.5(b) 的力系对轴 X_L 取矩, 则有

$$M_{NX} - \boldsymbol{I}_L \cdot \boldsymbol{M}_{vfr} + \boldsymbol{I}_L \cdot (\tilde{\boldsymbol{F}}_l \times \tilde{\boldsymbol{r}}_l) + \boldsymbol{I}_L \cdot (\tilde{\boldsymbol{G}}_n \times \tilde{\boldsymbol{r}}_n) - J_L \boldsymbol{I}_L \cdot \boldsymbol{v} = 0 \tag{3.41}$$

式中, $\boldsymbol{I}_L$ 是坐标系 $O_L X_L Y_L Z_L$ 中沿 X_L 轴的 3×1 单位矢量; $\boldsymbol{I}_L \cdot (\tilde{\boldsymbol{F}}_l \times \tilde{\boldsymbol{r}}_l)$ 是 $\tilde{\boldsymbol{F}}_l$ 对 X_L 轴的矩; J_L 是坐标系 $O_L X_L Y_L Z_L$ 中螺母对 X_L 轴的转动惯量。将式 (3.40) 代入式 (3.41) 中, 得

$$M_{NX} + \boldsymbol{I}_L \cdot (\tilde{\boldsymbol{F}}_l \times \tilde{\boldsymbol{r}}_l) - E_6 - \boldsymbol{E}_7 \boldsymbol{a}_p = 0 \tag{3.42}$$

其中

$$E_6 = c_r \boldsymbol{I}_L \cdot \boldsymbol{\varpi} - \boldsymbol{I}_L \cdot ((\Re^{-1}\boldsymbol{G}_n) \times (\aleph \boldsymbol{r}_{n0} + \boldsymbol{\delta})) + J_L \boldsymbol{I}_L^{\mathrm{T}}(E_2\boldsymbol{\mu})$$

$$\boldsymbol{E}_7 = J_L \boldsymbol{I}_L^{\mathrm{T}}(\boldsymbol{\mu}\boldsymbol{l}^{\mathrm{T}})$$

如图 3.6 所示，可将螺母与丝杠螺纹间的相对运动看作是滑块在斜面上的运动 [123]。对于平面力系而言，有

$$\rho = \begin{cases} \arctan(1/c_l) + \arctan(P_{h0}/\pi D_l), & \mathrm{sgn}(\dot{L}) \geqslant 0 \text{且} \ddot{L} < \ddot{L}_g \\ \arctan(1/c_l) - \arctan(P_{h0}/\pi D_l) \end{cases} \tag{3.43}$$

$$\boldsymbol{F}_D = \boldsymbol{F}_M \tan\rho$$

式中，sgn() 是取符号函数，图 3.6(a) 中 $\mathrm{sgn}(\dot{L}) \geqslant 0$，图 3.6(b) 中 $\mathrm{sgn}(\dot{L}) < 0$；$\boldsymbol{F}_N$ 是丝杠螺纹对螺母的斜面法向支持力，方向垂直于丝杠螺纹斜面；$\boldsymbol{F}_f$ 是螺母受到

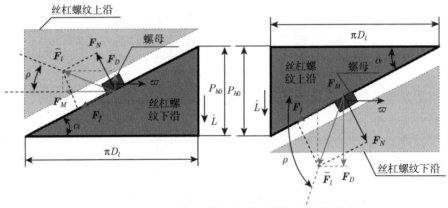

(a) 驱动支链伸长时螺母与丝杠间的相互作用力分析

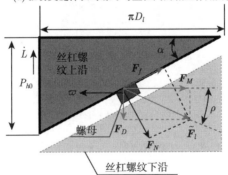

(b) 驱动支链缩短时螺母与丝杠间的相互作用力分析

图 3.6　螺母受力分析图

的滑动摩擦力，方向与螺母沿斜面的运动方向相反；$\tilde{F}_l$ 是 F_N 与 F_f 的合力，位于螺母圆柱面的切面内；c_l 是螺母与丝杠螺纹间的摩擦系数；D_l 是丝杠螺纹的公称直径；F_D 与 F_M 分别是 $\tilde{F}_l$ 沿螺母轴线方向的分力和垂直于螺母轴线方向的分力，且

$$F_D = -F \tag{3.44}$$

$\ddot{L}_g$ 是 $\tilde{F}_l = 0$ 时驱动支链的伸缩加速度，可由下式计算：

$$\ddot{L}_g = \frac{l \cdot G_{\text{screw}} + F_{\text{sensor}}}{m_{\text{screw}}} \tag{3.45}$$

F_{sensor} 由图 3.2 中的力传感器测量，拉力为正，压力为负；m_{screw} 是丝杠的质量；G_{screw} 是丝杠的重力。

依据图 3.6 的受力分析情况，$\tilde{F}_l$ 对 X_L 轴的矩又可用下式计算，即

$$I_L \cdot (\tilde{F}_l \times \tilde{r}_l) = 0.5 F_M D_l \tag{3.46}$$

将式 (3.44) 代入式 (3.46) 中，则

$$I_L \cdot (\tilde{F}_l \times \tilde{r}_l) = CF \tag{3.47}$$

式中，$C = \dfrac{-0.5 D_l}{\tan \rho}$。

将式 (3.47) 代入式 (3.42) 中，得

$$F = \frac{1}{C}(E_6 + E_7 a_p - M_{NX}) \tag{3.48}$$

将式 (3.48) 代入式 (3.39) 中，得

$$F_s = m_l l \cdot a_l - l \cdot G_l - \frac{E_6}{C} - \frac{E_7 a_p}{C} + \frac{M_{NX}}{C} \tag{3.49}$$

根据向量积运算法则，式 (3.36) 左边又可以用以下形式表示：

$$(L \times F_{sl}) \times l = \|L\| (F_{sl} - F_s l) \tag{3.50}$$

另外，为了简便后续公式的推导，现对向量内积与外积的运算处理如下。

处理一：向量内积运算满足下列关系式：

$$(b \cdot a)c = (b^{\mathrm{T}} a)c = c(b^{\mathrm{T}} a) = (cb^{\mathrm{T}})a \tag{3.51-a}$$

处理二：向量的外积运算满足下式：

$$a \times b = \hat{a}b \tag{3.51-b}$$

$$\hat{a} = \begin{bmatrix} 0 & -a_3 & a_2 \\ a_3 & 0 & -a_1 \\ -a_2 & a_1 & 0 \end{bmatrix}$$

式中，$a = [a_1; a_2; a_3]$。

综合式 (3.31)～ 式 (3.33)、式 (3.36)、式 (3.49)～ 式 (3.51)，可得到 F_{sl} 关于 M_{NX}、a_p 的表达式：

$$
\begin{aligned}
F_{sl} = &\frac{1}{\|L\|} N \times l + F_s l = \frac{1}{\|L\|}\{m_d[(r_d l^{\mathrm{T}})(\frac{1}{\|L\|}[lr_d^{\mathrm{T}} - (r_d^{\mathrm{T}}l)I_3]) \\
&- (l^{\mathrm{T}}r_d)(\frac{1}{\|L\|}[lr_d^{\mathrm{T}} - (r_d^{\mathrm{T}}l)I_3])] + m_n[(r_n l^{\mathrm{T}})(\frac{1}{\|L\|}[lr_n^{\mathrm{T}} \\
&- (r_n^{\mathrm{T}}l)I_3]) - (l^{\mathrm{T}}r_n)(\frac{1}{\|L\|}[lr_n^{\mathrm{T}} - (r_n^{\mathrm{T}}l)I_3] + [r_n l^{\mathrm{T}} - (l^{\mathrm{T}}r_n)I_3](\Re\aleph\hat{r}_{n0}(\mu l^{\mathrm{T}}))] \\
&- m_l[(r_l l^{\mathrm{T}})(ll^{\mathrm{T}}) - (l^{\mathrm{T}}r_l)(ll^{\mathrm{T}})] + m_l[(r_l l^{\mathrm{T}})(\frac{1}{\|L\|}[lr_l^{\mathrm{T}} \\
&- (r_l^{\mathrm{T}}l)I_3]) - (l^{\mathrm{T}}r_l)(\frac{1}{\|L\|}[lr_l^{\mathrm{T}} - (r_l^{\mathrm{T}}l)I_3])] - \hat{l}(I_d + I_n \\
&+ I_l)\frac{1}{\|L\|}\hat{l} - \frac{2\pi}{P_{h0}}\hat{l}[I_n(ll^{\mathrm{T}})]\}a_p + \{m_l[(ll^{\mathrm{T}})] \\
&- m_l[\frac{1}{\|L\|}[lr_l^{\mathrm{T}} - (r_l^{\mathrm{T}}l)I_3] - \frac{lE_7}{C}\}a_p + Q + \frac{M_{NX}}{C}l \quad (3.52)
\end{aligned}
$$

式中，I_3 是 3×3 的单位矩阵，

$$
\begin{aligned}
Q = &\frac{1}{\|L\|}\{m_d r_d \times E_3 + m_n r_n \times E_4 + m_l r_l \times E_5 - (r_d \times G_d + r_n \times G_n + r_l \times G_l) \\
&+ (I_d + I_n + I_l)\frac{1}{\|L\|}E_1 + \Lambda \times (I_d + I_l)\Lambda + \xi \times I_n \xi \\
&+ \frac{2\pi}{P_{h0}}I_n(E_2 l) + c_u \Lambda + c_s(\Lambda - \omega)\} \times l + \left(m_l l \cdot E_5 - l \cdot G_l - \frac{E_6}{C}\right)l
\end{aligned}
$$

对式 (3.47) 做进一步简化如下：

$$F_{sl} = \Omega a_p + Q - lF = \Omega(\ddot{i} + \sigma \times q) + Q - lF = \Omega\ddot{i} - \Omega\hat{q}\sigma + Q - l\frac{M_{NX}}{C} \quad (3.53)$$

式中，Ω 是关于驱动支链属性参数的 3×3 矩阵，其表达式如下：

$$
\begin{aligned}
\Omega = &\frac{1}{\|L\|}\{m_d[(r_d l^{\mathrm{T}})(\frac{1}{\|L\|}[lr_d^{\mathrm{T}} - (r_d^{\mathrm{T}}l)I_3]) - (l^{\mathrm{T}}r_d)(\frac{1}{\|L\|}[lr_d^{\mathrm{T}} - (r_d^{\mathrm{T}}l)I_3])] \\
&+ m_n[(r_n l^{\mathrm{T}})\left(\frac{1}{\|L\|}[lr_n^{\mathrm{T}} - (r_n^{\mathrm{T}}l)I_3]\right) - (l^{\mathrm{T}}r_n)(\frac{1}{\|L\|}[lr_n^{\mathrm{T}} - (r_n^{\mathrm{T}}l)I_3]) \\
&+ [r_n l^{\mathrm{T}} - (l^{\mathrm{T}}r_n)I_3](\Re\aleph\hat{r}_{n0}(\mu l^{\mathrm{T}}))] - m_l[(r_l l^{\mathrm{T}})(ll^{\mathrm{T}})
\end{aligned}
$$

$$- (l^{\mathrm{T}}r_l)(ll^{\mathrm{T}})] + m_l[(r_l l^{\mathrm{T}})(\frac{1}{\|L\|}[lr_l^{\mathrm{T}} - (r_l^{\mathrm{T}}l)I_3])$$

$$- (l^{\mathrm{T}}r_l)(\frac{1}{\|L\|}[lr_l^{\mathrm{T}} - (r_l^{\mathrm{T}}l)I_3])] - \hat{l}(I_d + I_n + I_l)\frac{1}{\|L\|}\hat{l}$$

$$- \frac{2\pi}{P_{h0}}\hat{l}[I_n(ll^{\mathrm{T}})]\} + m_l[(ll^{\mathrm{T}})] - m_l[\frac{1}{\|L\|}[lr_l^{\mathrm{T}} - (r_l^{\mathrm{T}}l)I_3] - \frac{lE_7}{C}$$

3.2.2　动平台动力学分析

定义 $O''X''Y''Z''$ 坐标系的原点是 O'，三轴分别与 $OXYZ$ 的三轴平行，R_{p0} 为动平台在坐标系 $O'X'Y'Z'$ 中的重心矢径。根据坐标变换，动平台在坐标系 $O''X''Y''Z''$ 中的重心矢径为

$$R_p = R_t R_{p0} \tag{3.54}$$

动平台重心处的加速度为

$$a_{pgc} = \ddot{t} + \omega \times (\omega \times R_p) - \hat{R}_p \sigma \tag{3.55}$$

动平台在 $O''X''Y''Z''$ 中的惯量矩阵为

$$I_p = R_t I_{p0} R_t^{\mathrm{T}} \tag{3.56}$$

式中，I_{p0} 为动平台在 $O'X'Y'Z'$ 中的惯量矩阵。

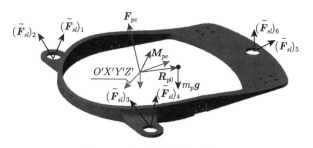

图 3.7　动平台的受力分析图

图 3.7 是动平台的受力分析图。F_{pe}、M_{pe} 分别是坐标系 $O'X'Y'Z'$ 中作用在动平台上的外力和外力矩；$(\tilde{F}_{sl})_i$ 与 $(F_{sl})_i$ 是一对作用力与反作用力。根据达朗贝尔原理，动平台的牛顿方程为

$$m_p g + R_t F_{pe} - \sum_{i=1}^{6} (F_{sl})_i - m_p a_{pgc} = 0 \tag{3.57}$$

式中，m_p 为动平台的质量。

将式 (3.53) 和式 (3.55) 代入式 (3.57)，得

$$- m_p[\boldsymbol{g} - \boldsymbol{\omega} \times (\boldsymbol{\omega} \times \boldsymbol{R}_p)] + [\sum_{i=1}^{6} (\boldsymbol{\Omega})_i + m_p \boldsymbol{I}_3] \ddot{\boldsymbol{t}} - (m_p \hat{\boldsymbol{R}}_p$$

$$+ \sum_{i=1}^{6} [(\boldsymbol{\Omega})_i \hat{\boldsymbol{q}}_i]) \boldsymbol{\sigma} + \sum_{i=1}^{6} (\boldsymbol{Q})_i = \boldsymbol{R}_t \boldsymbol{F}_{pe} + \sum_{i=1}^{6} l_i \frac{(M_{NX})_i}{C_i} \tag{3.58}$$

式中，$\boldsymbol{g}$ 是重力加速度矢量。

同样，根据达朗贝尔原理，将动平台力系对 $O''X''Y''Z''$ 的原点取矩，则动平台的欧拉方程为

$$(m_p \hat{\boldsymbol{R}}_p + \sum_{i=1}^{6} [\hat{\boldsymbol{q}}_i (\boldsymbol{\Omega})_i]) \ddot{\boldsymbol{t}} + \{m_p[(\boldsymbol{R}_p^{\mathrm{T}} \boldsymbol{R}_p) \boldsymbol{I}_3 - \boldsymbol{R}_p \boldsymbol{R}_p^{\mathrm{T}}]$$

$$+ \boldsymbol{I}_p - \sum_{i=1}^{6} (\hat{\boldsymbol{q}}_i (\boldsymbol{\Omega})_i \hat{\boldsymbol{q}}_i)\} \boldsymbol{\sigma} + \boldsymbol{\omega} \times \boldsymbol{I}_p \boldsymbol{\omega} + m_p \boldsymbol{R}_p \times [(\boldsymbol{\omega} \cdot \boldsymbol{R}_p) \boldsymbol{\omega} - \boldsymbol{g}]$$

$$+ \sum_{i=1}^{6} [\hat{\boldsymbol{q}}_i (\boldsymbol{Q})_i - (\boldsymbol{M}_{vfs})_i] = \sum_{i=1}^{6} [\hat{\boldsymbol{q}}_i l_i \frac{(M_{NX})_i}{C_i}] + \boldsymbol{R}_t \boldsymbol{M}_{pe} \tag{3.59}$$

综合式 (3.58) 和式 (3.59)，6URHS 并联机构的完整动力学方程如下：

$$\boldsymbol{M} \begin{bmatrix} \ddot{\boldsymbol{t}} \\ \boldsymbol{\sigma} \end{bmatrix} + \boldsymbol{\zeta} = \boldsymbol{\tau} \boldsymbol{M}_N + \begin{bmatrix} \boldsymbol{R}_t \boldsymbol{F}_{pe} \\ \boldsymbol{R}_t \boldsymbol{M}_{pe} \end{bmatrix} \tag{3.60}$$

式中

$$\boldsymbol{M} = \begin{bmatrix} \left[\sum_{i=1}^{6} (\boldsymbol{\Omega})_i + m_p \boldsymbol{I}_3\right] & -\left(m_p \hat{\boldsymbol{R}}_p + \sum_{i=1}^{6} [(\boldsymbol{\Omega})_i \hat{\boldsymbol{q}}_i]\right) \\ \left(m_p \hat{\boldsymbol{R}}_p + \sum_{i=1}^{6} [\hat{\boldsymbol{q}}_i (\boldsymbol{\Omega})_i]\right) & \{m_p[(\boldsymbol{R}_p^{\mathrm{T}} \boldsymbol{R}_p) \boldsymbol{I}_3 - \boldsymbol{R}_p \boldsymbol{R}_p^{\mathrm{T}}] \\ & + \boldsymbol{I}_p - \sum_{i=1}^{6} (\hat{\boldsymbol{q}}_i (\boldsymbol{\Omega})_i \hat{\boldsymbol{q}}_i)\} \end{bmatrix}$$

$$\boldsymbol{\zeta} = \begin{bmatrix} \sum_{i=1}^{6} (\boldsymbol{Q})_i - m_p[\boldsymbol{g} - \boldsymbol{\omega} \times (\boldsymbol{\omega} \times \boldsymbol{R}_p)] \\ \{\boldsymbol{\omega} \times \boldsymbol{I}_p \boldsymbol{\omega} + m_p \boldsymbol{R}_p \times [(\boldsymbol{\omega} \cdot \boldsymbol{R}_p) \boldsymbol{\omega} - \boldsymbol{g}] \\ + \sum_{i=1}^{6} [\hat{\boldsymbol{q}}_i (\boldsymbol{Q})_i - (\boldsymbol{M}_{vfs})_i]\} \end{bmatrix}$$

$$\boldsymbol{\tau} = \begin{bmatrix} \dfrac{\boldsymbol{\Gamma}_1^{\mathrm{T}}}{C_1} & \dfrac{\boldsymbol{\Gamma}_2^{\mathrm{T}}}{C_2} & \dfrac{\boldsymbol{\Gamma}_3^{\mathrm{T}}}{C_3} & \dfrac{\boldsymbol{\Gamma}_4^{\mathrm{T}}}{C_4} & \dfrac{\boldsymbol{\Gamma}_5^{\mathrm{T}}}{C_5} & \dfrac{\boldsymbol{\Gamma}_6^{\mathrm{T}}}{C_6} \end{bmatrix}$$

$$\boldsymbol{M}_N = [(M_{NX})_1; (M_{NX})_2; (M_{NX})_3; (M_{NX})_4; (M_{NX})_5; (M_{NX})_6]$$

3.3 模型验证

本书基于 MATLAB-Simulink 模块建立了 6URHS 并联机构的虚拟样机 (6URHS 并联机构虚拟样机的 Simulink 仿真框图和相关参数参见附录 B、图 3.8 是虚拟样机的 3D 视图),通过对比数学模型与虚拟样机在相同激励下的动力学响应,来验证数学模型的准确性。

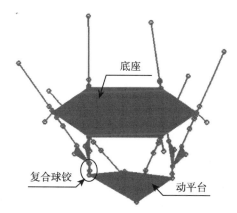

图 3.8 6URHS 并联机构虚拟样机的 3D 视图

为了增加虚拟样机的逼真度,本书对其进行了部件级的建模。最典型的体现是: 将复合球铰的各组成部分,如图 3.9 中的十字轴、平台叉耳分别看作一个研

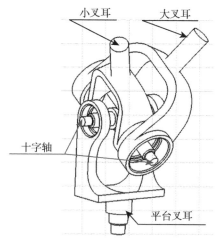

图 3.9 复合球铰的结构

究对象进行建模，如图 3.5 所示，在结构上，将大叉耳和小叉耳视为丝杠组合的一部分进行建模。如图 3.10、图 3.11 分别是虚拟样机的复合球铰、单个驱动支链的 Simulink 框架图，其中图 3.10 中的动平台接口 Conn1 与执行机构的动平台连接，驱动支链接口 Conn2 和 Conn3 分别与两条驱动支链的复合球铰接口相连。

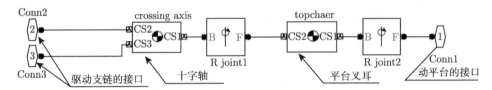

图 3.10　虚拟样机的复合球铰仿真框图

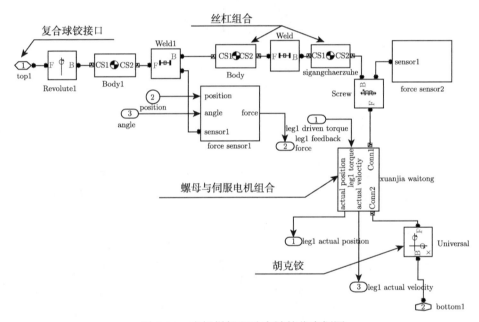

图 3.11　虚拟样机驱动支链的仿真框图

动平台在惯性坐标系中的初始状态如式 (3.61) 所示，驱动力矩作为测试激励信号，其时间变化特性如式 (3.62) 所示。

$$
\begin{aligned}
\boldsymbol{t} &= [0;0;0.2], \quad \boldsymbol{\Theta} = [0;0;0] \\
\dot{\boldsymbol{t}} &= [0;0;0], \qquad \boldsymbol{\omega} = [0;0;0]
\end{aligned}
\tag{3.61}
$$

图 3.12、图 3.13 是在无外力作用、忽略所有摩擦力的情况下，数学模型和虚

拟样机对激励信号的动力学响应结果。

$$M_N = \begin{bmatrix} 0 \\ 0 \\ 0 \\ 0 \\ 2\sin(2\pi u/T) \\ 2\sin(2\pi u/T) \end{bmatrix} \text{N} \cdot \text{m} \quad (3.62)$$

式中，$T = 1.0\text{s}$，是周期；$u = 1.0\text{s}$，是仿真时间。

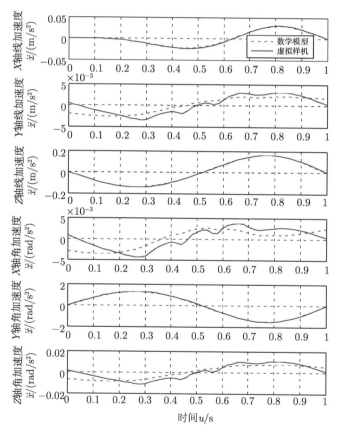

图 3.12　虚拟样机与数学模型的动平台加速度对比

　　在理论上，无论是数学模型还是虚拟样机都是对同一物理系统的模拟，因此两者是等效的。两个等效的仿真模型对同一输入的响应应该是相同的。实际上，从图 3.12、图 3.13 的对比结果显示：无论是动平台的加速度对比还是位置比较，虚拟样机与数学模型在各自由度上的曲线形状、幅值大小以及取值均是基本吻合的，

即对同一激励, 数学模型与虚拟样机的响应基本是一致的, 这说明数学模型准确度
与虚拟样机相仿。

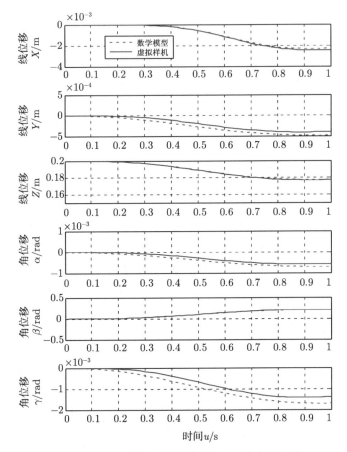

图 3.13   虚拟样机与数学模型的动平台位置对比

数学模型与虚拟样机的主要差别体现在动平台模型上, 前者将平台叉耳视为
动平台的一部分, 而后者则对平台叉耳进行了单独建模。该区别导致两者的动平台
动力学参数, 如质量、重心等不完全相同, 其结果是两者的位置和加速度响应不能
完全一致。

3.4   建立 6URHS 并联机构动力学模型的必要性

在动力学模型方面, 6URHS 并联机构 (以下简称为 URHS) 与 6UPS 并联机构
(以下简称为 UPS) 的主要区别在于: 前者考虑了螺母自转等动力学特性, 建立了螺
旋副的等效数学模型; 后者未考虑螺母的动力学特性, 用滑动副模型代替螺旋副模

型。由于两种机构的控制输入分别是驱动力矩和驱动力，无法采用 3.3 节中的激励方法来对两者进行对比分析。为此，本书设计了能量转化对比实验，该实验从系统能量转化的角度，通过分析螺母对执行机构动力学特性的影响，来对建立 6URHS 并联机构动力学模型的必要性进行说明。现将仿真过程设计如下：首先按式 (3.61) 对两种机构对应的模型——6URHS 数学模型和 6UPS 数学模型的初始状态进行设置；然后卸掉所有主动力，让动平台以自由落体的方式下降同样的高度 (这里的高度是指动平台重心在坐标系 $OXYZ$ 中的 Z 轴坐标变化值)——0.07m。

根据机械能守恒定律，在只有重力作用的情况下，并联机构的动能与势能之和是恒定的，即系统势能减少多少，动能就会相应地增加多少。执行机构的能量转化过程可用下式表示：

$$\sum_{i=1}^{n} m_i g \Delta h_i = \frac{1}{2} \sum_{i=1}^{n} [m_i(v_i^2 - v_{i0}^2) + J_i(\omega_i^2 - \omega_{i0}^2)] \tag{3.63}$$

式中，左边是系统势能的变化量，右边是动能的变化量，其中 m_i 表示执行机构各运动部件的质量；n 是运动部件的数量；h_i 表示各运动部件重心在重力方向上的高度变化；v_{i0} 是在原状态下，运动部件重心处的速度；v_i 是当前状态下，运动部件重心处的速度；J_i 是运动部件绕其转轴的转动惯量；ω_i 是当前状态下，运动部件绕其转轴转动的角速度；ω_{i0} 是原始状态下，运动部件绕其转轴转动的角速度。

6URHS 并联机构的运动部件主要有动平台、丝杠组合、螺母和伺服电机组合。而与之相比，6UPS 并联机构的运动部件则少了螺母。在机构做自由落体运动的过程中，势能变化较为明显的运动部件有动平台、丝杠组合，其余运动部件的势能因重心沿重力方向的位移较小而变化不大。本书根据式 (3.63) 对两种机构的势能进行了计算，图 3.14 给出了两种并联机构的势能随动平台重心位置变化的情况以及它们的势能差。从图中可以看出，URHS 与 UPS 的势能大小与变化均基本相同，两种机构的势能差最大值为 0.186J，势能差占 URHS 势能的比重最大值小于 7%。

运动部件的动能包括两部分：其一是直线运动产生的动能；其二是旋转运动产生的动能。在自由落体运动中，机构的动能随运动部件速度的增大而变大。在此期间，动平台、丝杠组合、伺服电机组合的角速度变化较小，图 3.15 是动平台角速度随其重心位置变化的情况。从数值上看，两种机构的角速度最大值均小于 0.03rad/s；速度变化较为明显的运动部件有动平台、丝杠组合以及 URHS 的螺母。本书根据式 (3.63) 计算了两种机构的动能，图 3.16 给出了 URHS 与 UPS 的动能随动平台重心位置变化的情况。从曲线的变化来看，UPS 与 URHS 的动能大小与变化均基本相同。如图 3.17 所示，通过将同一机构的势能与动能对比发现，同一机构的势能与动能在大小与变化两方面都基本相同，符合机械能守恒定律，证明本书对两种机构势能与动能的计算是正确的。

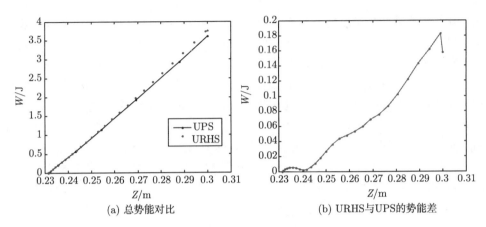

(a) 总势能对比   (b) URHS与UPS的势能差

图 3.14   两种并联机构的势能变化情况

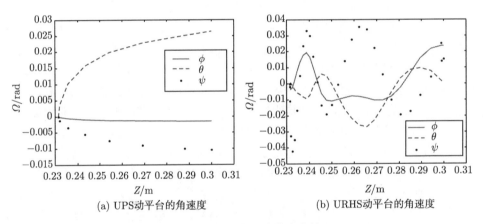

(a) UPS动平台的角速度   (b) URHS动平台的角速度

图 3.15   动平台角速度的变化情况

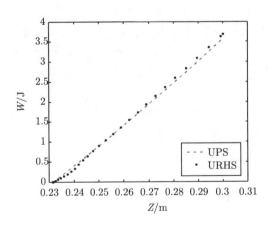

图 3.16   UPS 与 URHS 的动能变化情况

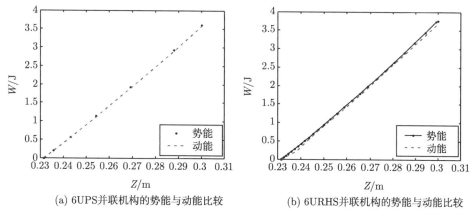

(a) 6UPS并联机构的势能与动能比较   (b) 6URHS并联机构的势能与动能比较

图 3.17 同一机构的动能与势能对比

图 3.18(a) 是螺母动能与 URHS 动能的比较, 图 3.18(b) 是螺母动能占 URHS 动能的比重。从图中可以看出, 螺母的动能几乎与 URHS 的动能相等, 也就是说, URHS 在做自由落体的运动过程中, 系统的势能几乎全部转化成了螺母的动能。图 3.19 是两种并联机构的动平台线速度比较情况, 图 3.20 是两种并联机构的丝杠组合运动速度对比情况。从图中可以看出, 无论是动平台的线速度还是丝杠组合的运动速度, URHS 与 UPS 差距悬殊, 且这种差距随着动平台重心 Z 坐标的增大而变大; URHS 的动平台线速度和丝杠组合运动速度接近于 0, 即 URHS 动平台和丝杠组合的动能之和接近于 0, 这也验证了图 3.18 中螺母动能与 URHS 动能之间的关系。

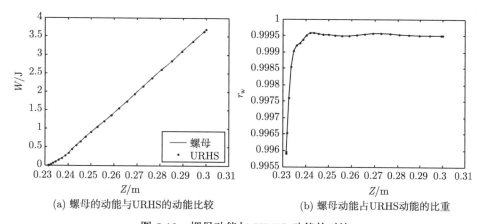

(a) 螺母的动能与URHS的动能比较   (b) 螺母动能占URHS动能的比重

图 3.18 螺母动能与 URHS 动能的对比

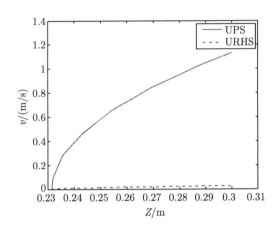

图 3.19 UPS 与 URHS 的动平台线速度比较

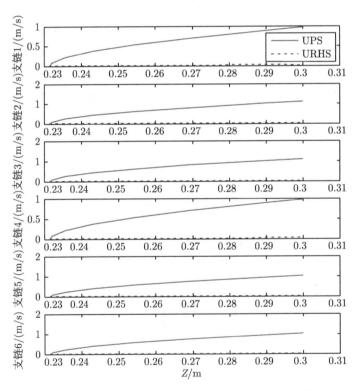

图 3.20 UPS 与 URHS 的丝杠组合运动速度比较

通过以上分析可以得出以下结论: 在有主动力 (如驱动力或驱动力矩) 作用的情况下, URHS 的动平台若要获得与 UPS 动平台相同的速度, URHS 的主动力需要做的功要远大于 UPS 主动力做的功。换句话说, 在主动力对 UPS 和 URHS 做功相同的情况下，UPS 动平台和丝杠组合获得的速度要远大于 URHS 的相应部件，即两种并联机构对相同激励的动力学响应存在较大差异，而这种差异主要是由两种机构的模型差别 —— 螺母的动力学模型造成的。因此，对于模型仿真和基于模型的控制而言，考虑螺母的动力学因素，建立 6URHS 并联机构较为准确的动力学模型是十分必要的。

3.5　结　　论

(1) 借鉴串联机构的运动学分析方法，对驱动支链的位置、速度和加速度进行了分析，建立了螺旋副螺母的位置、速度、加速度与动平台在任务空间中的位姿、速度和加速度之间的关系。

(2) 运用牛顿–欧拉法，建立了驱动支链整体与包括螺母在内的部分构件的力与力矩平衡方程，并最终推导出了 6URHS 并联机构的动力学方程，建立了螺旋副驱动力矩与动平台运动参数间的关系，为该类并联机构的动力学分析和综合奠定了一定的数学基础。

(3) 采用MATLAB分别建立了6URHS并联机构的数学模型仿真程序和Simulink虚拟样机，通过对比两者对同一输入的输出响应，验证了 6URHS 并联机构的动力学方程的准确性。通过分析做自由落体运动时，6UPS 并联机构数学模型与 6URHS 并联机构数学模型在能量转化方面的不同，探讨了螺母对执行机构动力学特性的影响。

第4章 头颈部外骨骼系统动平台的参数辨识方法研究

作为头颈部外骨骼系统的执行机构，6URHS 并联机构的控制稳定性和精度将会直接影响到系统的功能和使用效果。当前，并联机构的控制方案主要有两种——关节空间控制和任务空间控制，前者首先根据运动平台的期望位置，利用逆向运动学来求解各驱动支链的目标位置，然后采用控制器对每个支链进行单独控制。当前，并联机构的控制器多采用第一种方案。然而，由于并联机构各支链交联耦合、制造误差、动平台参数和负载变化、摩擦力以及外部干扰等因素的存在，影响了关节空间控制方案的控制效果。

HNE 是一种具有较高非线性的混合系统——系统的状态方程是连续的，观测方程是离散的。目前，针对连续-离散混合系统的参数辨识问题，存在两种解决方法：一是将连续的状态方程离散化并采用离散辨识方法求解；二是推导适用于混合系统辨识的连续预测方程和离散更新方程 (以下简称为混合辨识方法)。第一种方法的核心是状态方程的离散化，当前常用的离散化方法主要有欧拉法和线性 Runge-Kutta 法 [124]。然而，当系统呈现高非线性或高复杂度时，离散化处理会导致辨识过程的数值计算不稳定，继而出现辨识不收敛的情况 [124-126]。基于连续-离散混合系统的特点推导相应的混合辨识方法是第二种方法的关键，然而，当前针对混合辨识方法的研究尤其是国内的相关研究较少，多数研究内容集中在纯连续辨识方法的推导和纯离散辨识方法性能的提高两方面，且前者主要以国外研究为主。在纯连续辨识方法的研究方面，Torkamani 和 Sarkka 对适用于连续非线性系统的状态估计方法——连续 EKF 算法和连续 UKF 算法的辨识过程进行了推导 [127,128]；Carlsson 等提出了一种基于 UKF 和极大似然算法的连续系统的参数辨识方法，对预测过程中状态参数的协方差微分方程和数学期望微分方程进行了推导 [129]。当前，常用的纯离散基本辨识方法有最小二乘法 [130,131]、递推最小二乘法 [132-135]、EKF 算法 [136-140]、UKF 算法 [141-144] 以及粒子滤波算法 [145,146] 等。提高纯离散辨识方法的性能即是对基本辨识方法进行某种改进，如杨静等针对车载导航系统资源有限、滤波精度要求高的特点，提出了一种将 SR-UKF 和标准平方根卡尔曼滤波相结合的平方根非线性滤波算法，用于解决智能车辆机动性运动的定位问题 [147]；石勇等针对系统噪声统计特性未知导致滤波发散、精度不高的问题，提出了一种基于改进 Sage-Husa 估计器的自适应 UKF 算法 [141]；王小旭等针对传统 UKF 算法无法解决带有色噪声的非线性系统滤波问题, 提出了一种带有色量测噪声的 UKF 滤波算法[148], 该算法基于量测信息增广和最小方差估计, 推导了有色量测噪声下的 UKF 滤波递推公式; 丁建明等针对高速列车参数估计中参数增广为状态变量时出现的非线性问题, 提出了一种基于边缘粒子滤波的参数估计方法[145], 该方法首先基于 Rao-Blackwellised 框架, 将列车性能参数估计的概率模型分为线性状态块和非线性状态块, 其次应用卡尔曼滤波和粒子滤波分别对两种状态块进行预测和测量更新, 从而实现参数的动态估计; 刘江等针对列车组合定位融合估计的非线性以及鲁棒性问题, 将 H∞ 鲁棒滤波思想应用于标准 CKF, 提出了一种基于 CKF 的新型鲁棒滤波算法[149]。综上, 现有两种方法均未能有效地解决连续–离散混合系统的参数辨识问题。因此, 对有效混合辨识方法的研究就显得十分必要。

鉴于此, 本章首先通过对引起 HNE 动平台动力学参数变化的因素分析, 得到动平台参数变化的特性; 其次, 基于 EKF 和 UKF 推导连续–离散 EKF(continuous-discrete EKF, CDEKF) 和连续–离散平方根 UKF(continuous-discrete square-root UKF, CDSR-UKF) 的辨识过程; 最后, 通过辨识仿真对 CDEKF 和 CDSR-UKF 进行对比研究, 并通过辨识实验对以上两种方法中仿真效果较好的方法进行验证。

4.1 HNE 对参数辨识方法的要求

如图 4.1 所示, 头盔伺服系统动平台主要由头盔安装部件、复合球铰、头盔 (即头盔显示器) 以及负责供电与信号传输的电缆束组成。其中头盔通过安装部件和复合球铰与执行机构的六根驱动支链相连 (图 4.2)。

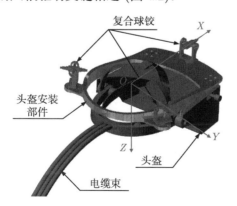

图 4.1 头盔伺服系统动平台结构示意图

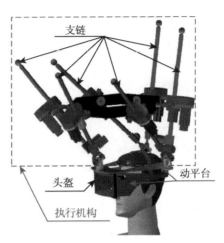

图 4.2　头盔伺服系统的结构示意图

头盔伺服系统动平台参数具有两个特点 —— 不确定性和时变性。其中头盔等外购部件是造成动平台参数 (如质量、转动惯量以及重心等) 不确定的主要原因；而参数的时变性主要是由系统使用者头部运动带动电缆束伸缩引起的。在飞行模拟领域，头盔伺服系统的工作环境包括两种 —— 飞行模拟器和飞行训练器，其中前者具有动感模拟功能的运动平台，系统使用者的头部绝对运动是头部相对躯干运动与运动平台运动的叠加，这使得前一种工作环境中的电缆束伸缩量较后者明显要大。作者采用南京航空航天大学飞行模拟与先进培训工程技术研究中心的轻型飞行模拟器和 A320 飞行训练器为平台，以身高为 1.75m 的使用者为例，进行电缆束伸缩量计算，结果为：飞行训练器需要的电缆束伸缩范围是 1.2~1.8m；飞行模拟器需要的电缆束伸缩范围是 1.7~3.0m。

电缆束伸缩变化会引起动平台的质量、转动惯量等参数随时间变化。本节建立了电缆束长度为 0.0m、1.5m 以及 3.0m 时较为细致的动平台几何模型，验证了电缆束对动平台参数取值的影响，各情况下动平台动力学参数的取值如表 4.1 所示。

表 4.1　不同电缆束长度对应的动平台动力学参数

预留段长度/m	质量 m/kg	重心位置 $\boldsymbol{R}_{p0}$/m	转动惯量/$(\mathrm{kg \cdot m^2})$					
			I_{xx}	I_{yy}	I_{zz}	I_{xy}	I_{xz}	I_{yz}
0.0	1.489	[0.017,0,0.062]	0.009	0.015	0.020	0.000	−0.003	0.000
1.5	1.809	[0.000,0,0.157]	0.126	0.237	0.125	0.000	0.102	0.000
3.0	2.129	[−0.062,0,0.441]	1.118	1.389	0.285	0.000	0.516	0.000

表 4.1 中 m 是动平台的质量，为标量；$\boldsymbol{R}$ 是动平台坐标系 $OXYZ$(图 4.1) 中的重心位置向量，其中三个元素分别表示动平台重心沿 $OXYZ$ 的 X、Y、Z 轴坐标分量，如 $\boldsymbol{R}(3)$ 表示动平台重心沿 Z 轴的坐标分量；惯量矩阵 $\boldsymbol{I}_{p0}$ 与各主惯量、

惯量积的对应关系为

$$\boldsymbol{I}_{p0}(1,1) = I_{xx}, \quad \boldsymbol{I}_{p0}(2,2) = I_{yy}, \quad \boldsymbol{I}_{p0}(3,3) = I_{zz}, \; \boldsymbol{I}_{p0}(1,2) = I_{xy}$$
$$\boldsymbol{I}_{p0}(1,3) = I_{xz}, \quad \boldsymbol{I}_{p0}(2,3) = I_{yz}$$

式中, I_{xx}、I_{yy} 和 I_{zz} 分别是动平台关于 X、Y、Z 轴的主惯量; I_{xy}、I_{xz} 和 I_{yz} 是动平台的惯量积。

当电缆束长度从 0m 变化到 3m 时, m_p、$\boldsymbol{R}(3)$、I_{yy} 分别从 1.489kg、0.062m、0.015kg·m² 增加到了 2.129kg、0.441m 和 1.389kg·m²。其中 m_p 增加近 43%, $\boldsymbol{R}(3)$ 增大了近 5.11 倍, I_{yy} 增幅为原值的 90.6 倍。这说明电缆束伸缩变化是引起动平台动力学参数变化的主要因素。对于轻型飞行模拟器而言, 电缆束的长度变化主要由系统使用者头部运动和运动平台的运动叠加引起的。头部运动的特点是随机性、突变、范围小等, 这会引起动平台参数在小范围内发生突变; 运动平台的运动具有连续、范围大的特点, 这会引起动平台参数在较大范围内发生渐变。因此, 当头部运动占主导时, 动平台参数的时变特性以突变为主; 否则, 动平台参数以渐变为主。

4.2 辨识方法

4.2.1 连续预测方程的推导

CDSR-UKF 与离散平方根 UKF (discrete square-root UKF, DSR-UKF) 的最大区别在于: 前者的预测方程是微分形式, 而后者是差分形式。

现定义连续系统的状态方程为

$$\mathrm{d}\boldsymbol{x} = f(\boldsymbol{x}, \boldsymbol{u}, \boldsymbol{w}, t)\mathrm{d}t \tag{4.1}$$

式中, $\boldsymbol{x}$ 和 $f(\boldsymbol{x}, \boldsymbol{u}, \boldsymbol{w}, t)$ 分别是 n 维状态向量和系统过程函数; $\boldsymbol{w}$ 和 $\boldsymbol{u}$ 分别是过程噪声和控制输入; t 是时间。当时间间隔 Δt 无限趋近于 0 时, 式 (4.1) 可改写为

$$\boldsymbol{x}(t + \Delta t) - \boldsymbol{x}(t) = f(\boldsymbol{x}, \boldsymbol{u}, \boldsymbol{w}, t)\Delta t + \boldsymbol{o}(\Delta t) \tag{4.2}$$

式中, $\boldsymbol{o}(\Delta t)$ 是 Δt 的无穷小向量。

假设 $\boldsymbol{x}(t)$ 服从 $N(\hat{\boldsymbol{x}}(t), \boldsymbol{P}(t))$ 正态分布, 则 Δt 内的 UKF 预测过程如下:

$$\boldsymbol{X}(t) = [\boldsymbol{s}_0(t), \cdots, \boldsymbol{s}_{2n+1}(t)] \tag{4.3}$$

$$\boldsymbol{X}(t + \Delta t) = \boldsymbol{X}(t) + f(\boldsymbol{X}(t), \boldsymbol{u}, \boldsymbol{w}, t)\Delta t + \boldsymbol{o}(\Delta t) \tag{4.4}$$

$$\hat{\boldsymbol{x}}^-(t + \Delta t) = \boldsymbol{X}(t + \Delta t)\boldsymbol{W}_m, \quad \boldsymbol{W}_m = [W_0^m, \cdots, W_{2n}^m] \tag{4.5}$$

$$\boldsymbol{P}^-(t+\Delta t) = \boldsymbol{X}(t+\Delta t)\boldsymbol{W}\boldsymbol{X}(t+\Delta t) \tag{4.6}$$

式中，$\hat{\boldsymbol{x}}(t)$ 和 $\boldsymbol{P}(t)$ 分别是 $\boldsymbol{x}(t)$ 的数学期望和方差；$\boldsymbol{X}(t)$ 是 sigma 点矩阵，其维数为 $n \times (2n+1)$；$\boldsymbol{s}_i(t_k)$ 是第 i 个 sigma 点向量，维数为 n；$\hat{\boldsymbol{x}}^-(t+\Delta t)$ 和 $\boldsymbol{P}^-(t+\Delta t)$ 分别是 $\boldsymbol{x}(t)$ 在 $t+\Delta t$ 时刻的数学期望预测值和方差预测值；$\boldsymbol{W}_m$ 是 sigma 点的数学期望加权系数向量，维数为 $(2n+1)$，W_i^m 是 sigma 点的数学期望加权系数；$\boldsymbol{W}$ 是维数为 $(2n+1) \times (2n+1)$ 的方差加权系数矩阵，表达式为

$$\boldsymbol{W} = (\boldsymbol{I} - [\boldsymbol{W}_m, \cdots, \boldsymbol{W}_m]) \times \mathrm{diag}(W_0^c, \cdots, W_{2n}^c) \times (\boldsymbol{I} - [\boldsymbol{W}_m, \cdots, \boldsymbol{W}_m])^{\mathrm{T}} \tag{4.7}$$

式中，$\boldsymbol{I}$ 是 $(2n+1) \times (2n+1)$ 的单位矩阵；$\mathrm{diag}(\cdots)$ 是对角矩阵生成函数；W_i^c 是 sigma 点的方差加权系数。

将式 (4.4) 代入式 (4.5) 与式 (4.6) 中，且利用 $\hat{\boldsymbol{x}}(t) = \boldsymbol{X}(t)\boldsymbol{W}_m$，$\boldsymbol{P}(t) = \boldsymbol{X}(t)\boldsymbol{W}\boldsymbol{X}(t)$，得

$$\hat{\boldsymbol{x}}^-(t+\Delta t) = \hat{\boldsymbol{x}}(t) + f(\boldsymbol{X}(t), \boldsymbol{u}, \boldsymbol{w}, t)\boldsymbol{W}_m \Delta t + o(\Delta t) \tag{4.8}$$

$$\boldsymbol{P}^-(t+\Delta t) = \boldsymbol{P}(t) + f(\boldsymbol{X}(t), \boldsymbol{u}, \boldsymbol{w}, t)\boldsymbol{W}\boldsymbol{X}^{\mathrm{T}}(t)\Delta t + \boldsymbol{X}(t)\boldsymbol{W}f^{\mathrm{T}}(\boldsymbol{X}(t), \boldsymbol{u}, \boldsymbol{w}, t)\Delta t + o(\Delta t) \tag{4.9}$$

将式 (4.8) 和式 (4.9) 移项并做微分处理，便可得到连续系统的预测方程为

$$\frac{\mathrm{d}\hat{\boldsymbol{x}}(t)}{\mathrm{d}t} = f(\boldsymbol{X}(t), \boldsymbol{u}, \boldsymbol{w}, t)\boldsymbol{W}_m \tag{4.10}$$

$$\frac{\mathrm{d}\boldsymbol{P}(t)}{\mathrm{d}t} = f(\boldsymbol{X}(t), \boldsymbol{u}, \boldsymbol{w}, t)\boldsymbol{W}\boldsymbol{X}^{\mathrm{T}}(t) + \boldsymbol{X}(t)\boldsymbol{W}f^{\mathrm{T}}(\boldsymbol{X}(t), \boldsymbol{u}, \boldsymbol{w}, t) \tag{4.11}$$

4.2.2　CDEKF

1. HNE 的辨识模型

$$\dot{\boldsymbol{x}} = \left[\begin{array}{c} \dot{\boldsymbol{x}}_1 \\ \dot{\boldsymbol{x}}_2 \\ \dot{\boldsymbol{x}}_3 \end{array}\right] = f(\boldsymbol{x}, \boldsymbol{u}, \boldsymbol{w}, t) \tag{4.12}$$

$$\boldsymbol{z}(k) = h(\boldsymbol{x}(t_k), \boldsymbol{v}(k)) \tag{4.13}$$

$$\boldsymbol{x}_1 = \left[\begin{array}{c} \dot{\boldsymbol{p}} \\ \boldsymbol{\omega} \end{array}\right], \quad \boldsymbol{x}_2 = \left[\begin{array}{c} \boldsymbol{p} \\ \boldsymbol{\Theta} \end{array}\right], \quad \boldsymbol{w} \sim (0, \boldsymbol{U}), \boldsymbol{v}(k) \sim (0, \boldsymbol{V}_k)$$

式中，$\boldsymbol{x}_1$ 与 $\boldsymbol{x}_2$ 分别是动平台在任务空间中的速度向量 ($\dot{\boldsymbol{p}}$ 是线速度向量，$\boldsymbol{\omega}$ 是角速度向量) 和位姿向量 (其中 $\boldsymbol{p}$ 是位置向量，$\boldsymbol{\Theta}$ 是姿态向量)；$\boldsymbol{x}_3$ 是待辨识参数向

量；k 和 t_k 分别是离散观测的序号和第 k 次观测对应的时间，$\boldsymbol{v}(k)$ 和 $h(\cdots)$ 分别是第 k 次观测的观测噪声和观测函数；$\boldsymbol{z}(k)$ 是第 k 次观测的观测量；$\boldsymbol{U}$ 与 $\boldsymbol{V}_k$ 分别是过程噪声和观测噪声的方差矩阵。

2. 初始化

$\boldsymbol{x}$ 的数学期望与方差的初始值分别为

$$\hat{\boldsymbol{x}}(t_0) = E[\boldsymbol{x}(t_0)]$$

$$\boldsymbol{P}(t_0) = E\{[\boldsymbol{x}(t_0) - \hat{\boldsymbol{x}}(t_0)][\boldsymbol{x}(t_0) - \hat{\boldsymbol{x}}(t_0)]^{\mathrm{T}}\} \tag{4.14}$$

式中，t_0 表示 $t = 0$；$E\{\cdots\}$ 是数学期望计算函数。

3. 执行过程

1) 各偏导数雅可比矩阵的计算

$$\tilde{\boldsymbol{A}}(t_{k-1}) = \frac{\partial f(\boldsymbol{x},\boldsymbol{u},\boldsymbol{w},t)}{\partial \boldsymbol{x}}|_{\boldsymbol{x}=\hat{\boldsymbol{x}}(t_{k-1}),t=t_{k-1}}$$

$$\tilde{\boldsymbol{L}}(t_{k-1}) = \frac{\partial f(\boldsymbol{x},\boldsymbol{u},\boldsymbol{w},t)}{\partial \boldsymbol{w}}|_{\boldsymbol{x}=\hat{\boldsymbol{x}}(t_{k-1}),t=t_{k-1}}$$

$$\tilde{\boldsymbol{H}}(k) = \frac{\partial h(\boldsymbol{x},\boldsymbol{v}(k))}{\partial \boldsymbol{x}}|_{\boldsymbol{x}=\hat{\boldsymbol{x}}(t_{k-1})}$$

$$\tilde{\boldsymbol{M}}(k) = \frac{\partial h(\boldsymbol{x},\boldsymbol{v}(k))}{\partial \boldsymbol{v}}|_{\boldsymbol{x}=\hat{\boldsymbol{x}}(t_{k-1})} \tag{4.15}$$

式中，$\tilde{\boldsymbol{A}}$、$\tilde{\boldsymbol{L}}$、$\tilde{\boldsymbol{H}}$ 和 $\tilde{\boldsymbol{M}}$ 分别是 t_k 时刻 f 对 $\boldsymbol{x}$ 求偏导、f 对 $\boldsymbol{w}$ 求偏导、h 对 $\boldsymbol{x}$ 求偏导以及 h 对 $\boldsymbol{v}$ 求偏导后得到的雅可比矩阵。

2) 预测

t_k 时刻状态向量 $\boldsymbol{x}$ 的数学期望与方差预测值的微分表达式为

$$\dot{\hat{\boldsymbol{x}}}(t_k) = f(\boldsymbol{x},\boldsymbol{u},\boldsymbol{w},t)$$

$$\dot{\boldsymbol{P}}(t_k) = \tilde{\boldsymbol{A}}(t_{k-1})\boldsymbol{P}(t_{k-1}) + \boldsymbol{P}(t_{k-1})\tilde{\boldsymbol{A}}(t_{k-1})^{\mathrm{T}} + \tilde{\boldsymbol{L}}(t_{k-1})\boldsymbol{U}\tilde{\boldsymbol{L}}(t_{k-1})^{\mathrm{T}} \tag{4.16}$$

对式 (4.16) 在区间 $[t_{k-1},t_k]$ 上积分，得 t_k 时刻 $\boldsymbol{x}$ 的数学期望与方差的预测值表达式为

$$\hat{\boldsymbol{x}}^-(t_k) = \int_{t_{k-1}}^{t_k} \dot{\hat{\boldsymbol{x}}}(t_k)\mathrm{d}t \tag{4.17}$$

$$\boldsymbol{P}^-(t_k) = \int_{t_{k-1}}^{t_k} \dot{\boldsymbol{P}}(t_k)\mathrm{d}t \tag{4.18}$$

3) 更新

$$\boldsymbol{K}(k) = \boldsymbol{P}^{}(t_k)\tilde{\boldsymbol{H}}(k)^{\mathrm{T}}[\tilde{\boldsymbol{H}}(k)\boldsymbol{P}^-(t_k)\tilde{\boldsymbol{H}}(k)^{\mathrm{T}} + \tilde{\boldsymbol{M}}(k)\boldsymbol{V}_k\tilde{\boldsymbol{M}}(k)^{\mathrm{T}}]^{-1} \tag{4.19}$$

式中，$\boldsymbol{K}(k)$ 是第 k 次观测对应的增益矩阵。

$$\hat{\boldsymbol{x}}(t_k) = \hat{\boldsymbol{x}}^-(t_k) + \boldsymbol{K}(k)(\boldsymbol{z}(k) - h(\hat{\boldsymbol{x}}^-(t_k), \boldsymbol{v}(k))) \tag{4.20}$$

$$\boldsymbol{P}(t_k) = [\boldsymbol{I} - \boldsymbol{K}(k)\tilde{\boldsymbol{H}}(k)]\boldsymbol{P}^-(t_k)[\boldsymbol{I} - \boldsymbol{K}(k)\tilde{\boldsymbol{H}}(k)]^{\mathrm{T}} + \boldsymbol{K}(k)\tilde{\boldsymbol{M}}(k)\boldsymbol{V}_k\tilde{\boldsymbol{M}}(k)^{\mathrm{T}}\boldsymbol{K}(k)^{\mathrm{T}} \tag{4.21}$$

在实际工程中，雅可比矩阵的计算存在一定困难 [136]。为此，作者提出了一种雅可比矩阵的简化计算方法。现以计算矩阵 $\tilde{\boldsymbol{A}}$ 为例，对计算方法进行如下说明。

矩阵 $\tilde{\boldsymbol{A}}$ 各元素在 t_{k-1} 时刻的计算公式为

$$\tilde{\boldsymbol{A}}_{ij}(t_{k-1}) = \frac{\mathrm{d}f_i(\boldsymbol{x}, \boldsymbol{u}, \boldsymbol{w}, t)}{\mathrm{d}x_j}\Big|_{\boldsymbol{x}=\hat{\boldsymbol{x}}(t_{k-1}), t=t_{k-1}} \tag{4.22}$$
$$i = 1, \cdots, n; \ j = 1, \cdots, n$$

式中，$\tilde{\boldsymbol{A}}_{ij}(t_{k-1})$ 是 t_{k-1} 时刻矩阵 $\tilde{\boldsymbol{A}}$ 的第 i 行第 j 列元素；$f_i(\boldsymbol{x}, \boldsymbol{u}, \boldsymbol{w}, t)$ 是 $\boldsymbol{x}$ 的第 i 个状态量对应的过程函数，是 $f(\boldsymbol{x}, \boldsymbol{u}, \boldsymbol{w}, t)$ 的第 i 个子函数；x_j 表示 $\boldsymbol{x}$ 的第 j 个状态量。

现在 $[t_{k-1}, t_k]$ 时间区间内，对雅可比矩阵 $\tilde{\boldsymbol{A}}$ 的元素计算过程线性化如下：x_j 增加 Δx_j 时，元素 $\tilde{\boldsymbol{A}}_{ij}(t_{k-1})$ 可用下式计算：

$$\tilde{\boldsymbol{A}}_{ij}(t_{k-1}) = \frac{f_i(\boldsymbol{x} + \boldsymbol{\Omega}, \boldsymbol{u}, \boldsymbol{w}, t) - f_i(\boldsymbol{x}, \boldsymbol{u}, \boldsymbol{w}, t)}{\Delta x_j}\Big|_{\boldsymbol{x}=\hat{\boldsymbol{x}}(t_{k-1}), t=t_{k-1}} \tag{4.23}$$

式中，$\boldsymbol{\Omega}$ 是 $\boldsymbol{x}$ 的增量向量，其第 j 个元素为 Δx_j，其余元素为 0；时间区间 $[t_{k-1}, t_k]$ 越小，式 (4.23) 与式 (4.22) 的计算结果越接近。

其余三个雅可比矩阵的计算过程同上，在此不再赘述。

4.2.3　CDSR-UKF

基于 SR-UKF 的计算原理，推导 CDSR-UKF 的辨识过程如下。

1. 辨识模型

辨识模型同式 (4.12)、式 (4.13)。其中过程函数可改写为

$$f(\boldsymbol{x}, \boldsymbol{u}, \boldsymbol{w}, t) = f(\boldsymbol{x}, \boldsymbol{u}, 0, t) + \tilde{\boldsymbol{L}}(t)\dot{\boldsymbol{w}}(t)$$
$$\dot{\boldsymbol{w}}(t) \sim N(0, \boldsymbol{U}(t))$$

式中 $\tilde{\boldsymbol{L}}(t)$、$\dot{\boldsymbol{w}}(t)$ 分别是 t 时刻的过程噪声系数矩阵和过程噪声变化率；$\boldsymbol{U}(t)$ 是 t 时刻的过程噪声方差矩阵。其中离散观测模型为

$$\boldsymbol{z}(k) = h(\boldsymbol{x}(t_k), \boldsymbol{v}(k)) = h(\boldsymbol{x}(t_k), 0) + \boldsymbol{v}(k)$$

2. 初始化

$$\hat{\boldsymbol{x}}(t_0) = E[\boldsymbol{x}(t_0)]$$

$$\boldsymbol{P}(t_0) = E\{[\boldsymbol{x}(t_0) - \hat{\boldsymbol{x}}(t_0)][\boldsymbol{x}(t_0) - \hat{\boldsymbol{x}}(t_0)]^{\mathrm{T}}\}$$

$$W_0^m = \frac{\varepsilon}{n + \varepsilon}$$

$$W_0^c = \frac{\varepsilon}{n + \varepsilon} + 1 - \chi^2 + \iota$$

$$\varepsilon = \chi^2(n + \kappa) - n \tag{4.24}$$

式中，ε 和 κ 是比例系数；χ 是取值范围为 $[10^{-4}, 1]$ 的 sigma 点传播系数；ι 是关联系数。

3. 执行过程

1) 预测

A. sigma 点的计算

$$\boldsymbol{s}_0(t_k) = \hat{\boldsymbol{x}}(t_{k-1})$$

$$\boldsymbol{s}_i(t_k) = \hat{\boldsymbol{x}}(t_{k-1}) + (\sqrt{(n + \varepsilon)\boldsymbol{P}(t_{k-1})})_i^{\mathrm{T}}, \ i = 1, \cdots, n \tag{4.25}$$

$$\boldsymbol{s}_i(t_k) = \hat{\boldsymbol{x}}(t_{k-1}) - (\sqrt{(n + \varepsilon)\boldsymbol{P}(t_{k-1})})_i^{\mathrm{T}}, \ i = n+1, \cdots, 2n$$

B. sigma 点的数学期望与方差计算

结合式 (4.10)、式 (4.11) 以及式 (4.25)，给出 sigma 点的数学期望与方差预测值的微分方程如下：

$$\dot{\hat{\boldsymbol{x}}}(t_k) = \sum_{i=0}^{2n} [W_i^m f(\boldsymbol{s}_i(t_k), \boldsymbol{u}, 0, t)] \tag{4.26}$$

$$
\begin{aligned}
\dot{\boldsymbol{P}}(t_k) &= \sum_{i=0}^{2n} W_i^c \left(\boldsymbol{s}_i(t_k) - \sum_{i=0}^{2n} [W_i^m \boldsymbol{s}_i(t_k)] \right) \left(f(s_i(t_k), \boldsymbol{u}, 0, t) - \dot{\hat{\boldsymbol{x}}}(t_k) \right)^{\mathrm{T}} \\
&+ \sum_{i=0}^{2n} W_i^c \left(f(\boldsymbol{s}_i(t_k), \boldsymbol{u}, 0, t) - \dot{\hat{\boldsymbol{x}}}(t_k) \right) \left(\boldsymbol{s}_i(t_k) - \sum_{i=0}^{2n} [W_i^m \boldsymbol{s}_i(t_k)] \right)^{\mathrm{T}} \\
&+ \tilde{\boldsymbol{L}}(t_{k-1}) \boldsymbol{U} \tilde{\boldsymbol{L}}(t_{k-1})^{\mathrm{T}}
\end{aligned} \tag{4.27}
$$

其中 W_i^m、W_i^c 计算如下：

$$W_i^{(m)} = W_i^{(c)} = \frac{1}{2(n + \varepsilon)}, \quad i = 1, \cdots, 2n \tag{4.28}$$

对式 (4.26) 和式 (4.27) 在区间 $[t_{k-1}, t_k]$ 上积分, 得到 sigma 点在 t_k 时刻的数学期望与方差预测值如下:

$$\hat{\boldsymbol{x}}^-(t_k) = \int_{t_{k-1}}^{t_k} \dot{\hat{\boldsymbol{x}}}(t_k) \mathrm{d}t = \sum_{i=0}^{2n} \left[W_i^m \int_{t_{k-1}}^{t_k} f(\boldsymbol{s}_i(t_k), \boldsymbol{u}, 0, t) \mathrm{d}t \right]$$

$$\begin{aligned}
\boldsymbol{P}^-(t_k) &= \int_{t_{k-1}}^{t_k} \dot{\boldsymbol{P}}(t_k) \mathrm{d}t = \int_{t_{k-1}}^{t_k} \sum_{i=0}^{2n} W_i^c \left(\boldsymbol{s}_i(t_k) - \sum_{i=0}^{2n} [W_i^m \boldsymbol{s}_i(t_k)] \right) \\
&\quad \cdot \left(f(\boldsymbol{s}_i(t_k), \boldsymbol{u}, 0, t) - \sum_{i=0}^{2n} [W_i^m f(\boldsymbol{s}_i(t_k), \boldsymbol{u}, 0, t)] \right)^{\mathrm{T}} \mathrm{d}t \\
&\quad + \int_{t_{k-1}}^{t_k} \left\{ \sum_{i=0}^{2n} W_i^c \left(f(\boldsymbol{s}_i(t_k), \boldsymbol{u}, 0, t) - \sum_{i=0}^{2n} [W_i^m f(\boldsymbol{s}_i(t_k), \boldsymbol{u}, 0, t)] \right) \right. \\
&\quad \left. \cdot \left(\boldsymbol{s}_i(t_k) - \sum_{i=0}^{2n} [W_i^m \boldsymbol{s}_i(t_k)] \right)^{\mathrm{T}} \right\} \mathrm{d}t + \int_{t_{k-1}}^{t_k} \tilde{\boldsymbol{L}}(t) \boldsymbol{U}(t) \tilde{\boldsymbol{L}}(t) \mathrm{d}t^{\mathrm{T}} \quad (4.29)
\end{aligned}$$

2) 更新

首先, 用 $\hat{\boldsymbol{x}}^-(t_k)$ 和 $\boldsymbol{P}^-(t_k)$ 重新计算 sigma 点;

$$\boldsymbol{s}_0(t_k) = \hat{\boldsymbol{x}}^-(t_k)$$

$$\boldsymbol{s}_i(t_k) = \hat{\boldsymbol{x}}^-(t_k) + (\sqrt{(n+\varepsilon) \boldsymbol{P}^-(t_k)})_i^{\mathrm{T}}, \ i = 1, \cdots, n$$

$$\boldsymbol{s}_i(t_k) = \hat{\boldsymbol{x}}^-(t_k) - (\sqrt{(n+\varepsilon) \boldsymbol{P}^-(t_k)})_i^{\mathrm{T}}, \ i = n+1, \cdots, 2n$$

其次, 计算与模型观测值相关的参数

$$\hat{\boldsymbol{z}}_i(k) = h(\boldsymbol{s}_i(t_k), 0), \quad i = 0, \cdots, 2n \quad (4.30)$$

式中, $\hat{\boldsymbol{z}}_i(k)$ 是第 k 次观测时第 i 个 sigma 点对应的观测值。

$$\hat{\boldsymbol{z}}(k) = [\hat{\boldsymbol{z}}_0(k), \hat{\boldsymbol{z}}_1(k), \cdots, \hat{\boldsymbol{z}}_{2n}(k)] \boldsymbol{W}_m = \sum_{i=0}^{2n} W_i^m \hat{\boldsymbol{z}}_i(k) \quad (4.31)$$

式中, $\hat{\boldsymbol{z}}(k)$ 是第 k 次观测对应的所有 sigma 点观测值的数学期望。

$$\boldsymbol{P}_z(k) = \boldsymbol{V}_k + \hat{\boldsymbol{z}}_M(k) \boldsymbol{W} \hat{\boldsymbol{z}}_M^{\mathrm{T}}(k) = \boldsymbol{V}_k + \sum_{i=0}^{2n} W_i^c (\hat{\boldsymbol{z}}_i(k) - \hat{\boldsymbol{z}}(k)) (\hat{\boldsymbol{z}}_i(k) - \hat{\boldsymbol{z}}(k))^{\mathrm{T}} \quad (4.32)$$

式中, $\boldsymbol{P}_z(k)$ 是第 k 次观测对应的所有 sigma 点观测值的方差矩阵。

$$\boldsymbol{P}_{xz}(k) = \sum_{i=0}^{2n} W_i^c \left(\boldsymbol{s}_i(t_k) - \hat{\boldsymbol{x}}^-(t_k)\right) \left(\hat{\boldsymbol{z}}_i(k) - \hat{\boldsymbol{z}}(k)\right)^{\mathrm{T}} \tag{4.33}$$

式中, $\boldsymbol{P}_{xz}(k)$ 是第 k 次观测时 sigma 点数学期望预测值与模型观测值的协方差矩阵。

最后, 计算增益并更新数学期望和方差

$$\boldsymbol{K}(k) = \boldsymbol{P}_{xz}(k)\boldsymbol{P}_z(k)^{-1} \tag{4.34}$$

$$\hat{\boldsymbol{x}}(t_k) = \hat{\boldsymbol{x}}^-(t_k) + \boldsymbol{K}(k)(\boldsymbol{z}(k) - \hat{\boldsymbol{z}}(k)) \tag{4.35}$$

$$\boldsymbol{P}(t_k) = \boldsymbol{P}^-(t_k) - \boldsymbol{P}_{xz}(k)\boldsymbol{P}_z(k)^{-\mathrm{T}}\boldsymbol{P}_{xz}(k)^{\mathrm{T}} \tag{4.36}$$

4.3 CDEKF 和 CDSR-UKF 的仿真与实验研究

根据 4.1 中总结的 HNE 对辨识方法的要求, 结合 4.2 节的分析, 最适合 HNE 参数辨识的方法是 UKF—— 该方法满足 4.1 节中的所有要求, 其次是 EKF—— 该方法能满足在线辨识的要求, 至于辨识精度还有待于考察。CDEKF 和 CDSR-UKF 分别是 EKF 和 UKF 两种方法的拓展, 适用于连续–离散系统的状态估计和参数辨识。本节首先通过辨识仿真, 对 CDEKF 和 CDSR-UKF 的辨识速度、精度以及稳定性进行对比研究; 其次, 通过辨识实验对 CDEKF 和 CDSR-UKF 中辨识效果较好的方法的实用效果进行验证, 并采用该方法进行原型样机的动平台参数辨识。

4.3.1 CDEKF 与 CDSR-UKF 的仿真比较研究

图 4.3 是辨识仿真的结构, 图中的 HNE 动力学模型是指式 (3.60), $\boldsymbol{x}_{1d}$ 与 $\boldsymbol{x}_{2d}$ 分别是动平台的参考运动速度和参考运动轨迹, $\boldsymbol{u}$ 是驱动力矩 (等同于式 (3.60) 中的 $\boldsymbol{M}_N$), $\hat{\boldsymbol{x}}^-(t_k)$ 与 $\boldsymbol{P}^-(t_k)$ 是 t_k 时刻的数学期望与方差的预测值, $\hat{\boldsymbol{x}}(t_k)$ 与 $\boldsymbol{P}(t_k)$ 是 t_k 时刻的数学期望与方差的更新值。

HNE 的状态空间模型如式 (4.12) 所示, 其中 $\boldsymbol{x}_1 = [\dot{\boldsymbol{t}}, \omega]^{\mathrm{T}}$, $\boldsymbol{x}_2 = [\boldsymbol{t}, \boldsymbol{\Theta}]^{\mathrm{T}}$, $\boldsymbol{x}_3 = [m_p, \boldsymbol{R}_{p0}(3), I_{xx}, I_{yy}, I_{zz}, I_{xz}]^{\mathrm{T}}$ (表 4.1 中, 三种动平台模型对应的 I_{xy} 与 I_{yz} 均为零, 即电缆束对这两个变量的影响较小, 本节在辨识时不予考虑), m_p、$\boldsymbol{R}_{p0}$ 的定义参见 3.2.2 节, $\boldsymbol{x}_3$ 中后四个元素与 $\boldsymbol{I}_{p0}$ 中元素的对应关系是: $\boldsymbol{I}_{p0}(1,1) = I_{xx}$, $\boldsymbol{I}_{p0}(2,2) = I_{yy}$, $\boldsymbol{I}_{p0}(3,3) = I_{zz}$, $\boldsymbol{I}_{p0}(1,3) = I_{xz}$。过程函数与观测函数分别如下:

$$f(\boldsymbol{x}, \boldsymbol{u}, \boldsymbol{w}, t) = \begin{bmatrix} \boldsymbol{M}^{-1}(\boldsymbol{\tau}\boldsymbol{M}_N - \boldsymbol{\zeta}) \\ \boldsymbol{x}_1 \\ 0 \end{bmatrix} + \boldsymbol{w}$$

$$h(\boldsymbol{x}(t_k), \boldsymbol{v}(k)) = \hat{\boldsymbol{H}}\boldsymbol{x}(t_k) \tag{4.37}$$

$$\hat{\boldsymbol{H}} = \mathrm{diag}([0,0,0,0,0,0,1,1,1,1,1,1,0,0,0,0,0,0])$$

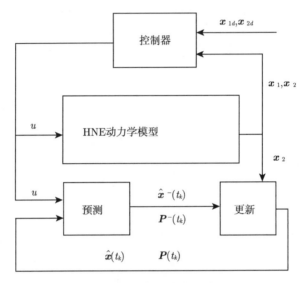

图 4.3　辨识仿真结构

式中，$\hat{\boldsymbol{H}}$ 是对角线元素为 $[0,0,0,0,0,0,1,1,1,1,1,1,0,0,0,0,0,0]$ 的 18×18 矩阵，$\hat{\boldsymbol{H}}\boldsymbol{x}(t_k)$ 表示将动平台的位姿向量 $\boldsymbol{x}_2(t_k)$ 作为辨识过程的观测值；过程函数中的其他变量定义参照式 (3.60)；系统的过程噪声为 $\boldsymbol{w} \sim N(0, 0.001)$，观测噪声为 $\boldsymbol{v}(k) \sim N(0, 0.001)$。选择电缆束预留段长度为 1.5m 时的动平台作为辨识对象，辨识的初始条件为

$$\boldsymbol{x}(t_0) = [0,0,0.2,0,0,0,0,0,0,0,0,0,1.5,0.1,0.18,0.3,0.2,0.07]^{\mathrm{T}}$$

$$\hat{\boldsymbol{x}}(t_0) = [0,0,0.2,0,0,0,0,0,0,0,0,0,1.5,0.1,0.18,0.3,0.2,0.07]^{\mathrm{T}}$$

$\boldsymbol{P}(t_0) = \mathrm{diag}([$eps eps eps eps eps eps eps eps eps eps eps eps 0.02 0.002 0.002 0.002 0.0002 0.0001$])$

$n = 18$, $\kappa = \varepsilon = -15$, $o = 1, \iota = 2$, $W_0^{(m)} = -5$, $W_0^{(c)} = -3$

式中，eps $= 2.2204 \times 10^{-16}$；diag( ) 是对角矩阵生成函数。

为了更加逼真地模拟原型样机的真实情况，本节对动平台动力学参数的时间变化特性进行了定义，具体如下：

$$m = 1.809 + 0.488 \sin(2\pi t/T_u)$$
$$\boldsymbol{R}(3) = 0.157 + 0.042 \sin(2\pi t/T_u)$$
$$I_{xx} = 0.126 + 0.034 \sin(2\pi t/T_u)$$
$$I_{yy} = 0.237 + 0.064 \sin(2\pi t/T_u) \tag{4.38}$$
$$I_{zz} = 0.125 + 0.034 \sin(2\pi t/T_u)$$
$$I_{xz} = I_{zx} = 0.102 + 0.028 \sin(2\pi t/T_u)$$

式中，t 是仿真时间，$T_u = 4$s 是各参数正弦变化的周期，其余参数的取值情况如下：

$$M = 1.809, \ R_z = 0.157, \ I_{xx_0} = 0.126, \ I_{yy_0} = 0.237$$
$$I_{zz_0} = 0.125, \ I_{xz_0} = 0.102, \ \lambda = 0.27$$

辨识过程中对动平台在任务空间中实施闭环控制，其期望运动轨迹如下：

$$\begin{cases} x = 0.1 \sin(2\pi t/T) \\ y = 0.1 \sin(2\pi t/T) \\ z = 0.2 + 0.1 \sin(2\pi t/T) \\ \phi = 0.1 \sin(2\pi t/T) \\ \theta = 0.1 \sin(2\pi t/T) \\ \psi = 0.1 \sin(2\pi t/T) \end{cases} \tag{4.39}$$

式中，线位移 x、y、z 的单位是 m，角位移 ϕ、θ、ψ 的单位是 rad，$T = 1.0$s 是仿真周期。设置系统的观测值采样频率为 500Hz，采用四阶 Runge-Kutta 法进行仿真过程中的微分方程求解，仿真总时长为 1s。

图 4.4(a)~(f) 是 simplized-CDEKF、unsimplized-CDEKF 和 CDSR-UKF 三种方法的辨识结果，其中前两者分别是对雅可比矩阵进行简化处理的 CDEKF 和未进行简化的 CDEKF，在此统称为 CDEKF。图中模型值是 HNE 动力学模型中相应参数的取值，也是待辨识参数的目标值。

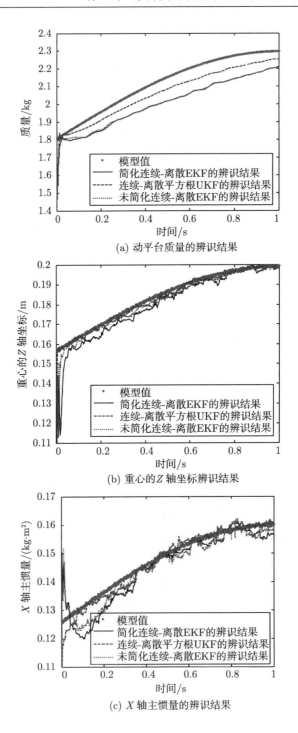

(a) 动平台质量的辨识结果

(b) 重心的 Z 轴坐标辨识结果

(c) X 轴主惯量的辨识结果

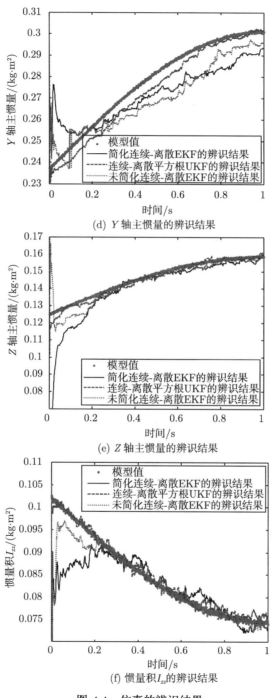

(d) Y 轴主惯量的辨识结果

(e) Z 轴主惯量的辨识结果

(f) 惯量积 I_{zz} 的辨识结果

图 4.4 仿真的辨识结果

1) 稳定性分析

辨识结果的标准误差对一组估计值中的特大或特小误差反映非常敏感，能够很好地反映出辨识算法的稳定性，即标准误差越小，算法稳定性越好。如表 4.2 所示，CDSR-UKF 的辨识结果标准误差分别是 unsimplized-CDEKF 相应参数的 53%、62%、57%、50%、47%和 26%，是 simplized-CDEKF 相应参数的 53%、33%、49%、46%、25%和 16%。从标准误差大小关系判断：CDSR-UKF 的稳定性最高，unsimplized-CDEKF 次之，simplized-CDEKF 第三，但后两者的差别较小。图 4.4 和图 4.5 中三种算法对应曲线的平滑度与该结论相吻合。

表 4.2　三种方法的稳定性、收敛速度和精度对比

	参数	m/kg	$\boldsymbol{R}(3)$/m	I_{xx}/(kg·m²)	I_{yy}/(kg·m²)	I_{zz}/(kg·m²)	I_{xz}/(kg·m²)
标准误差	CDSR-UKF	0.0627	0.0023	0.0024	0.0052	0.0031	0.0011
	simplized-CDSR-UKF	0.1190	0.0070	0.0049	0.0113	0.0125	0.0070
	unsimplized-CDEKF	0.1183	0.0037	0.0042	0.0105	0.0066	0.0042
收敛时间/s	CDSR-UKF	0.0030	0.0030	0.0020	0.0010	0.0030	0.0010
	simplized-CDEKF	0.0070	0.0050	0.0030	0.0030	0.0860	0.0010
	unsimplized-CDEKF	0.0040	0.0030	0.0020	0.0020	0.0050	0.0010
RMSE 平均值	CDSR-UKF	0.0662	0.0037	0.0037	0.0070	0.0056	0.0011
	simplized-CDEKF	0.1102	0.0120	0.0071	0.0128	0.0225	0.0122
	unsimplized-CDEKF	0.1055	0.0063	0.0063	0.0099	0.0119	0.0077

2) 收敛速度分析

针对待辨识参数具有时变性而无法通过比较前后两个时刻估计值的变化来确定算法收敛时间的问题，本书通过判断连续两个时刻的辨识误差率 (辨识结果与目标值差值占目标值的百分比) 的关系来进行算法收敛速度的分析，具体方法为：若连续两个时刻的辨识误差率均小于 5%，则认为计算已收敛。表 4.2 列出了三种算法的收敛时间，通过对比发现：CDSR-UKF 与 unsimplized-CDEKF 的收敛时间相差不大，最大差值与最大倍数分别出现在对 I_{zz} 和 I_{yy} 的辨识过程中，分别达到了 0.002s 和 2 倍。simplized-CDEKF 在收敛速度方面与以上两种算法差距明显，与 CDSR-UKF、unsimplized-CDEKF 最大差值均出现在对 I_{zz} 的辨识过程中，分别达到了 0.083s 和 0.081s，是 CDSR-UKF 和 unsimplized-CDEKF 相应数值的 27.7 倍和 16.2 倍。CDSR-UKF 对六个参数的平均辨识收敛时间为 0.002s 左右，具有良好的在线辨识能力。图 4.4 中辨识结果曲线与目标值曲线的贴合程度与收敛速度的分析结果是一致的。

3) 精度分析

均方根误差 (root mean squared error，RMSE) 是衡量"平均误差"的一种较方便的方法，RMSE 的值越小，说明辨识结果与目标值的差值越小、精度越高。表 4.2

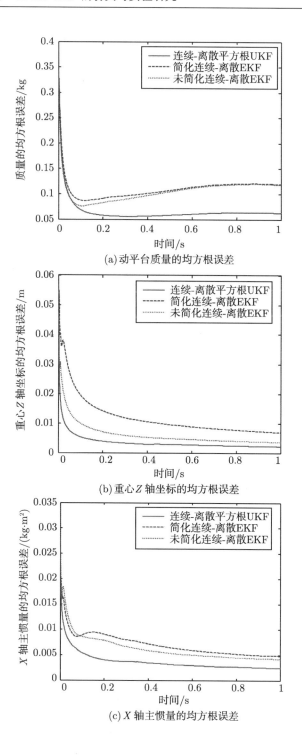

(a) 动平台质量的均方根误差

(b) 重心 Z 轴坐标的均方根误差

(c) X 轴主惯量的均方根误差

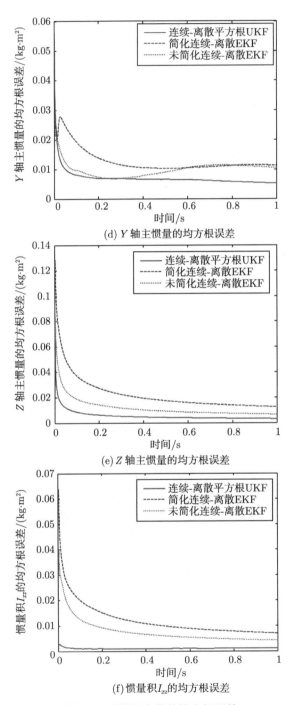

(d) Y 轴主惯量的均方根误差

(e) Z 轴主惯量的均方根误差

(f) 惯量积 I_{zz} 的均方根误差

图 4.5　待辨识参数的均方根误差

列出的 RMSE 平均值是指辨识过程中时变参数在不同时刻 RMSE 的平均水平, 是对单个时变参数辨识精度的总体评价。通过对比发现: CDSR-UKF 的计算精度最高, unsimplized-CDEKF 次之, simplized-CDEKF 第三; 其中前者与后两者的差距明显, 其中 I_{xz} 的 RMSE 平均值差别最大, CDSR-UKF 的数值与 unsimplized-CDEKF 和 simplized-CDEKF 相应数值之比达到了 7 和 11; 在辨识精度方面, unsimplized-CDEKF 与 simplized-CDEKF 较为接近, 其中 $\boldsymbol{R}(3)$ 的 RMSE 平均值差别最大, 后者与前者的数值比达到了 1.9。

综上所述, CDEKF 与 CDSR-UKF 的对比结果显示: 前者与后者的标准误差比值范围为 1.9~6.3, 收敛时间比值范围为 1~27.7; 均方根误差的比值范围为 1.4~11, 即后者在计算精度、稳定性和收敛速度三方面均要优于前者。

附录 C 给出了 CDEKF 与 CDSR-UKF 对状态向量 (除动平台待辨识参数以外的其余 12 个参数) 的估计结果。由于 $\boldsymbol{x}_2 = [x, y, z, \phi, \theta, \psi]$ 既是状态向量的一部分, 又是辨识过程的观测量, 所以, 在 x、y、z、ϕ、θ、ψ 六个状态量的估计结果图中, 不仅给出了估计结果, 而且还列出了测量噪声。

4.3.2 CDSR-UKF 辨识效果的实验验证

CDSR-UKF 在收敛速度、计算精度以及跟踪稳定性等方面的优势, 使其成为 HNE 系统辨识的正选算法。无论是实验还是仿真, 均是根据实验值与真实值间的误差大小来评价辨识效果的优劣。然而, 根据 4.1 节的分析结论, m_p 等六个动平台参数的真实值具有随时间变化、随机、变化不规则等特点, 这些特点决定了参数真实值的不确定性, 也增加了实验验证 CDSR-UKF 辨识效果的难度。由此可见, 真实值的不确定性是开展 CDSR-UKF 实验验证的瓶颈所在。为此, 作者从实验装置、待辨识参数选取、动平台运动轨迹等方面对实验进行了有针对性的设计, 具体如下所述。

1) 实验装置调整

头盔显示器是造成动平台参数真实值不确定的主要因素。为了消除这一不确定因素的影响, 便于进行 CDSR-UKF 的实验验证, 本书将原动平台 (含头盔显示器) 进行了两点改动: ① 移走头盔显示器; ② 如图 4.6 所示, 增加质量球添加装置。第一点改动主要是为了消除头盔显示器的不确定影响; 第二点改动通过在动平台运动过程中添加质量球, 来实现动平台质量等参数的阶跃式变化, 从而达到验证 CDSR-UKF 在线辨识能力的目的。质量球的摆放位置及其质量等参数均是明确的, 可以利用 CAD 软件算出添加质量块后的动平台动力学参数, 各参数的取值情况参照表 4.3。

2) 待辨识参数

通过对比添加质量球前后的动平台参数, 发现 m_p、$\boldsymbol{R}_{p0}(1)$、I_{yy}、I_{zz} 四个参数

的数值发生了较为明显的阶跃变化。因此，作者将 m_p、$\boldsymbol{R}_{p0}(1)$、I_{yy} 和 I_{zz} 确定为 CDSR-UKF 验证实验的待辨识参数，通过分析 CDSR-UKF 对该阶跃变化的响应，来对 CDSR-UKF 的辨识精度和速度进行验证。

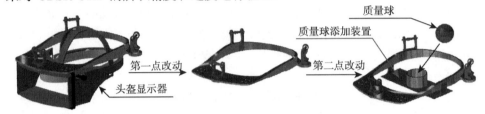

图 4.6　实验装置的改动方案示意图

表 4.3　添加质量球前后的动平台参数

	m_p/kg	$\boldsymbol{R}_{p0}$/m	I_{xx}/(kg·m^2)	I_{yy}/(kg·m^2)	I_{zz}/(kg·m^2)	I_{xz}/(kg·m^2)
添加前	0.721	$(-0.006, 0.00, 0.043)$	0.005	0.006	0.011	0.0002
添加后	0.923	$(-0.029, 0.00, 0.044)$	0.005	0.008	0.013	0.0002

3) 动平台的运动轨迹

本节主要从便于放置质量球、保证质量球放置位置不发生变更的角度，对动平台的运动轨迹设计提出了要求，主要分为两个方面：第一，动平台的运动要平缓，便于放置质量球；第二，动平台的运动只限于平动，以保证质量球的摆放位置不发生改变。基于以上两点要求，本书设计动平台的运动轨迹如下：

$$
\begin{cases}
x = 0.05 \sin(2\pi t/T) \\
y = 0.05 \sin(2\pi t/T) \\
z = 0.2 + 0.05 \sin(2\pi t/T) \\
\phi = 0 \\
\theta = 0 \\
\psi = 0
\end{cases}
\tag{4.40}
$$

式中，$T = 10\text{s}$，其他参数参照式 (4.39)。式 (4.40) 通过设置长周期来避免动平台出现剧烈运动；通过设置三个姿态角为零来保证质量球不脱落。

根据原型样机的硬件情况，选取驱动支链长度作为观测量，其真实值可根据丝杠的导程和伺服电机光电编码器的反馈值间接算出。在已知动平台位姿估计的情况下，根据执行机构的逆向运动学 (参考式 (3.1)~ 式 (3.3)) 可算出辨识模型的观测量。实验的数据采集频率为 480Hz，总时长设定为 10s。辨识的初始条件为

$$\boldsymbol{x}(t_0) = [0,0,0.2,\ 0,0,0,\ 0,0,0,\ 0,0,0,0.721,0.043,0.005,0.006,0.011,0.00002]^{\mathrm{T}}$$

$$\hat{\boldsymbol{x}}(t_0) = [0,0,0.2,\ 0,0,0,\ 0,0,0,\ 0,0,0,0.721,0.043,0.005,0.006,0.011,0.00002]^{\mathrm{T}}$$

$\boldsymbol{P}(t_0) = \mathrm{diag}([\text{eps eps eps eps eps eps eps eps eps eps eps eps } 0.02\ 0.002\ 0.002\ 0.002$
$0.0002\ 0.0001])$

$n = 18,\ \kappa = \varepsilon = -15,\ o = 1,\ \iota = 2,\ W_0^{(m)} = -5,\ W_0^{(c)} = -3$

式中，eps $= 2.2204 \times 10^{-16}$；diag() 是对角矩阵生成函数。

图 4.7(a)~(d) 分别是 m、$\boldsymbol{R}(1)$、I_{yy} 和 I_{zz} 的辨识结果，图中实线和虚线分别是动平台 CAD 模型的理论值和实验辨识结果，圆圈是收敛开始的位置。如表 4.4 所示，m、$\boldsymbol{R}(1)$、I_{yy} 和 I_{zz} 的收敛时间分别为 0.342s、0.045s、0.049s 和 0.028s，其中 m 的收敛时间明显长于其他三个参数，这主要是由 m 的变化幅值较大引起的。在辨识精度方面，各参数的辨识结果与相应的理论值之间均存在较为明显的差别，其原因主要是：各参数的理论值来自动平台的 CAD 模型，然而模型在精度、完整度、零部件材质等方面与实物的差异会致使理论值与真实值产生一定偏差。因此，无法通过直接比较辨识结果与理论值来评价 CDSR-UKF 的辨识精度。

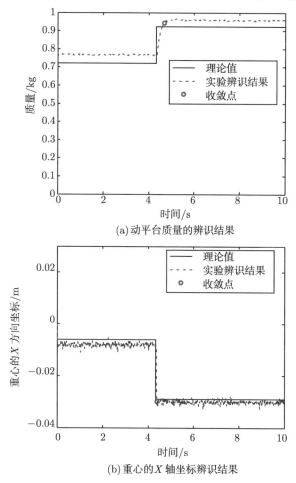

(a) 动平台质量的辨识结果

(b) 重心的 X 轴坐标辨识结果

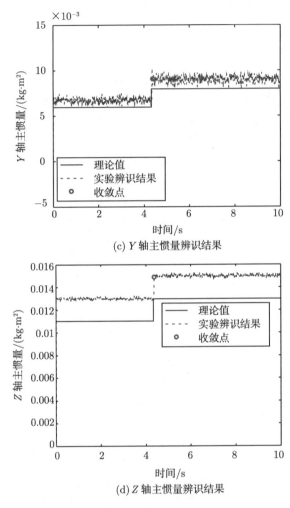

(c) Y 轴主惯量辨识结果

(d) Z 轴主惯量辨识结果

图 4.7　辨识结果与理论值的对比

　　针对这一问题,本书通过比较理论值变化幅值与辨识结果变化幅值,来分析 CDSR-UKF 的辨识精度。如表 4.4 所示,各待辨识参数对应的理论值变化幅值与辨识结果变化幅值的差值分别是 0.01、0.001、0.0002 和 0.0002,分别占相应理论值变化幅值的 5%、4.4%、10% 和 10%。即 CDSR-UKF 对动平台参数突变的辨识误差在 10% 以下。

　　图 4.8 是待辨识参数的辨识结果 RMSE 曲线图。在曲线光滑度方面,除 m 外,其余三个参数的 RMSE 曲线变化连续、流畅,具有较好的光滑度,这说明 $R(1)$、I_{yy} 和 I_{zz} 的辨识结果具有较好的稳定性。m 的 RMSE 曲线虽然在 4.3s 左右出现了反弹现象,但反弹前后的 RMSE 曲线变化连续、流畅,同样具有较好的光滑度,即除

在反弹过程中，m 辨识结果具有较好的稳定性。通过比较图 4.7(a) 和图 4.8(a) 发

表 4.4 辨识结果与理论值的比较

项目	m/kg		$\boldsymbol{R}(1)/\mathrm{m}$		$I_{yy}/(\mathrm{kg \cdot m^2})$		$I_{zz}/(\mathrm{kg \cdot m^2})$	
	无质量球	有质量球	无质量球	有质量球	无质量球	有质量球	无质量球	有质量球
理论值	0.721	0.923	−0.006	−0.029	0.006	0.008	0.011	0.013
辨识结果	0.767	0.959	−0.008	−0.030	0.0068	0.009	0.013	0.0152
理论值与辨识结果的差值	0.046	0.036	0.002	0.001	0.0007	0.001	0.002	0.0022
理论值的变化幅值	0.202		0.023		0.002		0.002	
辨识结果的变化幅值	0.192		0.022		0.0022		0.0022	
两种变化幅值间的差值	0.01		0.001		0.0002		0.0002	
收敛时间/s	0.3420		0.0450		0.0490		0.0280	

注：表中关于质量球添加前后的实验结果均是相应数据的平均值

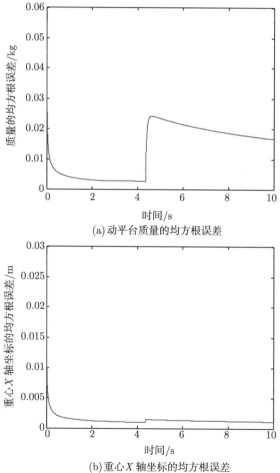

(a) 动平台质量的均方根误差

(b) 重心 X 轴坐标的均方根误差

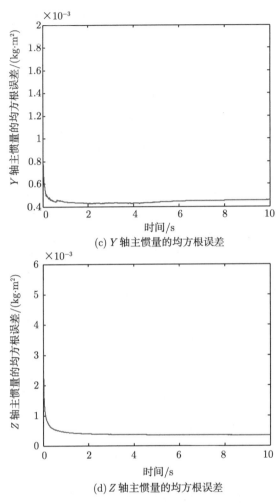

(c) Y 轴主惯量的均方根误差

(d) Z 轴主惯量的均方根误差

图 4.8　辨识结果的均方根误差

现, 反弹发生的时间点与 m 理论值发生突变的时间点是一致的, 即 m 的 RMSE 曲线反弹现象是由其理论值突变造成的, 具体原因有两方面 —— 一是质量球冲击动平台, 造成观测量在小范围内发生突变, 干扰了 CDSR-UKF 的预测与更新过程; 二是 m 的理论值变化幅值较大, 辨识算法对其跟踪需要一定时间, 这造成辨识结果与理论值间的差值出现突然增大的情况。

图 4.9 是观测量估计值和真实值随时间变化的曲线图。图中, 真实值与估计值均出现了小幅度的波动, 原因主要有三点: 一是采集与处理观测量的过程掺杂了噪声干扰; 二是驱动信号受到干扰, 影响了动平台的整体控制效果; 三是摩擦力、装配间隙等不确定性因素影响了动平台运动的平顺性和连续性。

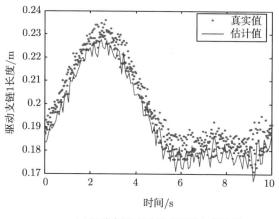

(a) 驱动支链1长度的真实值与估计值

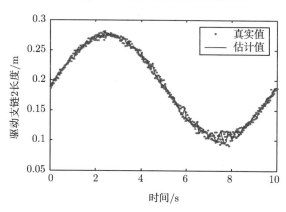

(b) 驱动支链2长度的真实值与估计值

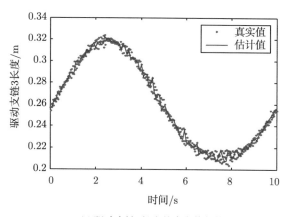

(c) 驱动支链3长度的真实值与估计值

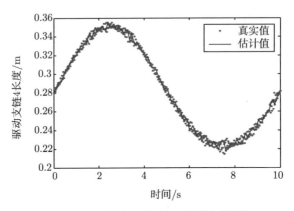

(d)驱动支链4长度的真实值与估计值

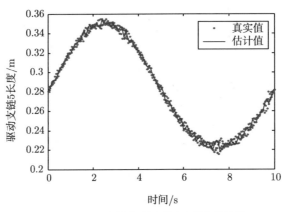

(e)驱动支链5长度的真实值与估计值

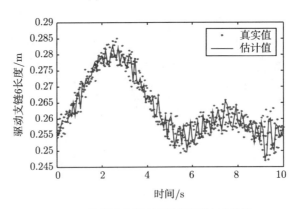

(f)驱动支链6长度的真实值与估计值

图 4.9　观测量的真实值与估计值

4.4　结　　论

(1) 受人头部运动特点和 HNE 的使用环境的影响，动平台的动力学参数具有不确定性和时变性的特点。部分外购部件和电缆束长度变化分别是造成不确定性和时变性的主因。而时变性又因 HNE 使用环境的不同，具体表现为突变和渐变两种情况。

(2) simplized-CDEKF 和 unsimplized-CDEKF 的差别在于：前者在计算雅可比矩阵时进行了简化处理。但通过比较两者的仿真结果发现：在整体辨识稳定性与精度方面，unsimplized-CDEKF 的平均辨识精度较 simplized-CDEKF 略有提高。这说明雅可比矩阵计算过程的简化不但没对 simplized-CDEKF 的辨识精度造成不利影响，反而方便了算法的数学推导和编程实现。

(3) 仿真结果显示：在对渐变参数的辨识过程中，CDSR-UKF 在辨识精度、收敛速度和稳定性三方面均要优于 CDEKF，原因主要有 —— 一是 CDEKF 需要对非线性系统进行线性化处理，这会造成更新过程不稳定，仿真结果显示对 HNE 这种非线性程度较高且复杂度较大的系统进行辨识时，CDEKF 对目标值的跟踪效果较差，会出现图 4.5(a) 中辨识过程不收敛的趋势；二是 CDSR-UKF 既不需要对非线性模型进行线性化，也不需要计算雅可比矩阵。这既可以保证计算过程的稳定性，又能获得较高的计算速度，比较适合 HNE。

(4) 通过比较真实值与辨识结果的增量来分析辨识精度，可以解决因真实值未知导致无法直接计算辨识精度的问题。实验结果显示：在对突变参数的辨识过程中，CDSR-UKF 的最大辨识误差为 10%，具有较好的辨识精度；对大幅度突变和一般幅度突变参数的辨识收敛时间分别在 0.3s 和 0.04s 左右，且收敛时间会随着参数变化幅值的增加而变长。本书在实验中设计的参数大幅值突变只有在头部瞬间大幅度运动时才会出现，而头部瞬间大幅度运动在正常的模拟驾驶环境中极少发生。即在正常情况下，动平台参数的变化均是连续的。因此，CDSR-UKF 能满足正常使用情况下的 HNE 动平台参数辨识要求。

第 5 章　头颈部外骨骼系统的主动柔顺控制

执行机构的功能类似于柔性外骨骼人机智能系统, 既要准确地带动头盔显示器跟踪头部的位置和姿态, 又要起到助力器的作用, 减轻头盔显示器带给使用者的沉重感和束缚感。此类控制通常被称作柔顺控制 [150-154]。柔顺控制分为被动柔顺控制和主动柔顺控制两种。其中被动柔顺控制因其适应性差、位置控制精度低等缺点, 在多数情况下往往被主动控制所代替。主动柔顺控制经过几十年的发展, 现已成为机器人研究的一个主要方向, 主要涉及医疗 [155-161]、机械加工 [162-164]、精密装配 [165-167]、灵巧手 [168,169]、家政智能系统 [170-172] 等领域。

头部与头盔显示器之间的接触力和力矩 (以下将两者简称为广义接触力) 是衡量沉重感和束缚感的重要指标。广义接触力越小, 说明头盔显示器给使用者造成的沉重感和束缚感越轻, 而沉浸感和舒适度就越高。因此, 有效地控制头盔显示器的运动, 减小广义接触力是实现 HNE 助力器功能的关键所在。

从机器人实现依从运动的特点来看, 主动柔顺控制可分为四类: 阻抗控制、力/位混合控制、先进控制、智能控制 [173]。其中, 先进控制在前两者的基础上, 增加了自适应性或鲁棒性 [150,152]。智能控制包括神经网络控制、模糊控制等 [174]。阻抗控制的核心是力/位置转换矩阵的设置, 而确定头部与头盔显示器之间相对位置、速度与接触力的关系存在较大难度; 目标接触力和目标位置是力/位混合控制所必需的, 但是受伺服驱动支链额定功率的限制, 目标接触力在执行机构的任务空间中并不是一个恒定值, 它与执行机构的位姿状态有直接关系, 因而获取目标接触力也较困难; 先进控制是针对不确定参数、外部扰动等外在因素提出的, 其原理核心仍是阻抗控制或力/位混合控制, 因此同样不适合 HNE 系统; 智能控制的选取还没有较规范的标准, 大量的计算影响了实用性, 目前智能控制方法大多还处于实验阶段 [174]。

HNE 系统的执行机构是 6URHS 并联机构, 其中螺旋副 (H) 是执行机构的主动关节。在系统设计过程中, 因成本等原因, 造成了螺旋副的自锁问题, 这无疑增加了 HNE 系统功能实现的难度。为了克服螺旋副的自锁问题, 实现 HNE 的助力器功能, 本章提出了一种适合 HNE 系统的主动柔顺控制策略 (active compliance control strategy of HNE, ACCSH), 其结构如图 5.1 所示。该策略包括两部分内容——头部运动预测和基于惯性项与非线性项补偿的自适应控制器 (inertia and nonlinear term compensation adaptive controller based on dynamic model, INCCDM)。

其中, 前者根据系统的力反馈信息和驱动支链的运动状态, 基于 6-3UPS 并联机构的滑动杆动力学模型和并联机构的正向运动学, 来预测头部在下一时刻的运动状态, 为自适应控制器提供动平台的期望运动轨迹。后者由补偿控制器和系统辨识组成, 通过在控制器中对惯性项和非线性项进行补偿, 来减小系统的惯性, 降低系统的刚度, 减少摩擦力等非线性因素对头部运动的干扰, 从而达到对头部与头盔显示器间广义接触力进行控制的目的; 通过对系统未知参数的在线辨识, 修正动力学模型的时变参数 (如第 4 章的动平台未知参数、摩擦力以及电机的能量转换系数等), 提高补偿项的准确度, 从而提升控制器的自适应能力和控制精度。

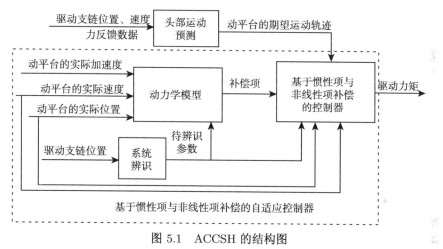

图 5.1 ACCSH 的结构图

5.1 头部运动预测

头部运动是 HNE 位置控制的跟踪目标, 为实现 HNE 系统的跟踪功能, 首先需要获知头部的运动信息。然而头部运动存在随机性, 其运动信息无法事先获取。为此, 国内外学者提出了 “头部运动预测” 的概念, 并对其预测方法进行了研究。

当前, 用于头部运动预测的方式主要有两种 —— 软件和硬件。软件方面, 在分析头部运动特点的基础上, 通过建立头部运动模型和预测器来进行头部运动信息的预测, 其中, 头部模型主要有常速度 (constant velocity, CV) 模型、“当前” 统计 (current statistical, CS) 模型、常加速度 (constant acceleration, CA) 模型以及 Singer 模型 [28] 等; 预测器主要有基于卡尔曼滤波的预测器 [29−31]、基于辐射的神经网络预测器 [32]、具有马尔可夫切换系数的交互式多模型预测器等。硬件方面, 主要是借助传感器 [33,34] 等来测量头部运动信息。目前, 无论是软件方案还是硬件方案均多用于虚拟现实交互中的视觉延时补偿。

现有的头部运动模型和预测器均是建立在一定假设和简化基础之上的, 其应用场合大多具有一定的特殊性。在不引入特定限制条件的情况下, 现有的建模和预测方法很难保证头部运动预测的精度。采用常规的硬件方式, 如采用惯性陀螺来测量头部运动趋势, 成本较高。因此, 现有的软、硬件头部运动预测方案都不适合 HNE 系统。

滑动副与螺旋副分别作为 6-3UPS 并联机构和 6URHS 并联机构的主动运动关节, 其最大区别在于: 螺旋副在导径比 (即导程与直径的比值) 较小时存在自锁问题, 而滑动副在较小轴向力的作用下便可完成自由伸缩。现假设将 HNE 的执行机构换作 6-3UPS 并联机构, 那么在无关节驱动力的情况下, 使用者只需克服系统的重力、惯性和摩擦力, 便可带动头盔显示器自由运动。根据支链杆长与运动平台位姿间的映射关系, 滑动副滑动杆的伸缩长度和速度, 便是头部运动在关节空间中的位置和速度信息。

鉴于此, 本章提出了基于力传感器反馈与滑动杆动力学模型的头部预测方法, 该方法首先利用 6-3UPS 并联机构可作为六维空间中头部运动位姿测量装置的特点, 基于滑动杆的动力学模型和安装于关节空间的力传感器 (图 3.2) 反馈, 来计算头部运动在关节空间的位置、速度等信息; 其次, 采用 Newton-Raphson 法对并联机构正向运动学问题进行实时求解, 获得任务空间中的头部运动信息。具体流程如图 5.2 所示。

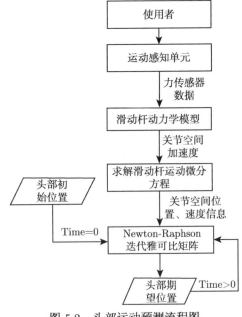

图 5.2　头部运动预测流程图

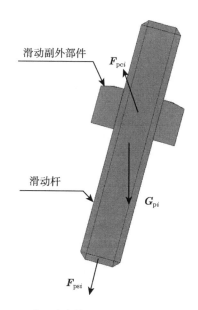

图 5.3　无驱动力情况下滑动杆的受力分析图

图 5.3 所示是在无关节空间驱动力情况下，6-3UPS 并联机构滑动杆的受力情况。其中，$\boldsymbol{F}_{\mathrm{psi}}$ 是并联机构运动平台施加于滑动杆的作用力矢量；$\boldsymbol{G}_{\mathrm{pi}}$ 是滑动杆的重力矢量；$\boldsymbol{F}_{\mathrm{pci}}$ 是滑动副外部件施加于滑动杆的作用力矢量。由此可推出，无关节空间驱动力情况下的滑动杆的牛顿方程如下：

$$\boldsymbol{G}_{\mathrm{pi}} - \boldsymbol{F}_{\mathrm{pci}} + \boldsymbol{F}_{\mathrm{psi}} - m_i \boldsymbol{a}_{\mathrm{pi}} = \boldsymbol{0} \tag{5.1}$$

式中，$\boldsymbol{a}_{\mathrm{pi}}$ 是滑动杆的线加速度矢量；m_i 是滑动杆的质量。在此，我们只关心沿杆轴向的运动信息，因此，可将式 (5.1) 作如下变换：

$$\boldsymbol{s}_i \cdot \boldsymbol{G}_{\mathrm{pi}} - \boldsymbol{s}_i \cdot \boldsymbol{F}_{\mathrm{pci}} + \boldsymbol{s}_i \cdot \boldsymbol{F}_{\mathrm{psi}} - m_i \boldsymbol{s}_i \cdot \boldsymbol{a}_{\mathrm{pi}} = \boldsymbol{0} \tag{5.2}$$

式中，$\boldsymbol{s}_i$ 是支链杆长单位向量，其表达式为

$$\boldsymbol{s}_i = ((R_t \cdot \boldsymbol{p}_i) + \boldsymbol{t} - \boldsymbol{b}_i) / \| (R_t \cdot \boldsymbol{p}_i) + \boldsymbol{t} - \boldsymbol{b}_i \| \tag{5.3}$$

式中，$\boldsymbol{b}_i$、$\boldsymbol{p}_i$、$\boldsymbol{t}$ 以及 R_t 的意义同前文。

如图 5.4 所示，是 $\boldsymbol{F}_{\mathrm{pci}}$ 的分解情况，其中 F_{pni} 与 F_{pfi} 分别是 $\boldsymbol{F}_{\mathrm{pci}}$ 沿滑动杆径向和轴向的分力，F_{pni} 是滑动副外部件施加于滑动杆的支持力，F_{pfi} 是滑动副外部件施加于滑动杆的滑动摩擦力。根据图 5.4 的分解，式 (5.2) 可以重新写为

$$\boldsymbol{s}_i \cdot \boldsymbol{G}_{\mathrm{pi}} - F_{\mathrm{pfi}} + \boldsymbol{s}_i \cdot \boldsymbol{F}_{\mathrm{psi}} - m_i a_{\mathrm{psi}} = \boldsymbol{0} \tag{5.4}$$

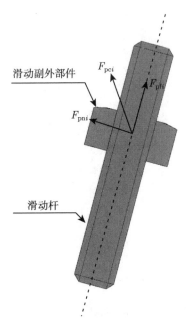

图 5.4　滑动副外部件施加于滑动杆的作用力的分解图

式中，$s_i \cdot G_{\mathrm{p}i}$ 是滑动杆重力沿轴向的分力；$s_i \cdot F_{\mathrm{ps}i}$ 是并联机构运动平台施加于滑动杆的作用力沿轴向的分力，此力可以通过安装于关节空间的力传感器间接测得；$a_{\mathrm{ps}i}$ 是滑动杆加速度沿轴向的分量。将上式移项变换后，可得 $a_{\mathrm{ps}i}$ 的表达式如下：

$$a_{\mathrm{ps}i} = \frac{1}{m_i}(s_i \cdot G_{\mathrm{p}i} - F_{\mathrm{pf}i} + s_i \cdot F_{\mathrm{ps}i}) \tag{5.5}$$

因摩擦力 $F_{\mathrm{pf}i}$ 在滑动杆运动过程中始终做负功，为进一步减轻使用者的负担，本书在计算 $a_{\mathrm{ps}i}$ 时，取滑动杆受力的理想情况 ——$F_{\mathrm{pf}i} = 0$，即使用者在运动过程中无须克服滑动杆的摩擦力，而转由伺服驱动支链来承担。这样上式中右边的所有变量均为已知，$a_{\mathrm{ps}i}$ 便可求得。

6-3UPS 并联机构所有滑动杆的运动微分方程形如：

$$\begin{cases} \dfrac{\mathrm{d}X}{\mathrm{d}t} = F(t, X) \\ X = [L; V] \\ F(t, X) = [V; a_{\mathrm{ps}}] \\ L = [L_1; L_2; L_3; L_4; L_5; L_6] \\ V = [V_1; V_2; V_3; V_4; V_5; V_6] \\ a_{\mathrm{ps}} = [a_{\mathrm{ps}1}; a_{\mathrm{ps}2}; a_{\mathrm{ps}3}; a_{\mathrm{ps}4}; a_{\mathrm{ps}5}; a_{\mathrm{ps}6}] \end{cases} \tag{5.6}$$

式中，L, V, a_{ps} 分别是 6 根滑动杆在关节空间中的杆长向量、伸缩速度向量和伸缩加速度向量。因滑动杆的初始杆长和伸缩速度均是已知的,即 X 是已知的。所以采用四阶、五阶 Runge-Kutta 算法便可实时地计算出下一时刻的杆长和伸缩速度,即头部运动下一时刻在关节空间中位置和速度信息。

通过对 6-3UPS 并联机构进行运动学分析,可以发现运动平台在任务空间的运动速度与关节空间中滑动杆的伸缩速度存在如下关系:

$$\dot{Y} = \tau^{-1} V \tag{5.7}$$

式中,$\dot{Y} = [\dot{t}\, \omega]^{\mathrm{T}}$ 是任务空间中运动平台的运动速度,亦是任务空间中的头部运动速度;$\dot{t}, \omega$ 分别是运动平台的平动速度和欧拉角转动速度;τ 是传统意义上的雅可比矩阵。

根据图 5.2,在已知滑动杆的杆长信息后,可通过 Newton-Raphson 法对任务空间中的头部运动位置进行迭代计算。鉴于 Newton-Raphson 法是求解 6-3UPS 并联机构正向运动学问题的典型算法,本书在此不再赘述。

5.2 基于系统动力学模型的惯性项与非线性项补偿控制器

5.2.1 控制器的设计

根据上一节的分析,采用简单控制方法便可实现对头部运动的跟踪,然而在系统的使用过程中,使用者仍需克服系统的重力、惯性等因素。为此,本书借鉴了补偿控制器的思想,设计了基于系统动力学模型的惯性项与非线性项补偿控制器。

目前,已有众多学者对补偿控制器进行了研究,且根据使用目的和应用场合的差异进行了较多改进。齐潘国等 [175,176] 对基于力回路的惯性补偿控制方法进行了原理推导和稳定性分析,并将该方法用于实现大惯量操纵系统对小惯量力感的模拟;Lew[151] 与 Jou[153] 设计了基于惯性补偿的控制器,并将该控制器用于提高工业机器人在突发状况下的安全性和可操作性;Aguirre-Ollinger 等 [177] 设计了基于外骨骼康复系统机构惯性补偿的控制方法,并以单自由度腿部外骨骼助力系统为对象进行了实验研究;马骁等 [178] 在建立了 2-DOF 并联机构简化动力学模型的基础上,设计了基于非线性补偿的计算力矩控制器,并对其可行性进行了仿真和实验验证;杨军宏 [179] 利用改进型饱和非线性补偿控制器,来抑制船舶运动模拟平台液压伺服驱动系统中存在的饱和非线性问题;Yang 等 [180] 设计了一种基于模型的非线性补偿和重力动态补偿控制器,用于提高 6-DOF 液压驱动并联机器人的控制性能,消除稳态误差;Shang 等 [181] 基于非线性摩擦力模型,设计了一种适用于 2-DOF 平面并联机器人的摩擦力补偿控制器。

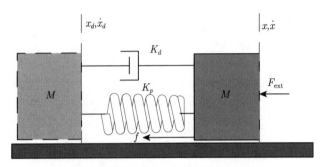

图 5.5　单自由度 PD 控制器的原理图

单自由度 PD 控制器的原理图如图 5.5 所示。在无外力作用的情况下，即外部主动力 $F_{\text{ext}} = 0$，摩擦力 $f = 0$ 时，质量块 M 的动力学方程为

$$M\ddot{x} = T \tag{5.8}$$

式中，$\ddot{x}$ 是质量块的加速度；T 是驱动力，作为控制输入量来保证质量块对其期望轨迹的跟踪，其计算公式为

$$T = -K_p(x - x_d) - K_d(\dot{x} - \dot{x}_d) \tag{5.9}$$

式中，$x, \dot{x}$ 是质量块的实际位置和速度；$x_d, \dot{x}_d$ 是质量块的期望位置和速度；K_p, K_d 分别是控制器的比例系数和微分系数。

一般情况下，为保证对期望轨迹跟踪的精度，会选择较大的控制器系数，这样一来，系统的刚度也会随之变大。当系统与外部环境 (包括人) 有接触时，即接触力 $F_{\text{ext}} \neq 0$，系统的动力学方程将改写为

$$M\ddot{x} = T - F_{\text{ext}} \tag{5.10}$$

由上式可以看出，当系统刚度较大时，若要阻止或改变系统的运动，则需要较大的接触力。在人、机协同作业的情况下，这无疑给工作人员的人身安全构成了威胁。现将式 (5.9) 作如下变动：

$$T = M_c\ddot{x} - K_p(x - x_d) - K_d(\dot{x} - \dot{x}_d) \tag{5.11}$$

其中 $M_c\ddot{x}$ 是惯性补偿项。将式 (5.11) 代入式 (5.10) 得

$$(M - M_c)\ddot{x} = -K_p(x - x_d) - K_d(\dot{x} - \dot{x}_d) - F_{\text{ext}} \tag{5.12}$$

上式与式 (5.10) 的区别在于：有效惯性 $M_e = (M - M_c) < M$。在运动过程中，质量块的惯性减小，保持原来瞬间运动特性所需的控制器增益同样也会随之减小。当阻止或改变其运动状态时，所需的接触力也会变小。

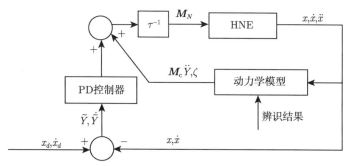

(a) 未考虑电机能量转换的HNE补偿控制器结构框图

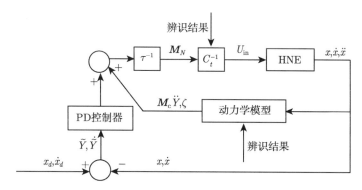

(b) 考虑电机能量转换的HNE补偿控制器结构框图

图 5.6 补偿控制器的结构框图

式 (5.12) 便是补偿控制器的数学表达式。现将该控制器的设计思路推广到 HNE 控制器的设计中，图 5.6(a) 是 HNE 补偿控制器的结构框图。式 (3.60) 的驱动力矩 $\boldsymbol{M}_N$ 可以用下式来计算：

$$\boldsymbol{M}_N = \boldsymbol{\tau}^{-1}(\boldsymbol{M}_c\ddot{\boldsymbol{Y}} + \boldsymbol{\zeta} - \boldsymbol{K}_p\tilde{\boldsymbol{Y}} - \boldsymbol{K}_d\dot{\tilde{\boldsymbol{Y}}}) \tag{5.13}$$

式中，$\boldsymbol{M}_c\ddot{\boldsymbol{Y}}$ 是 6×1 的执行机构惯性补偿项向量；$\boldsymbol{K}_p, \boldsymbol{K}_d$ 分别是以比例系数和微分系数为对角元素的 6×6 对角矩阵；$\tilde{\boldsymbol{Y}}, \dot{\tilde{\boldsymbol{Y}}}$ 分别是运动平台在任务空间中实际位姿与期望位姿的 6×1 差值向量、实际速度与期望速度的 6×1 差值向量。将上式代入式 (3.60) 中，可得

$$(\boldsymbol{M} - \boldsymbol{M}_c)\ddot{\boldsymbol{Y}} + \boldsymbol{K}_p\tilde{\boldsymbol{Y}} + \boldsymbol{K}_d\dot{\tilde{\boldsymbol{Y}}} = \tilde{\boldsymbol{R}}\boldsymbol{F}_{\text{head}} \tag{5.14}$$

式中，$\tilde{\boldsymbol{R}}$ 是 6×6 的复合旋转矩阵；$\boldsymbol{F}_{\text{head}}$ 是头部与头盔显示器之间的广义作用力矢量，包括力矢量和力矩矢量，维数为 6×1。复合旋转矩阵和广义作用力矢量的表达式如下：

$$\tilde{R} = \left[\begin{array}{cc} R_t & \text{zeros}(3,3) \\ \text{zeros}(3,3) & R_t \end{array} \right]$$

$$F_{\text{head}} = \left[\begin{array}{c} F_{\text{pe}} \\ M_{\text{pe}} \end{array} \right]$$

式中，R_t 为坐标旋转矩阵，其含义同上；$\text{zeros}(3,3)$ 是所有元素均为 0 的 3×3 矩阵；F_{pe} 和 M_{pe} 分别是头部与头盔显示器间的空间力矢量和空间力矩矢量。

　　通过式 (5.14) 可以看出：系统的惯性已减小 ——$M - M_{\text{c}} < M$，系统的非线性项 ζ 已消除，即使用者只需克服部分系统惯性便可带动头盔显示器自由地运动。

　　图 5.6(a) 是 INCCDM 的基本原理框图，未考虑电机的能量转换过程，仅能用于控制器的仿真分析，而不能用于控制器性能的实验验证。在 1.3.2 节中，拟采用交流伺服电机作为系统的驱动装置，来直接驱动支链运动。在交流伺服电机所配备的驱动器内部，设置了进行电机自身控制的电流闭环，所以设计 INCCDM 控制器时，可对电机的动力学方程不予考虑，仅考虑电机的输入电压 U_{in} 与输出力矩 M_N 之间的关系即可。U_{in} 与 M_N 的关系可用下式表达：

$$M_N = C_t U_{\text{in}} \tag{5.15}$$

$$C_t = \left[\begin{array}{cccccc} C_t^1 & 0 & 0 & 0 & 0 & 0 \\ 0 & C_t^2 & 0 & 0 & 0 & 0 \\ 0 & 0 & C_t^3 & 0 & 0 & 0 \\ 0 & 0 & 0 & C_t^4 & 0 & 0 \\ 0 & 0 & 0 & 0 & C_t^5 & 0 \\ 0 & 0 & 0 & 0 & 0 & C_t^6 \end{array} \right]$$

式中，C_t^i 是第 i 个电机所对应的能量转换系数，该系数具有不确定性，会随着电机负载的变化而在一定范围内变化。为此，本节拟采用第 4 章的 CDSR-UKF 对各电机对应的能量转换系数进行在线辨识，INCCDM 控制器的完整结构框图如图 5.6(b) 所示。因辨识思路、过程与动平台的参数辨识相同，故在此不再赘述。

5.2.2　稳定性分析

　　若系统的能量总是小于或等于系统的初始能量与外部供给能量之和，则称此类系统为无源系统 [151]。系统的无源性与系统的鲁棒性、稳定性之间存在着密切的关系，因此非线性系统的镇定问题可以归纳为系统的无源化问题。

在任意时刻，任何系统的总能量、初始能量、外部供给能量以及消耗能量存在如下关系：

$$E(t_f) = E(0) + E_p(t_f) - E_d(t_f) \tag{5.16}$$

式中，$E(t_f)$ 是 t_f 时刻系统的总能量；$E(0)$ 是系统的初始能量；$E_p(t_f)$ 和 $E_d(t_f)$ 分别是截至 t_f 时刻系统的外部供给能量和消耗能量。存在能量消耗的系统，即消耗能量 $E_d(t_f) \geqslant 0$ 的系统是无源系统，无源系统的总能量、初始能量与供给能量存在如下不等关系：

$$E(t_f) \leqslant E(0) + E_p(t_f) \tag{5.17}$$

而在任意时刻，系统的总能量 $E(t_f)$ 均是非零的，即 $E(t_f) \geqslant 0$。因此，上式又可改写为

$$E_p(t_f) \geqslant -E(0) \tag{5.18}$$

结合式 (5.14)，并根据上文关于无源系统的定义，采用 INCCDM 控制器后，HNE 若要成为无源系统，须满足

$$E_p(t_f) = \int_0^{t_f} \dot{\boldsymbol{Y}}(t)^{\mathrm{T}} [\tilde{\boldsymbol{R}}(t) \boldsymbol{F}_{\text{head}}(t)] \mathrm{d}t \geqslant -E(0) \tag{5.19}$$

式中，$\boldsymbol{Y}(t)$ 是系统的状态向量；$\tilde{\boldsymbol{R}}(t) \boldsymbol{F}_{\text{head}}(t)$ 是系统的控制输入向量。将式 (5.14) 的左边代入上式后得到

$$\begin{aligned}
E_p(t_f) &= \int_0^{t_f} \dot{\boldsymbol{Y}}^{\mathrm{T}} [\tilde{\boldsymbol{R}}(t) \boldsymbol{F}_{\text{head}}(t)] \mathrm{d}t = \int_0^{t_f} \dot{\boldsymbol{Y}}^{\mathrm{T}} [(\boldsymbol{M} - \boldsymbol{M}_{\mathrm{c}}) \ddot{\boldsymbol{Y}} + K_p \tilde{\boldsymbol{Y}} + \boldsymbol{K}_d \dot{\tilde{\boldsymbol{Y}}}] \mathrm{d}t \\
&= \int_0^{t_f} \dot{\boldsymbol{Y}}^{\mathrm{T}} (\boldsymbol{M} - \boldsymbol{M}_{\mathrm{c}}) \ddot{\boldsymbol{Y}} \mathrm{d}t + \int_0^{t_f} \dot{\boldsymbol{Y}}(t)^{\mathrm{T}} \boldsymbol{K}_p \tilde{\boldsymbol{Y}} \mathrm{d}t + \int_0^{t_f} \dot{\boldsymbol{Y}}^{\mathrm{T}} \boldsymbol{K}_d \dot{\tilde{\boldsymbol{Y}}} \mathrm{d}t \\
&= \frac{1}{2} [\dot{\boldsymbol{Y}}^{\mathrm{T}} (\boldsymbol{M} - \boldsymbol{M}_{\mathrm{c}}) \dot{\boldsymbol{Y}} \Big|_0^{t_f} + \tilde{\boldsymbol{Y}}^{\mathrm{T}} \boldsymbol{K}_p \tilde{\boldsymbol{Y}} \Big|_0^{t_f}] + \int_0^{t_f} \dot{\boldsymbol{Y}}^{\mathrm{T}} \boldsymbol{K}_d \dot{\boldsymbol{Y}} \mathrm{d}t \\
&= E(t_f) - E(0) + E_d(t_f)
\end{aligned} \tag{5.20}$$

式中，$E(t_f) = \dfrac{1}{2} [\dot{\boldsymbol{Y}}(t_f)^{\mathrm{T}} (\boldsymbol{M}(t_f) - \boldsymbol{M}_{\mathrm{c}}(t_f)) \dot{\boldsymbol{Y}}(t_f) + \tilde{\boldsymbol{Y}}(t_f)^{\mathrm{T}} \boldsymbol{K}_p \tilde{\boldsymbol{Y}}(t_f)]$ 是系统的动能与势能的和；$E(0) = \dfrac{1}{2} [\dot{\boldsymbol{Y}}(0)^{\mathrm{T}} (\boldsymbol{M}(0) - \boldsymbol{M}_{\mathrm{c}}(0)) \dot{\boldsymbol{Y}}(0) + \tilde{\boldsymbol{Y}}(0)^{\mathrm{T}} \boldsymbol{K}_p \tilde{\boldsymbol{Y}}(0)]$ 是系统的初始能量；$E_d(t_f) = \displaystyle\int_0^{t_f} \dot{\boldsymbol{Y}}^{\mathrm{T}} \boldsymbol{K}_d \dot{\boldsymbol{Y}} \mathrm{d}t$ 是系统克服控制器阻尼而耗散的能量。

当矩阵 $(M - M_c)$、K_p 和 K_d 正定时, 有

$$
\begin{cases}
E(t_f) \geqslant 0 \\
E_d(t_f) \geqslant 0
\end{cases}
\tag{5.21}
$$

即 HNE 系统的能量关系满足 $E_p(t_f) \geqslant -E(0)$。因此, 当受到来自头部的外力干扰时, HNE 在 INCCDM 的控制下是一个无源系统, 即 INCCDM 控制器是稳定的。

5.3 仿 真 验 证

以上两节对头盔显示器的运动伺服控制策略进行了理论阐述, 本节将采用仿真实验的方式对以上理论进行验证。

为简化建模过程、方便实验的开展, 本书基于头盔显示器与头部点连接的假设, 采用 MATLAB-Simulink 的 SimMechanics 模块建立了 HNE–人交互虚拟样机, 如图 5.7 所示是虚拟样机的 SimMechanics 仿真框图, HNE 的 Simulink 仿真框图参见附录 B, 图 5.8 是用于模拟使用者头部运动的 6-UPS 并联机构的 Simulink 仿真框图。图 5.9 说明了 HNE–人交互原型样机与虚拟样机组成部分的对应关系。在虚拟样机中, 本书采用六自由度关节 (bushing joint) 与关节弹簧–阻尼器 (joint spring & damper) 的组合来模拟头部与头盔显示器间的广义接触力, 并采用关节传感器 (joint sensor) 记录运动过程中的广义接触力。

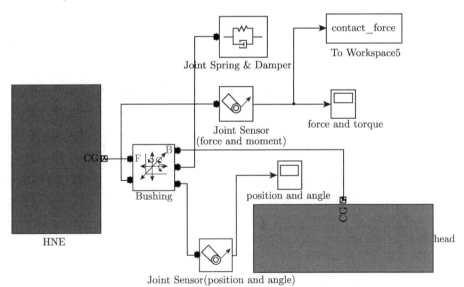

图 5.7   HNE–人虚拟样机仿真框图

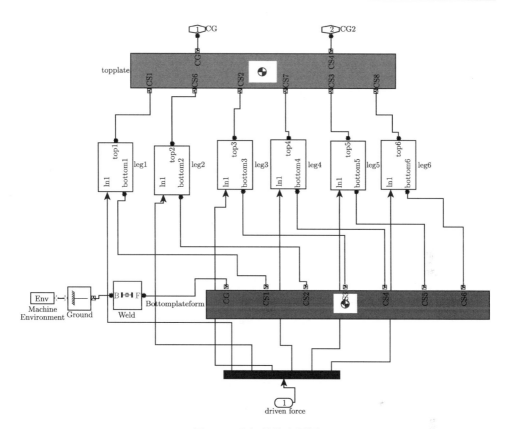

图 5.8　头部的仿真框图

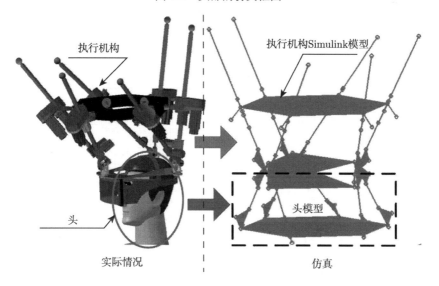

图 5.9　HNE–人机交互原型样机与虚拟样机

5.3.1　头部运动预测的仿真验证

为验证头部运动预测方法的可行性，本书基于力传感器反馈数据与滑动杆动力学模型的头部预测方法，以 INCCDM 为 HNE 系统控制器、以 PD 为头部模型控制器进行了仿真实验。另外，为了保证使用者的舒适感，要求头盔显示器与头部的相对位置变化较小。本书在仿真过程中，设置线位移方向的弹性系数和阻尼系数分别为 50 000N/m 和 5000N·s/m，角位移方向的弹性系数和阻尼系数分别为 1200N·m/(°) 和 500N·m·s/(°)，以保证头盔显示器与头部间具有较高刚度。

图 5.10 是头部运动期望轨迹，其表达式如式 (5.22) 所示，其中 $T = 1.0s$ 是周期，$t = 1.0s$ 是仿真时间，$\boldsymbol{Y}$ 的单位为 m/rad。图 5.11 是头部运动的期望轨迹与实际轨迹间的差值曲线图。图 5.12 和图 5.13 分别是任务空间中实际头部运动轨迹与预测头部运动轨迹的对比图及其两者差值的曲线图。

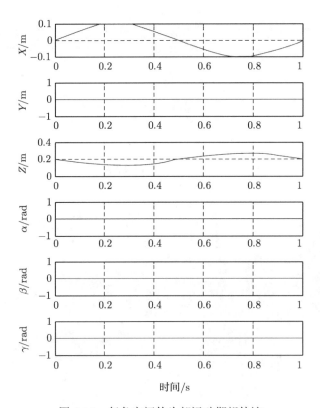

图 5.10　任务空间的头部运动期望轨迹

图 5.11 是头部期望轨迹与头部实际轨迹在任务空间中位姿的差值曲线图，两种轨迹的线位移差值和角位移差值分别均在 2×10^{-3}m 和 0.02rad 以下。从图 5.12

和图 5.13 可以看出：头部运动的实际轨迹和预测轨迹在任务空间六个自由度上的差值均在 2×10^{-3}m 或 2×10^{-3}rad 以下，其中线位移差值以沿 X 轴方向的 1.97×10^{-3}m 为最大；角位移差值以沿 X 轴的 1.78×10^{-3}rad 为最大。根据传递关系，可以确定头部期望运动轨迹与头部预测运动轨迹间的最大差值在 4×10^{-3}m 和 0.02rad 以下。因此，在 HNE 系统使用过程中，采用基于力反馈和滑动杆动力学模型的头部运动预测方法进行头部运动预测是可行的，且具有一定的精度。

$$\boldsymbol{Y}(t) = \begin{bmatrix} 0.1 \times \sin(2\pi t/T) \\ 0 \times \sin(2\pi t/T) \\ 0.2 - 0.07\sin(2\pi t/T) \\ 0 \times \sin(2\pi t/T) \\ 0 \times \sin(2\pi t/T) \\ 0 \times \sin(2\pi t/T) \end{bmatrix} \tag{5.22}$$

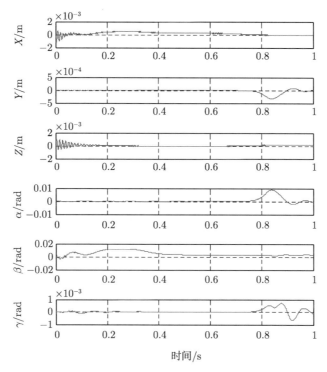

图 5.11　头部期望运动轨迹与实际运动轨迹的差值

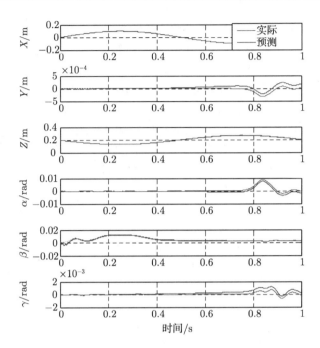

图 5.12 头部实际运动轨迹与预测运动轨迹的对比

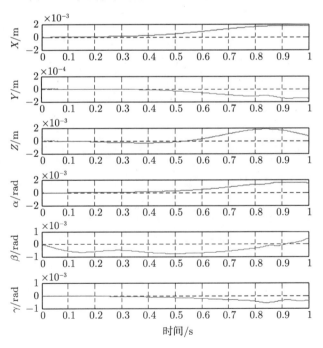

图 5.13 头部实际运动轨迹与预测运动轨迹的差值

5.3.2 INCCDM 效果的仿真验证

为了验证 INCCDM 对广义接触力的控制效果, 本书对 HNE 系统控制器为 PD 和 INCCDM 时的 HNE–人交互仿真模型进行了仿真实验, 对两种情况下的广义接触力进行了对比。如图 5.14~ 图 5.16 是在头部运动轨迹 (参见图 5.10) 相同的情

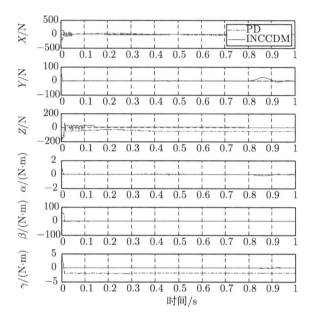

图 5.14　任务空间中三轴分力和分力矩对比图

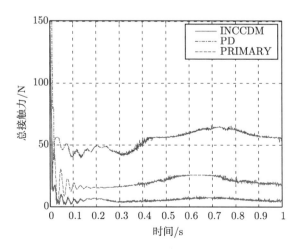

图 5.15　任务空间中总接触力的对比图

况下，两种情况的广义接触力在任务空间中的对比图，其中 $M_c = 0.9M$。图 5.16 是任务空间中，头盔显示器实际运动轨迹与头部实际运动轨迹间的差值曲线图。

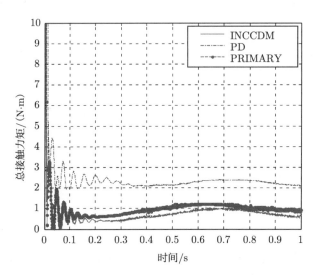

图 5.16　任务空间中总接触力矩的对比图

由图 5.14~图 5.16 和表 5.1 所示，作者在头部按图 5.10 的期望轨迹运动的情况下，对控制器为 PD(以下简称 PD)、INCCDM(以下简称 INCCDM) 以及无执行机构 (以下简称 PRIMARY) 时的头盔显示器与头部间的接触力进行了对比分析。可以看出：无论是从分力与分力矩对比，还是从合力与合力矩及其平均值的比较来看，INCCDM 时的数值均小于 PD 时的数值。

表 5.1　控制器为 PD 控制器、INCCDM 以及无执行机构时广义接触力的对比

实验	PD	INCCDM	PRIMARY
接触力平均值/N	56.26	13.46	21.03
接触力矩平均值/(N·m)	2.99	1.24	1.36
接触力最小值/N	37.54	8.74	2.30
接触力矩最小值/(N·m)	1.93	0.14	0.04

另外，为了验证 HNE 系统在减轻使用者工作负荷方面的效果，作者建立了使用者头部–头盔显示器的交互模型 (该模型是无执行机构时的人机交互模型)，并对接触力进行了仿真计算。从图 5.15 和图 5.16 可以看出：INCCDM 时的接触合力和合力矩在 0.1~1.0s 时间段内均小于 PRIMARY 时相应的合力和合力矩，在 0~0.1s 时间段内的部分时间点处，PRIMARY 时的合力和合力矩与 INCCDM 时的相应数据相比较小，如表 5.1 中的阴影部分数据。归结其原因有以下几点：①HNE 系统的

惯性、质量等均要大于头盔显示器的相应数值；②执行机构的支链存在自锁问题；③使用者又是系统运动的触发者，其运动总是先于执行机构。因此，在系统启动时会出现 PRIMARY 的合力和合力矩较小的现象。不过在系统启动后，随着在控制器中对系统惯性项与非线性项进行补偿，这种现象也随之消失，图 5.15、图 5.16 中 0.1~1.0s 时间段内的数据证明了这一点。总之，在整个仿真过程中，INCCDM 对接触力的控制效果均要优于 PD；在绝大部分时间段内，INCCDM 对接触力的控制效果也好于 PRIMARY。图 5.17 中，头盔显示器与头部在任务空间中的实际最大线位移差值和最大角位移差值分别是沿 X 轴的 2.92×10^{-3}m 和沿 Y 轴的 0.012rad，这说明 INCCDM 具有较好的位置控制效果。综上，采用 INCCDM 作为 HNE 系统的控制器，不仅可以进行较高精度的头部运动跟踪，而且还能有效地减小头部与头盔显示器间广义接触力。因此，采用 INCCDM 作为 HNE 系统的主动柔顺控制器是可行的、有效的。

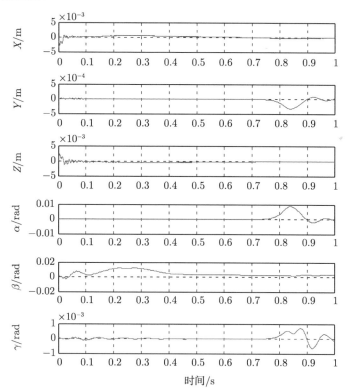

图 5.17 头盔显示器与头部实际运动轨迹的差值

5.4　INCCDM 的实验验证

5.4.1　HNE 原型样机的主动柔顺控制框架

如图 5.18 所示，是有人回路的 HNE 各组成部分间的通信示意图。头盔显示器使用者是整个系统运动的触发者，系统通过按腕式布局安装于丝杠下端的拉压力传感器来测量 $s_i \cdot F_{psi}$，通过伺服电机自带的光电编码器来测量丝杠的运动信息；以上力和运动的反馈信息通过控制柜中的数据采集与控制卡采集与转换后，被送至中央处理单元中；根据反馈信息，工控机中的系统控制软件将对主动关节的驱动力进行计算，并通过工控机中的数据采集与控制卡转换为控制信号后，发送至伺服电机的驱动器，驱动执行机构运动。

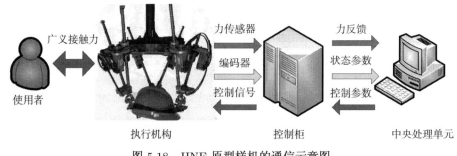

图 5.18　HNE 原型样机的通信示意图

5.4.2　基于力反馈与动力学模型的接触力计算

出于以下三点原因，作者提出了基于执行机构惯性项与非线性项补偿的人机交互力非接触式计算方法：

(1) 头盔显示器与其使用者头部的接触面属于非规则性柔性曲面，不便于安装主流、常规的六自由度传感器来测量人机交互力；

(2) 为了更客观、准确地评价头颈部外骨骼系统在改善头盔显示器佩戴舒适性方面的作用，需要对头盔显示器与其使用者头部之间的人机交互力进行准确、实时的测量；

(3) 目前采用的是一种基于系统惯性项与非线性项补偿的主动柔顺控制策略，其本质是一种低惯性和低刚度的位置控制器。

人机交互力非接触式计算方法结合执行机构的动力学模型和驱动支链的丝杠动力学模型，首先建立驱动力矩 M_{NX} 与传感器反馈数据间的对应关系，其次结合执行机构的动力学模型，推导出广义接触力与传感器反馈值间的对应关系。这样，根据力反馈数据以及执行机构的运动状态，可以直接对广义接触力进行计算。

在 3.2 节中，为了在驱动支链动力学建模中考虑螺母自转因素的影响，在进行驱动支链动力学分析时，将其分为三部分 —— 伺服电机组合、螺母和丝杠组合分别进行受力分析。在该部分，为了建立传感器反馈值与广义接触力的关系，将对丝杠组合进行进一步的分解 —— 即将其分为叉耳与传感器组合、丝杠两部分。图 5.19 是单个驱动支链、叉耳与传感器组合的模型及其受力图。其中，$\boldsymbol{F}_{\mathrm{ls}i}$ 是坐标系 $O_A X_A Y_A Z_A$ 中第 i 根丝杠对传感器的作用力，该作用力沿驱动支链轴线方向的分量 $\boldsymbol{l}_i \cdot \boldsymbol{F}_{\mathrm{ls}i}$ 的大小与传感器的反馈数值 $F_{\mathrm{sensor}i}$ 相等，但方向相反；$\boldsymbol{G}_{\mathrm{cs}i}$ 是叉耳与传感器组合的重力。根据受力情况，单个叉耳与传感器组合的牛顿方程可写为

$$\boldsymbol{G}_{\mathrm{cs}i} + \boldsymbol{F}_{\mathrm{ls}i} + \boldsymbol{F}_{\mathrm{sl}i} - m_{\mathrm{cs}i}\boldsymbol{a}_{\mathrm{cs}i} = 0 \tag{5.23}$$

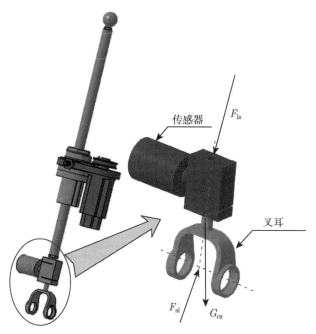

图 5.19　单个驱动支链、叉耳与传感器组合的模型及其受力情况

式中，下标 i 代表与第 i 根驱动支链有关的变量，以下同；$m_{\mathrm{cs}i}$、$\boldsymbol{a}_{\mathrm{cs}i}$ 分别是叉耳与传感器组合的质量和加速度。用 $\boldsymbol{l}_i$ 点乘上式两边得到叉耳与传感器沿驱动支链轴线方向的牛顿方程：

$$\boldsymbol{l}_i \cdot \boldsymbol{G}_{\mathrm{cs}i} - F_{\mathrm{sensor}i} + F_{\mathrm{s}i} - m_{\mathrm{cs}i}a_{\mathrm{cs}i} = 0 \tag{5.24}$$

式中，$F_{\mathrm{s}i} = \boldsymbol{l}_i \cdot \boldsymbol{F}_{\mathrm{sl}i}$ 同式 (3.38) 中的 F_{s}；$a_{\mathrm{cs}i} = \boldsymbol{l}_i \cdot \boldsymbol{a}_{\mathrm{cs}i}$ 是叉耳与传感器组合加速度

沿驱动支链轴向的分量，即丝杠的伸缩加速度。

将式 (5.24) 进行移项变换后，可得到 F_{si} 关于 $F_{\mathrm{sensor}i}$ 的表达式如下：

$$F_{si} = m_{csi}a_{csi} - \boldsymbol{l}_i \cdot \boldsymbol{G}_{csi} + F_{\mathrm{sensor}i} \tag{5.25}$$

将上式代入式 (3.49) 左边，可得到传感器测量值与伺服电机驱动力矩 M_{NX} 之间的关系式：

$$(M_{NX})_i = C_i(m_{csi}a_{csi} - \boldsymbol{l}_i \cdot \boldsymbol{G}_{csi} + F_{\mathrm{sensor}i} - m_{li}\boldsymbol{l}_i \cdot \boldsymbol{a}_{li} + \boldsymbol{l}_i \cdot \boldsymbol{G}_{li}) + (E_6)_i + (\boldsymbol{E}_7)_i\boldsymbol{a}_{\mathrm{p}i} \tag{5.26}$$

将式 (5.26) 代入式 (3.60)，可得到传感器反馈值 $F_{\mathrm{sensor}i}$ 与广义接触力的关系式如下：

$$\begin{bmatrix} R_t\boldsymbol{F}_{\mathrm{pe}} \\ R_t\boldsymbol{M}_{\mathrm{pe}} \end{bmatrix} = \boldsymbol{M}\begin{bmatrix} \ddot{\boldsymbol{t}} \\ \sigma \end{bmatrix} + \boldsymbol{\zeta} - \widehat{\boldsymbol{\tau}}(\boldsymbol{N} + \boldsymbol{X} + \boldsymbol{F}_{\mathrm{sensor}}) \tag{5.27}$$

式中，$\widehat{\boldsymbol{\tau}} = \begin{bmatrix} \boldsymbol{\varGamma}_1^{\mathrm{T}} & \boldsymbol{\varGamma}_2^{\mathrm{T}} & \boldsymbol{\varGamma}_3^{\mathrm{T}} & \boldsymbol{\varGamma}_4^{\mathrm{T}} & \boldsymbol{\varGamma}_5^{\mathrm{T}} & \boldsymbol{\varGamma}_6^{\mathrm{T}} \end{bmatrix}$；$\boldsymbol{N} = \begin{bmatrix} \hat{n}_1 \\ \hat{n}_2 \\ \hat{n}_3 \\ \hat{n}_4 \\ \hat{n}_5 \\ \hat{n}_6 \end{bmatrix}$ 与 $\boldsymbol{X} = \begin{bmatrix} \hat{x}_1 \\ \hat{x}_2 \\ \hat{x}_3 \\ \hat{x}_4 \\ \hat{x}_5 \\ \hat{x}_6 \end{bmatrix}$ 均是

维数为 6×1 的列向量，其中 $\hat{n}_i = (m_{csi}a_{csi} - \boldsymbol{l}_i \cdot \boldsymbol{G}_{csi} - m_{li}\boldsymbol{l}_i \cdot \boldsymbol{a}_{li} + \boldsymbol{l}_i \cdot \boldsymbol{G}_{li})$，$\hat{x}_i =$

$\dfrac{[(E_6)_i + (\boldsymbol{E}_7)_i\boldsymbol{a}_{\mathrm{p}i}]}{C_i}$；$\boldsymbol{F}_{\mathrm{sensor}} = \begin{bmatrix} F_{\mathrm{sensor}1} \\ F_{\mathrm{sensor}2} \\ F_{\mathrm{sensor}3} \\ F_{\mathrm{sensor}4} \\ F_{\mathrm{sensor}5} \\ F_{\mathrm{sensor}6} \end{bmatrix}$。

综上，在已知力传感器反馈值和系统运动状态 (包括动平台的位姿、速度和加速度) 的情况下，由式 (5.27) 便可直接计算出头部与头盔显示器间的接触力，从而为 ACCSH 的实验验证提供对比分析数据。

5.4.3　验证实验

为了验证人机交互力的计算精度与速度、INCCDM 的位置跟踪效果、广义接触力的控制效果以及对系统刚度的影响，本书设计了 4 组实验 —— 交互力对比实验、跟踪精度验证实验、柔顺性能验证实验和系统刚度验证实验。现将各实验原理、工况以及结果等说明如下。

1. 交互力对比实验

在对比实验的过程中, 通过主动柔顺控制器来克服执行机构支链的自锁问题, 实验员继而可以通过操纵固联于六维力传感器的手柄来带动动平台做六维空间运动。其中, 六维力传感器的上下表面分别与操纵手柄和动平台通过四个螺栓连接; 为了确保六维力传感器的测量值的准确性, 在安装时, 须确保与六维力传感器固联的坐标系 $O_F F_X F_Y F_Z$ 与坐标系 $O'X'Y'Z'$ 完全重合。为此, 作者对动平台进行了改造, 具体如图 5.20 所示。安装于关节空间的拉压力传感器主要测量相应支链的 $F_{\text{sensor}i}$, 安装于任务空间的六维力传感器主要测量作用于动平台 O' 点的外力 F_x、F_y、F_z 和外力矩 M_x、M_y、M_z。以上六个参数与 $\boldsymbol{F}_{\text{pe}}$ 和 $\boldsymbol{M}_{\text{pe}}$ 的关系如下:

$$\boldsymbol{F}_{\text{pe}} = \begin{bmatrix} F_x \\ F_y \\ F_z \end{bmatrix}, \quad \boldsymbol{M}_{\text{pe}} = \begin{bmatrix} M_x \\ M_y \\ M_z \end{bmatrix}$$

对比实验工况设计如下:

(1) 如图 5.21 所示, 是实验的非时序过程, 每幅子图与各自由度之间的对应关系如表 5.2 所示, 其中 T 和 R 分别表示动平台的运动方式 —— 平动和转动; X、Y 和 Z 表示动平台的运动方向, 则 T-X 表示动平台沿 X 轴方向平动。

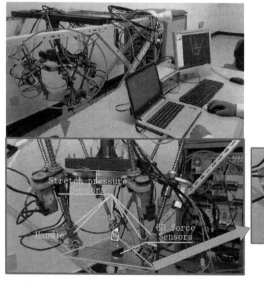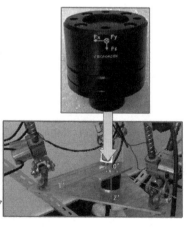

图 5.20　实验设备

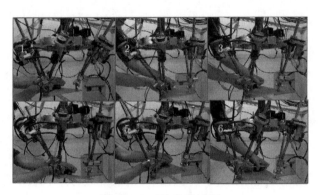

图 5.21　对比实验过程

(2) 实验过程中，动平台的运动轨迹、速度和加速度分别如图 5.22～图 5.24 所示，其中线位移和角位移单位分别为 m 和 rad。

(3) 整个系统运行在 RTX 环境下，其控制频率为 500Hz；所有力传感器的采样频率为 500Hz，拉压力传感器的分辨率为 0.1%，六维力传感器的分辨率如表 5.3 所示。

表 5.2　对比实验过程图与自由度的对应关系

图号	1	2	3	4	5	6
运动方式与方向	T-X	T-Y	T-Z	R-X	R-Y	R-Z

表 5.3　六维力传感器的分辨率

参数	F_x	F_y	F_z	M_x	M_y	M_z
分辨率/%	0.1	0.1	0.1	0.2	0.2	0.1

表 5.4 中的数据是在对图 5.22～图 5.24 的位置、速度和加速度信息进行处理和分析后，得到的表征动平台运动特性的参数取值。

表 5.4　动平台运动特性分析结果

参数	P_x/m	P_y/m	P_z/m	P_ϕ/rad	P_θ/rad	P_ψ/rad
运动范围	0.110	0.133	0.011	0.067	0.281	0.493
参数	V_x/(m/s)	V_y/(m/s)	V_z/(m/s)	V_ϕ/(rad/s)	V_θ/(rad/s)	V_ψ/(rad/s)
最大值	0.164	0.131	0.041	0.144	0.563	0.841
参数	A_x/(m/s²)	A_y/(m/s²)	A_z/(m/s²)	A_ϕ/(rad/s²)	A_θ/(rad/s²)	A_ψ/(rad/s²)
最大值	3.133	2.282	11.974	10.383	8.311	12.972

由表 5.4 的数据可知，HNE 不仅在运动范围上比常规的并联机构式力传感器大，而且在运动幅值与变化频率方面也比常规的并联机构式力传感器高。

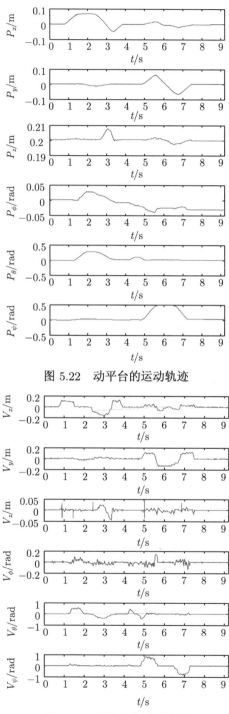

图 5.22 动平台的运动轨迹

图 5.23 动平台的运动速度

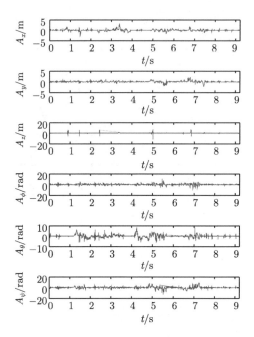

图 5.24　动平台的运动加速度

图 5.25 是实验过程中, 拉压力传感器反馈的分支力测量结果。

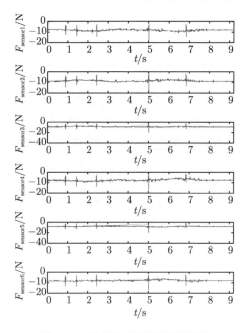

图 5.25　拉压力传感器测量结果

1) 精度对比

图 5.26~ 图 5.31 是人机交互力的新方法与现有主流方法 (并联机构式力传

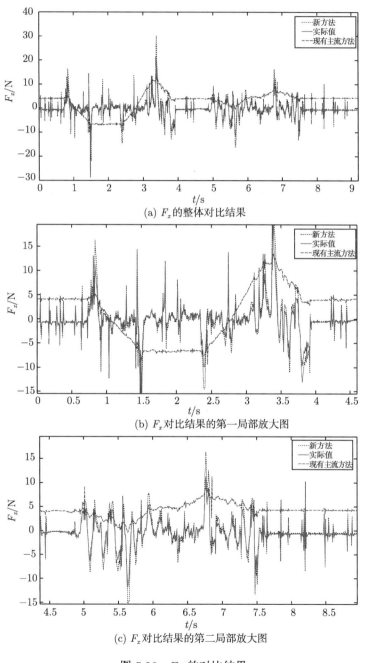

(a) F_x 的整体对比结果

(b) F_x 对比结果的第一局部放大图

(c) F_x 对比结果的第二局部放大图

图 5.26 F_x 的对比结果

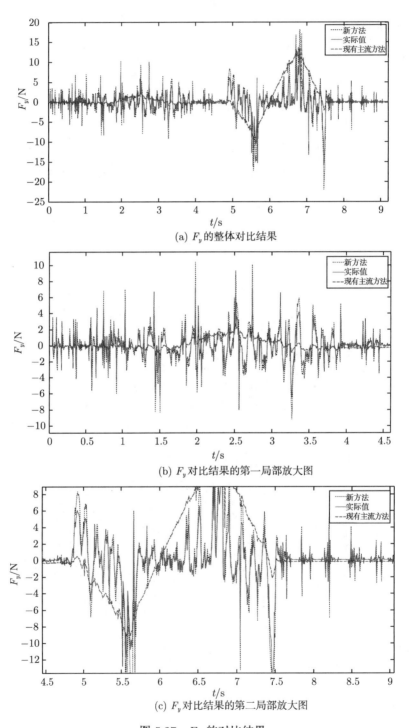

(a) F_y 的整体对比结果

(b) F_y 对比结果的第一局部放大图

(c) F_y 对比结果的第二局部放大图

图 5.27　F_y 的对比结果

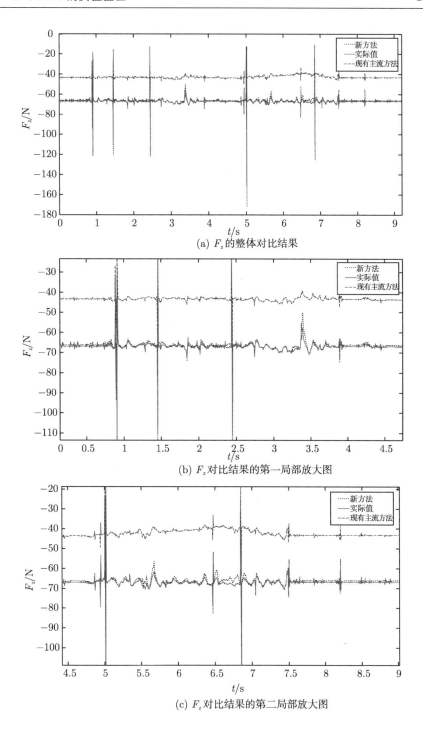

(a) F_z 的整体对比结果

(b) F_z 对比结果的第一局部放大图

(c) F_z 对比结果的第二局部放大图

图 5.28 F_z 的对比结果

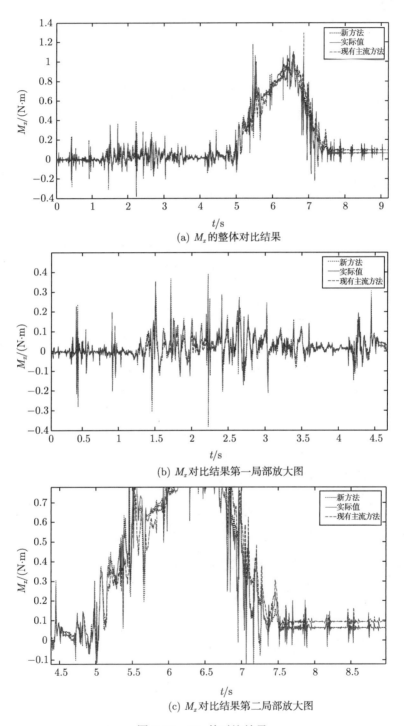

(a) M_x 的整体对比结果

(b) M_x 对比结果第一局部放大图

(c) M_x 对比结果第二局部放大图

图 5.29　M_x 的对比结果

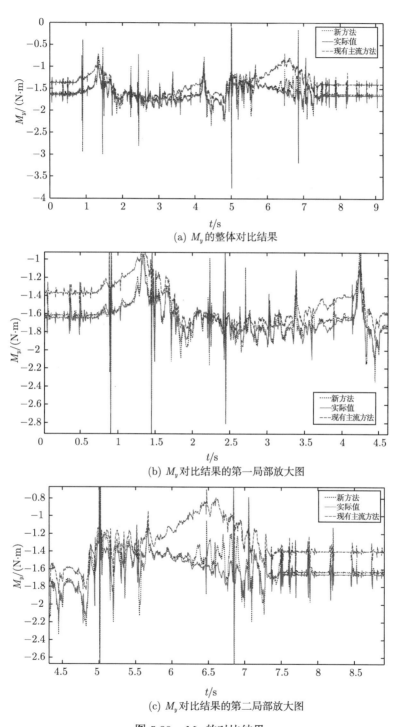

(a) M_y 的整体对比结果

(b) M_y 对比结果的第一局部放大图

(c) M_y 对比结果的第二局部放大图

图 5.30 M_y 的对比结果

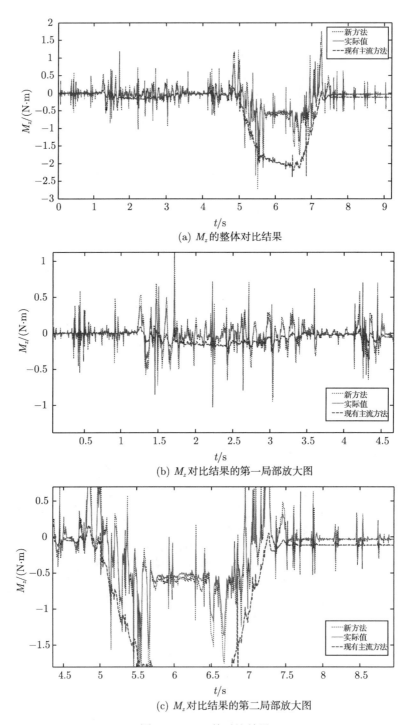

(a) M_z 的整体对比结果

(b) M_z 对比结果的第一局部放大图

(c) M_z 对比结果的第二局部放大图

图 5.31　M_z 的对比结果

感器计算方法)、人机交互力实际值之间的对比结果，其中，实线代表实际值，点线和虚线分别代表新方法计算结果和并联机构式力传感器计算方法。

为了便于区分三种曲线之间的差别，图 5.26~ 图 5.31 每幅图中各有两幅局部放大的子图，其中第一局部放大图与第二局部放大图的横坐标区间分别是 [0, 4.5] 和 [4.5, 9.0]。从图 5.26~ 图 5.31 不难看出，新方法较并联机构式力传感器计算方法不仅在整体计算精度方面有较大提升，而且在对人机交互力局部剧烈变化的跟踪速度与精度方面也有较大的改善。这一结论也得到了图 5.32~ 图 5.37 中 RMSE 计算结果和表 5.5 中误差对比结果的印证。

表 5.5   误差对比结果

	参数	F_x/N	F_y/N	F_z/N	M_x/(N·m)	M_y/(N·m)	M_z/(N·m)
新方法	最大 RMSE	1.6	1.1	1.6	0.02	0.09	0.10
	平均计算时间/s				1.41×10^{-4}		
	最大计算时间/s				4.25×10^{-4}		
现有主流方法	最大 RMSE	6.2	3.8	24.4	0.07	0.31	0.66
	平均计算时间/s				0.84×10^{-4}		
	最大计算时间/s				1.13×10^{-4}		

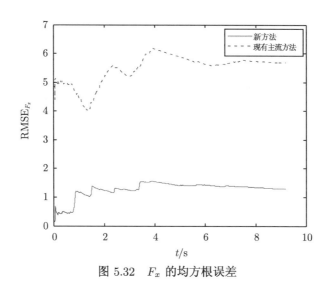

图 5.32 F_x 的均方根误差

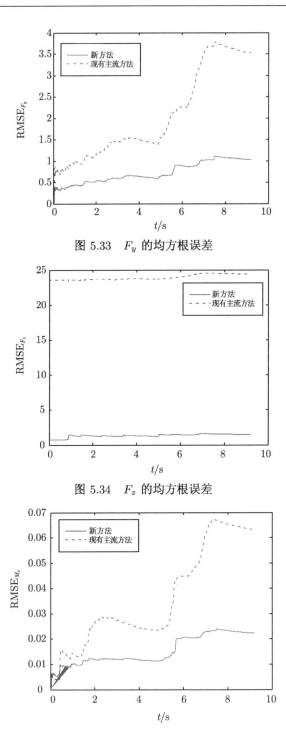

图 5.33　F_y 的均方根误差

图 5.34　F_z 的均方根误差

图 5.35　M_x 的均方根误差

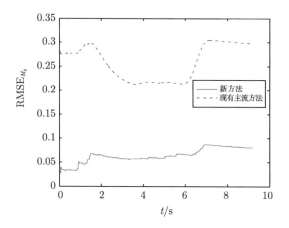

图 5.36 M_y 的均方根误差

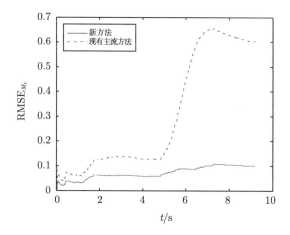

图 5.37 M_z 的均方根误差

2) 速度比较

此次实验用于人机交互力计算的硬件配置——CPU 为 LGA77-E5300, 内存空间大小为 2GB。因控制系统与计算方法均运行于 RTX 环境下, 计时器选用了 RTX 的应用程序接口函数——Rtgetclocktime(), 其输出时间的单位为 100ns。新方法与主流计算方法的计算时间如图 5.38 和表 5.5 所示。

一般情况下, 计算时间与计算精度不可兼得。由于计算方法复杂度的增大, 图 5.38 中新方法的计算时间较主流计算方法有明显的增多。然而, 新方法单步计算的最大时间仅为 4.25×10^{-4}s, 约占单个控制周期的 1/5。因此, 对于 500Hz 的控制频率而言, 新方法的计算时间完全可以满足实时控制的要求。

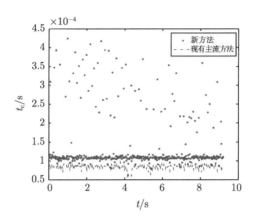

图 5.38　计算时间的变化曲线

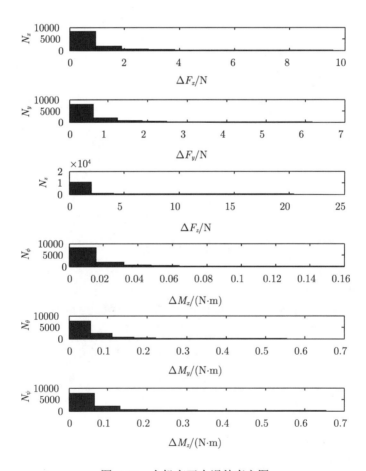

图 5.39　人机交互力误差直方图

3) 新方法的计算精度分析

如图 5.39 所示, 对新方法的人机交互力误差进行统计学分析, 满足如下条件的控制循环数分别是 10 662、10 861、10 800、9960、10 530 和 10 460, 分别占总控制循环数的 95%、97%、96%、89%、94% 和 93%。

$$
\begin{cases}
\Delta F_x < 3\mathrm{N} \\
\Delta F_y < 3\mathrm{N} \\
\Delta F_z < 3\mathrm{N} \\
\Delta M_x < 0.02\mathrm{N\cdot m} \\
\Delta M_y < 0.02\mathrm{N\cdot m} \\
\Delta M_z < 0.02\mathrm{N\cdot m}
\end{cases}
$$

F_x、F_y、F_z、M_x、M_y 和 M_z 的平均误差分别为 0.8N、0.6N、0.8N、0.01N·m、0.05N·m 和 0.06N·m(表 5.6)。综上所述, 新方法的绝对误差较小, 计算精度较好。

表 5.6 新方法的平均误差

参数	$\Delta F_x/\mathrm{N}$	$\Delta F_y/\mathrm{N}$	$\Delta F_z/\mathrm{N}$	$\Delta M_x/(\mathrm{N\cdot m})$	$\Delta M_y/(\mathrm{N\cdot m})$	$\Delta M_z/(\mathrm{N\cdot m})$
平均误差	0.8	0.6	0.8	0.01	0.05	0.06

2. 跟踪精度验证实验

开展 PD 控制器与 INCCDM 控制器位置跟踪实验的目的主要是为了对 INCCDM 的跟踪精度进行说明。具体实验条件是: 动平台的期望运动轨迹是中立位置水平面内半径为 0.125m 的圆, PD 控制器的比例系数为 2200, 微分系数为 100, INCCDM 控制器的相应系数分别是 600、40, 补偿惯性矩阵 $\boldsymbol{M}_\mathrm{c} = 0.4\boldsymbol{M}$。

图 5.40 是 PD 与 INCCDM 两种控制器的跟踪误差数据。从图中结果来看, 两种控制器的线位移最大跟踪误差在 2.0mm 以下, 角位移最大跟踪误差在 $2.0\times10^{-4}\mathrm{rad}$ 以下, 这说明与 PD 控制器相比, INCCDM 的控制系数虽然在经过惯性项与非线性项补偿后有所减小, 但其跟踪精度却没有下降, 基本与 PD 控制器相当。

3. 柔顺控制性能验证实验

广义接触力的大小直接反映了 INCCDM 的柔顺控制性能优劣。柔顺控制性能验证实验通过比较使用 INCCDM 控制器前后的广义接触力大小, 来验证 INCCDM 的柔顺控制性能。具体实验条件如下: HNE 的实验轨迹是实验员手持动平台在任务空间中沿 Z 轴做的上下运动。实验分为两组进行, 第一组的控制器是 PD; 第二组的控制器为 INCCDM, 补偿惯性矩阵 $\boldsymbol{M}_\mathrm{c} = 0.9\boldsymbol{M}$, 以下为了便于区分两组实验, 分别将两组实验简称为 PD 和 INCCDM, 采用 5.4.2 节中的方法计算广义接触力。

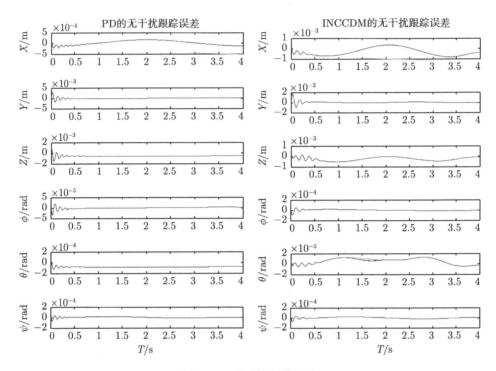

图 5.40　无干扰跟踪误差

图 5.41 是两组实验中动平台的位姿、速度与加速度的变化曲线。从图 5.41(a) 中的轨迹曲线变化幅度来看，动平台的运动并非是单纯的 Z 轴单自由度运动，造成这种情况的原因主要是手持动平台运动，无法进行精确的单自由度运动。表 5.7 中给出了两组实验在动平台位姿、速度和加速度方面的最大差值。为了验证实验的客观性和两组实验数据是否具有可比性，本书对运动状态差异引起的广义接触力变化进行了分析，详细数据参见图 5.42。从图 5.42 的数据来看，动平台运动状态最大差值引起的 PD 广义接触力的最大变化分别达到了 22.83N 和 1.01N·m，而 INCCDM 的相应数据分别为 2.6N 和 0.45N·m。表 5.8 给出了广义接触力最大变化值占相应实验最大值的比例情况，从表中相应数据可以看出，因实验工况的差异而引起的广义接触力变化约占实验值的 20% 左右。

表 5.7　两组实验的运动状态最大差值

运动状态差值	X	Y	Z	ϕ	θ	ψ
最大位姿差值 (m、rad)	0.0131	0.0139	0.0410	0.0462	0.0819	0.0281
最大速度差值 (m/s、rad/s)	0.0733	0.0530	0.0856	0.3451	0.3787	0.2334
最大加速度差值 (m/s²、rad/s²)	1.3296	0.7968	0.4272	3.2640	4.6368	5.3520

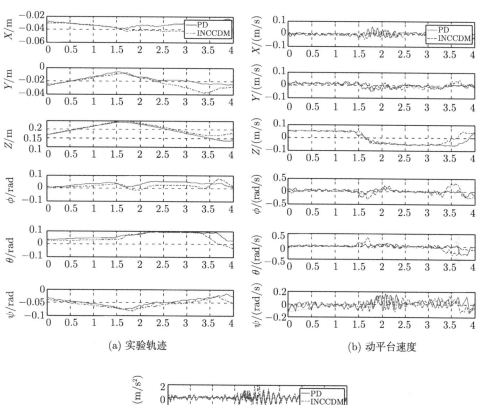

(a) 实验轨迹   (b) 动平台速度

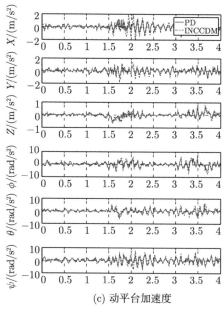

(c) 动平台加速度

图 5.41 动平台的运动轨迹、速度与加速度

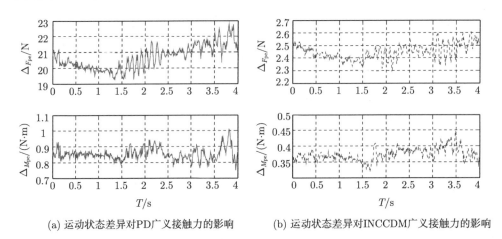

(a) 运动状态差异对PD广义接触力的影响　　　(b) 运动状态差异对INCCDM广义接触力的影响

图 5.42　动平台运动状态差异对广义接触力的影响

表 5.8　广义接触力的变化情况

实验	接触力的最大变化值 /N	接触力矩的最大变化值 /(N·m)	接触力最大实验值 /N	接触力矩最大实验值 /(N·m)	接触力最大变化值占实验值的比例/%	接触力矩最大变化值占实验值的比例/%
PD	22.83	1.01	123.21	4.08	18.53	24.75
INCCDM	2.60	0.45	15.93	2.01	16.32	22.39

图 5.43 是两组实验的广义接触力计算结果, 通过对比发现: PD 与 INCCDM 的接触力与接触力矩的实验差值分别为 107.28N 和 2.07N·m, 分别是 PD 广义接触力的 87% 和 51%, 即使用 INCCDM 控制器后, 接触力和力矩的降幅分别达到了 87% 和 51%。但由于两组实验的工况存在差异, 接触力和力矩的降幅中包含了工况差异引起的广义接触力变化。假设实验工况的差异对广义接触力的影响是正面的, 即工况差异有利于减小广义接触力, 那么使用 INCCDM 后, 接触力和力矩的降幅应该分别是 67% 和 31% 左右。然而, 这种假设是一个极端事件, 也就是说 67% 和 31% 的降幅是一种最差的情况。即便如此, INCCDM 减小广义接触力的效果依然明显。

通过以上分析, 在充分考虑两组实验工况存在差异的前提下, 作出以下结论: 在本书的实验条件下, INCCDM 控制器可以有效地减小广义接触力, 其中接触力降幅为 60% 左右, 接触力矩的降幅为 30% 左右。通过对广义接触力的合理控制, INCCDM 控制器可以提高系统的主动柔顺控制性能, 缓解使用者在使用头盔显示器过程中的沉重感和束缚感。

另外, 通过对比发现, 图 5.43 中的数据与图 5.15、图 5.16 中相应数据之间存在一定差异。究其原因主要是由于实验工况的不同 (包括位姿、速度和加速度等) 以及仿真参数与原型样机的差异造成的。

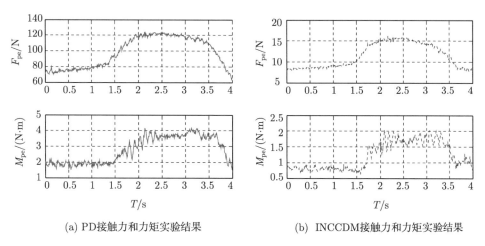

(a) PD接触力和力矩实验结果   (b) INCCDM接触力和力矩实验结果

图 5.43　广义接触力的实验结果

4. 系统刚度验证实验

　　系统刚度验证实验与跟踪精度验证实验的主要区别是: 前者存在外部干扰, 该干扰是实验员对动平台施加的沿 X 轴方向的外力。根据式 (3.60), 外部干扰与广义接触力一样, 也是一种作用于机构任务空间的外力。因此同样可以采用 5.4.2 节中的方法对干扰力进行计算。根据力传感器的反馈数据, 通过式 (5.27) 对动平台受到的干扰力 F_{pe}、M_{pe} 进行了计算, 具体如图 5.44 所示。

　　为了保证两组干扰实验结果的可比性, 在实验过程中, 需要确保外力的施加时间和力度大致相同。从图 5.44 的数据可以看出, 两组实验的外力施加时刻约是 1.0s, 持续时间大致在 1.1s, 外力均主要集中在 X 轴方向且方向一致, 大小约为 25N, 这在一定程度上保证了实验开展的客观性。图 5.45 是 HNE 在外力干扰下的实际轨迹与期望轨迹的对比结果。从实际运动轨迹来看, 在相同的外力作用下, INCCDM 控制下的动平台偏离期望轨迹的较明显。图 5.46(a) 给出了干扰情况下 PD 控制器的各自由度跟踪误差, 图中数据显示 PD 的最大跟踪误差出现在 X 轴, 大小是 1.94mm, 而相同工况下, 图 5.46(b) 显示 ICCDM 的最大跟踪误差亦是出现在 X 轴方向, 其大小为 12mm, 约是 PD 最大跟踪误差的 6 倍。而在无干扰的时间段内, INCCDM 与 PD 的最大跟踪误差与图 5.40 基本一致。这说明在跟踪精度相同的情况下, INCCDM 控制的系统表现出来的刚度要小于 PD 控制的系统。

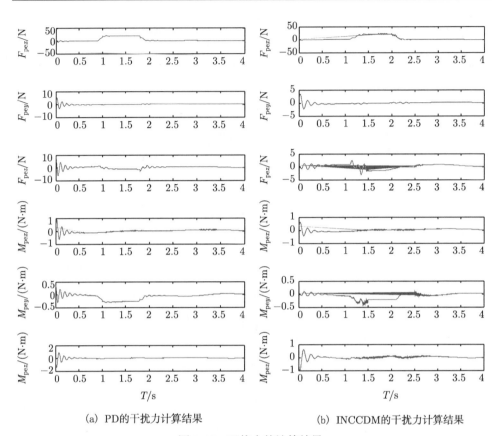

(a) PD的干扰力计算结果　　　　　　　　(b) INCCDM的干扰力计算结果

图 5.44　干扰力的计算结果

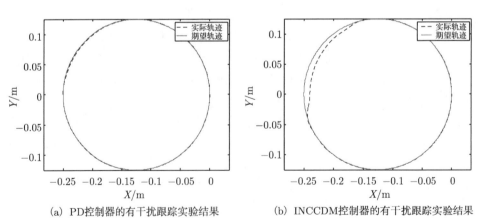

(a) PD控制器的有干扰跟踪实验结果　　　(b) INCCDM控制器的有干扰跟踪实验结果

图 5.45　HNE 的干扰跟踪实验结果

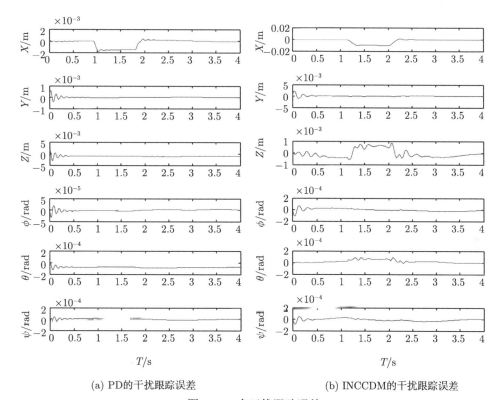

(a) PD 的干扰跟踪误差 (b) INCCDM 的干扰跟踪误差

图 5.46 有干扰跟踪误差

在保证跟踪精度的前提下,人机交互系统刚度的减小可以提高人与机器协同工作时的安全性,如当头部运动预测软件的计算结果出现差错,即预测结果与头部实际运动轨迹之间存在较大偏差时,执行机构的这种低刚度特性可以允许执行机构动平台 (含头盔显示器) 偏离错误的预测轨迹,继续跟随使用者头部一起运动。由此,可以避免因头盔显示器与头部存在较大位置偏差引起的较大的广义接触力,在某种程度上,也避免了较大广义接触力可能对头部造成的伤害,保证了使用者的人身安全。

5.5 基于头颈部表面肌电信息测量的头部运动预测算法

作者在 5.1 节中提出的基于力传感器反馈与滑动杆动力学模型的头部预测方法虽然可行且具备一定的精度,但传感器的信号反馈滞后于头部运动。因此,在降低头盔显示器使用束缚感等方面存在一定瓶颈。为此,本书基于 5.3 节和 5.4 节的分析结果与结论,提出了一种基于头颈部表面肌电信息测量的头部运动预测算法。

传统运动学测量方式如机械测量、惯性测量或电磁测量的时间延迟,会导致对头部运动跟踪的延迟，表现在对虚拟现实系统的影响主要体现为视觉延时。当采用头盔显示器的虚拟现实仿真模拟设备诞生后，由于仿真参与人员所有的视觉反馈都是由头盔视景产生，所以视景延迟的影响变得非常突出，会引起仿真参与者头晕呕吐、失去方向感等症状。在虚拟现实发展到混合现实这一阶段，采用 See-Through 头盔显示器时视觉延迟的影响更为明显，实物与虚景之间边缘无法吻合，造成一种"游移"的感觉，这直接破坏了仿真的真实感。所以，头部运动预测和延时补偿一直是虚拟现实领域的热点问题。在头盔助力与跟踪系统的控制器也需要得到无延迟的头部运动信息作为参考信息，以便对虚拟体验者的头部运动进行实时随动跟踪。

5.5.1　头颈部运动变化与头颈部肌电信号 (sEMG) 的对应关系分析

作者在对人体头颈部肌肉进行分析的基础上，整合大量已有文献，针对头部旋转运动初步选取了胸锁乳突肌、头夹肌、斜方肌、肩胛提肌和头半棘肌作为研究对象，对其位置进行标识的基础上通过典型的实验进行验证，选取最为有效的目标肌肉。利用颈部肌电信号进行头部运动控制与预测的研究则非常少，主要集中在20 世纪 90 年代。Sommerich 等 [182] 对头颈部 sEMG 研究的关键问题进行了初步分析和综述，文中总结了对头部维稳和运动影响明显并可使用表面电极进行采集 sEMG 信号的主要肌肉：胸锁乳突肌 (sternocleidomastoid，SCM)，头夹肌 (splenius capitis，SPL)，斜方肌 (trapezius，TRAP)，肩胛提肌 (levator scapulae，LS)，头半棘肌 (semispinalis capitis，SEMI)。图 5.47 展示了各块肌肉的大体位置及肌肉的基本组织结构，均沿人体正中线成左右对称分布，可分为前侧和后侧两大部分。前侧肌肉主要有胸锁乳突肌和肩胛提肌。后侧肌肉组织比较复杂，主要分为四层：第一层基本由斜方肌构成；第二层和第三层分别由头夹肌和头半棘肌构成；第四层则是由枕骨和第一、第二颈椎之间的肌肉组成。对于不同的研究领域所需要研究的肌肉及头部运动类型各不相同，故上述肌肉在头部运动中的作用并没有一致的研究结论。

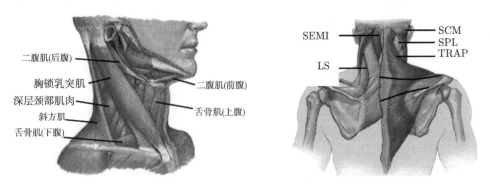

图 5.47　头颈部肌肉分布图

由现有文献可知,研究结果普遍表明:SCM 对头部对侧转动和等距前伸的动作作用明显,且容易通过表面电极测量;LS 基本不参与头部的相关运动,且其 sEMG 信号易受到 TRAP 和 SCM 的串扰;SEMI 由于肌肉结构复杂,使用表面电极进行测量的难度较大,对于头部俯仰运动的预测可以考虑采集其他相关肌肉的 sEMG 信号来代替;SPL 采集到的 sEMG 信号虽然干扰较大且电极贴放位置较难,但其对头部同侧旋转和后仰起主要作用;虽然 TRAP 基本不参与头部运动,但驾驶舱环境内人体头部运动时经常与胳膊联动,故需要检测 TRAP 的 sEMG 信号以考虑信号的串扰。结合本书的研究目的,在不同头部运动时需要研究的相对应肌肉,可以确定主要研究的肌肉:左右斜方肌、左右胸锁乳突肌、左右头夹肌,共 6 块肌肉。从表 5.9 中可以看出,SCM 和 SPL 并不只在某一种头部运动时活跃,对于头部运动的预测,需要先使用传统的机械测量方法确定头部的运动类型,再结合使用 sEMG 信号进行预测。

表 5.9　头部缓慢运动时与肌肉的对应关系

旋转		仰伸			俯屈	
由左向右 同侧转动	由右向左 对侧转动	由前屈 至正中	由正中至后仰		由后仰 至正中	由正中 至前屈
			缓慢自由运动	等距约束运动		
右侧 SPL	右侧 SCM	SPL	SCM	SPL	SCM	SPL

根据生理学和解剖学等基础性研究成果以及其他应用,通过实际的实验考证所选取肌肉的有效性和可用性,提出颈部 SCM、SPL 以及 TRAP 的肌肉位置标识和电极放置方法,以保证后续采集 sEMG 信号的可靠性和可重复性。

1) 胸锁乳突肌

SCM 的体征非常明显,由耳后骨突延伸至锁骨内侧。当实验者平行转向一侧至最大程度,对侧的该块肌肉很活跃,可以明显触摸到。在转到最大程度后,头部做轻微的后仰并上抬下巴,可以使该肌肉更为明显,但需注意转动幅度以免肌肉拉伤。Cram 等[183] 建议将电极在耳后骨突与肌腹之间沿着肌肉纤维走向放置,而 Keshner 等[184] 同样将电极放在肌腹部分,以靠近胸部一侧为开始端,大约为整块肌肉的 1/3 处。考虑到电极放置尽量分散以减少串扰的原则,可以采取后者的电极放置方法。

2) 头夹肌

SPL 大部分处于斜方肌与胸锁乳突肌下方,只有颈部后侧一小长方形区域比较明显[185]。纵向上,在第二颈椎 (枕骨隆突下方 3cm 左右) 至第四颈椎处,SCM 和 TRAP 之间大约 1.8cm(1.7~2cm) 宽处 SPL 未被覆盖;而与第四颈椎 (离第七颈椎大约 6cm) 持平处, SCM 和 TRAP 的间隙已经被 LS 部分覆盖, 可以确定: 通过表面电极有效采集 SPL 信号的区域大约为 1.7~2cm 宽, 2~2.5cm 长。Keshner 等 [184] 将表面电极和针式电极放置在横向上偏离人体正中线 6~8 cm 处, 而 Benhamcu 等 [186] 使用针式电极研究 SPL 时偏离正中线的距离仅为 2cm。头部后仰并转动至最大程度时, 在 SCM 和 TRAP 之间, 同侧的头夹肌可以明显触摸到。由于头夹肌处于枕骨下方, 头部后仰及转动时由于人体毛发及皮肤褶皱的影响电极会产生松动。通过反复的实验验证和比较, 较为有效的电极放置位置为: 纵向上, 颈部处于前伸状态时以 C7(第七颈椎棘突) 上缘为起点, 向上 6~7cm; 横向上, 电极中心位置离人体正中线 2.5~3cm。

3) 斜方肌

对于 TRAP 的表面电极放置, 当实验者手臂侧平举至 90° 时且提肩时下行 TRAP 收缩, 体征较为明显。Keshner 等 [184] 建议将电极放置在第一颈椎和第二颈椎之间, 离人体正中线 25mm 左右, 而 Benhamou 等 [186]、Queisser 等 [187] 则将电极放在第六颈椎处, 离正中线 20mm 左右。Jensen 等 [188] 通过不同的放置位置进行实验发现, 将电极放在偏离第七颈椎与肩峰连线的中点 2cm 左右所获得的 sEMG 信号较强且具有良好的可重复性。由于 SPL 被一部分斜方肌所覆盖, 此处 TRAP 的 sEMG 信号受到的干扰较大; 另一方面, 人体第七颈椎和肩峰体征非常明显, Jensen 等的位置标识更为准确, 考虑采用这种电极放置位置进行实验。

本书利用机械悬架、陀螺仪及液晶显示屏搭建了基本实验平台。在正确标识目标肌肉位置的基础上, 设置典型的头部旋转运动任务, 依次进行了肌肉位置准确性测试实验、表面肌电信号与惯性信号同步采集测试实验、固定角度头部旋转运动表面肌电与惯性信号采集实验, 定性和定量上证明头部旋转运动时产生的相应 sEMG 信号可以有效采集。实验电极采用上海申风实业公司的银/氯化银 (Ag/AgCl) 表面差分有线电极, 电极有效区域直径为 18mm, 经过多次测试, 每对电极中心最小距离可以达到 22mm。Benhamou 等 [186] 发现同侧旋转时, SPL 活动剧烈, 但 SCM 无任何信号且 TRAP 主要负责肩部的运动。故电极虽然较大, 在 SPL 贴置电极时可能会覆盖一小部分 TRAP, 但只要保证靠近颈椎一侧并不影响对 SPL 的信号采集。结合 SCM 和 SPL 肌肉形状与尺寸, 可以满足对颈部肌肉信号的采集要求。肌电信号采集仪器采用安徽埃力智能科技有限公司的 8 通道有线 USB 肌电仪, 12 位 A/D 转换, 转换时间为 10~50μs, 采样频率达到 10~4000Hz, 输入阻抗 > 1012Ω。惯性信号的采集选用了北京星网宇达科技开发有限公司的 XW VG7100 型陀螺仪, 16 位 A/D 转换, 可以选用的采样频率有 38Hz、70Hz、110Hz、150Hz、210Hz。通过串口可以实时输出 8 路惯性测量数据 (横滚角、俯仰角、3 个转动角速度以及 3 个轴向加速度)。陀螺仪角速率传感器的分布与陀螺仪自身坐标轴一致, 旋转的正方向由右手定则确定。对于头部旋转运动的映射关系为: Z 对应头部旋转 (即偏航, 右转为正)；X 对应头部侧弯 (即横滚，右侧弯为正)；Y 对应头部俯仰 (即横滚，后仰为正)。例如，将 XW7100 在水平面上顺时针转动，可以在 Z 轴得到正的角速度，而 X 轴和 Y 轴的角速度为 0，对应关系为：当头部向右侧转动时输出的角速度为正值。在以上实验设备的基础上，通过机械悬架固定陀螺仪，被试者坐于悬架座位上，眼睛前方液晶显示屏上实时显示各个测试任务，引导实验者头部旋转，从而完成实验数据的采集，整体实验平台如图 5.48 所示。

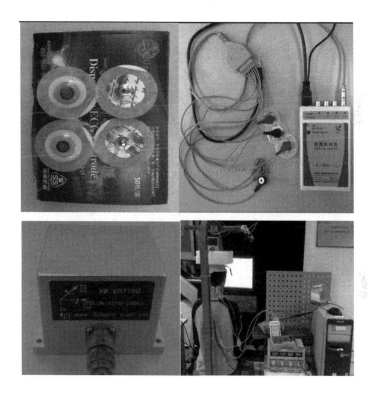

图 5.48　sEMG 与头部运动实验平台

实验准备包括几个步骤：①结合解剖学和生理学进行肌肉位置定位时，需要通过特定的动作使相应肌肉收缩，并结合手部触感进行修正。②准备贴置电极的皮肤处应保证没有毛发，清洁光滑。可以采用医用酒精擦拭需要放置电极的皮肤，并用砂片轻擦皮肤的表层，从而除去皮肤表面坏死的角质层以及杂质，减小皮肤的阻抗，减轻对实验的干扰。③差分电极采用差分信号进行信号采集，故要保证两片电极的平衡度。将采集电极放置在目标肌肉的肌腹正中部位，参考电极远离目标肌肉，3 片电极大体呈三角形分布，通过反复实验确定与头部某种运动相对应的兴奋肌肉的位置。④实验的被测者选取 4 名健康男性大学生志愿者，年龄为 22~24 周岁, 身体健康, 实验前 24h 内未从事剧烈运动, 实验时被测者坐在一个稳定有靠背的椅子上, 并且椅子没有扶手, 身体坐直并放松地靠在靠背上, 躯干竖直, 髋、膝、踝关节均保持直角, 手和胳膊自然放置于大腿上。

为了验证肌电信号超前于惯性信号产生且与头部运动相对应, 实验以颈部右侧 SCM 为例, 利用肌电仪与陀螺仪同步采集肌电信号与惯性信号 (头部旋转角速度), 针对头部旋转运动设计以下几种典型运动任务, 共完成 5 组, 每组结束后休息 2~3min。本书采用肌电仪的采集频率为 1200Hz, 陀螺仪的采集频率则设定为 115Hz, 当头部向右侧转动时输出的角速度为正值。在开始采集数据之前, 实验者首先进行头部运动的训练, 对实验的整体流程熟练掌握。实验时, 头部旋转最大角度以实验者根据头部感觉确定; 利用陀螺仪保持头部旋转角速度慢速运动大约为 40°/s, 快速运动大约 190°/s, 头部运动任务如下:

(1) 开始, 头部处于正中位置, 静止 10s;

(2) 快速转到最左侧, 静止 10s;

(3) 左右 45° 范围内快速旋转, 重复 6 次后在最左侧静止 10s;

(4) 左右慢速转动至最大角度, 重复 6 次后在最左侧静止 10s;

(5) 左右快速转动至最大角度, 重复 6 次, 但中间停顿 2~3s;

(6) 在最左侧静止 10s, 结束。

陀螺仪采用信号采集频率是 115Hz, 肌电仪为 1200Hz, 在信号采集完成后需要对这两种信号进行同步, 如图 5.49 所示, 其中横坐标是数据采集实验的时间,

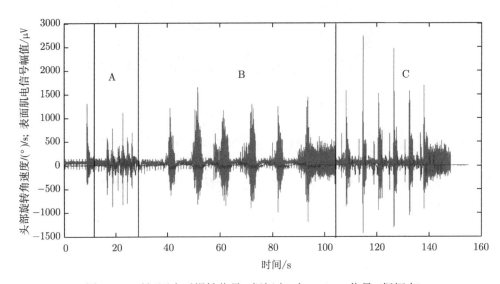

图 5.49　时间同步后惯性信号 (振幅小) 与 sEMG 信号 (振幅大)

纵坐标表示的是头部旋转角速度 (°/s) 和检测到的表面肌电信号幅值,单位为微伏 (μV)。图中 A 区域代表运动任务 3,B 区域代表任务 4,C 区域代表任务 5。

通过实验数据分析,我们可以发现头颈部运动与 sEMG 信号的一些变化关系:①当头部向左侧旋转时,颈部右侧 SCM 非常活跃,其产生的肌电信号幅度较大;②按照陀螺仪坐标系,当头部向左侧旋转时,陀螺仪输出的头部旋转角速度为负值;③肌电信号与头部旋转角速度的整体变化趋势与实验设计的头部运动任务一致;④对比图中区域 A 与区域 B,当头部在左右两侧 45° 范围内快速旋转时,由于转动速度较快,肌肉的作用时间较短,与头部慢速转动至最大程度产生的信号强度接近;⑤对比图中区域 B 与区域 C,当头部快速旋转时,肌电信号超前惯性信号的时间较长;总体来看,当头部无论是慢速还是快速旋转,肌电信号均超前于惯性信号产生,头部旋转运动时产生的 sEMG 可以确定使用目标肌肉和电极放置方法进行有效采集,证明利用 sEMG 信号来进行头部旋转运动预测的可行性。

5.5.2 融合运动学跟踪信号和头颈部表面肌电信号的头部运动预测算法

头部运动是一个非常复杂的随机过程,从前面人机工程学理论分析和实验分析的基础上,可以得出人的头部运动具有几个明显的特点:头部运动是一个动态的非线性过程,头部一般沿圆弧运动;头部运动具有很大的随机性,常常表现为长时间地注视某一物体后突然移向别处;头部运动的范围幅度一般不超过 70cm,角度不超过 90°。可以发现头部运动与机动目标有许多相似之处,我们在研究头部运动的过程将头部运动看作机动目标。对于能够描述头部运动状态的数学模型,目前已经提出了许多机动目标模型,应用较为广泛的有常速度 (constant velocity, CV) 模型、常加速度 (constant acceleration, CA) 模型、Singer 模型和"当前"统计 (current statistical, CS) 模型等。目标跟踪的数学模型包括两方面 —— 目标的运动模型和量测模型。目标的运动模型是用来描述目标的运动状态随着时间的变化过程,即可以表示目标某一时刻的状态变量与其前一时刻状态变量之间的函数关系。目标的量测数学模型描述了量测数据与状态变量之间的关系。

假设可以用数学模型来近似表示目标的运动状态和量测信息,则对于一个受噪声影响的离散时间跟踪系统,目标运动的状态方程和量测方程可以分别表示为

$$\boldsymbol{X}(k) = \boldsymbol{F}(k|k-1)\boldsymbol{X}(k-1) + \boldsymbol{G}(k-1)\boldsymbol{w}(k-1) \tag{5.28}$$

$$\boldsymbol{Z}(k) = \boldsymbol{H}(k)\boldsymbol{X}(k) + \boldsymbol{v}(k) \tag{5.29}$$

式中,$\boldsymbol{X}(k)$ 为目标状态向量,包含位置、速度和加速度的信息,即 $\boldsymbol{X}(k) = [x, x', x'']^{\mathrm{T}}$;$\boldsymbol{Z}(k)$ 为量测向量;$\boldsymbol{F}(k|k-1)$ 为状态函数;$\boldsymbol{H}(k)$ 为量测函数,可以是时变的,也可以是非时变的;$\boldsymbol{G}(k)$ 为状态噪声转移矩阵;$\boldsymbol{w}(k)$ 和 $\boldsymbol{v}(k)$ 分别为状态噪声和量测

噪声，$w(k)$ 是一零均值的高斯白噪声序列 $w(k) \sim (0, Q(k))$ 且 $E\left[w(k)w^{\mathrm{T}}(j)\right] = Q(k)\delta_{k-j}$，$v(k)$ 是一零均值的高斯白噪声序列 $v(k) \sim (0, R(k))$ 且 $E\left[v(k)v^{\mathrm{T}}(j)\right] = R(k)\delta_{k-j}$，其中 $\delta_{k-j} = \begin{cases} 1, & i = j \\ 0, & i \neq j \end{cases}$，$Q(k)$ 和 $R(k)$ 分别为 $w(k)$ 和 $v(k)$ 的协方差矩阵。我们将卡尔曼滤波器作为预测器，头部运动模型分别选用 CV 和 CA 模型，对两者在不同运动模式下的运动跟踪效果进行比较。

CV 模型是最基本的运动模型。由于其计算量小、适合实时跟踪的需要，在目标跟踪中也最为常用。CV 模型中认为任意两个采样点之间的速度是不变的，是一个常量。CV 模型对于慢速、匀速运动是精确匹配的，跟踪精度较高。CV 模型的离散形式为

$$X(k) = \begin{bmatrix} 1 & T \\ 0 & 1 \end{bmatrix} X(k-1) + \begin{bmatrix} T \\ 1 \end{bmatrix} w(k-1) \tag{5.30}$$

$$Z(k) = \begin{bmatrix} 0 & 1 \end{bmatrix} X(k) + v(k) \tag{5.31}$$

式中，T 为采样间隔 (周期)。假定头部运动在相邻两个采样点之间的分段速度为常数，这样的头部运动非常适合 CV 模型。

CA 模型的离散形式为

$$X(k) = \begin{bmatrix} 1 & T & T^2/2 \\ 0 & 1 & T \\ 0 & 0 & 1 \end{bmatrix} X(k-1) + \begin{bmatrix} T^2/2 \\ T \\ 1 \end{bmatrix} w(k-1) \tag{5.32}$$

$$Z(k) = \begin{bmatrix} 0 & 1 & 0 \end{bmatrix} X(k) + v(k) \tag{5.33}$$

式中，T 为采样间隔 (周期)。假定头部运动在相邻两个采样点之间的分段加速度为常数，这样的头部运动非常适合 CA 模型。

以头部慢速旋转运动为例，角速度大约为 $45°/\mathrm{s}$，分别将实际头部运动角速度和基于 CV 模型的卡尔曼滤波头部运动预测角速度以及基于 CA 模型的卡尔曼滤波头部运动预测角速度进行比较，如图 5.50 所示。

以头部的快速旋转运动为例，角速度大约为 $180°/\mathrm{s}$。也是分别将三个角速度 (实际头部运动角速度、基于 CV 模型的卡尔曼滤波头部运动预测角速度和基于 CA 模型的卡尔曼滤波头部运动预测角速度) 进行比较，如图 5.51 所示。

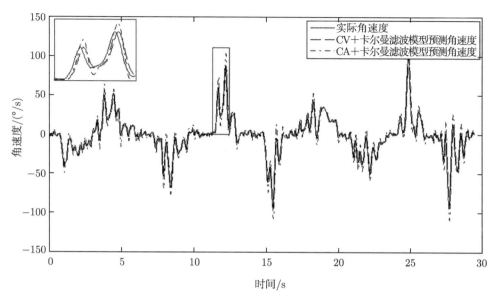

图 5.50 慢速运动角速度比较

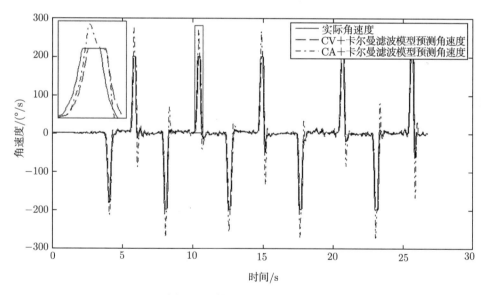

图 5.51 快速运动角速度比较

在图 5.51 中, 实线为实际头部运动角速度; 虚线为基于 CV 模型的卡尔曼滤波头部运动预测角速度; 点划线为基于 CA 模型的卡尔曼滤波头部运动预测角速度。负号表示向右旋转; 正号表示向左旋转。绝对平均误差和均方根误差如表 5.10 所示, 绝对平均误差 (MAE) 表示信号绝对平均值的变化趋势, 而均方根误差 (RMSE)

类似于方差,表示信号的波动趋势。

表 5.10　慢速和快速运动误差比较

方法	MAE (慢速)	RMSE (慢速)	MAE (快速)	RMSE (快速)
CV + 卡尔曼 滤波预测算法	4.982	7.2783	9.3972	23.839
CA + 卡尔曼 滤波预测算法	5.2352	7.4912	11.1499	23.2282

从实验结果来看,基于 CV 模型和基于 CA 模型的卡尔曼滤波头部运动预测算法对于慢速运动的预测效果都要比快速运动好,对于慢速运动的绝对平均误差和均方根误差都要比快速运动小。基于 CA 模型的算法要比基于 CV 模型的卡尔曼滤波头部运动预测算法产生更大的超调,但是基于 CA 模型的算法产生的延迟时间要比基于 CV 模型的算法小。

由于头颈部 sEMG 信号超前于常规的运动学测量的信号,所以本书提出了一种融合 sEMG 信号和运动学测量信息的头部运动预测算法。以表面肌电信号作为输入,利用前向神经网络预测头部的突然运动,同时利用 CA 模型预测头部平滑运动,并在卡尔曼滤波框架下实现融合处理,实现高精度、低延时的头部运动预测。

sEMG 信号是一种微弱低频非平稳信号,为了进行有效的数据融合处理,首先需要对其进行预处理和特征提取。sEMG 信号能量主要集中在 20~500Hz 频段之间,在信号采集过程中可能受到采集仪器、环境及实验人员等多方面因素影响,致使采集到的表面肌电信号必定包含大量的噪声,本书采用的肌电仪采样频率为 1200Hz,前置放大器增益约为 2000,共模抑制比 >100dB,内置 49~51Hz 数字带阻滤波器,所有 EMG 通道配备一阶高通滤波器和二阶 ButterWorth 低通滤波器,可以有效保证输出的 sEMG 信号的准确性。为了对头部运动进行更好的表示,我们选取了多种典型时域和频域特征。

1) 平均振幅

$$F(1) = \bar{\varepsilon} = \frac{1}{W} \sum_{i=t-W}^{t} |\varepsilon(i)| \tag{5.34}$$

此特征是对振幅绝对值的简单测量,据已有文献可以确定的是,此向量与即将产生的力成比例关系。

2) 过零点数量

$$F(2) = \sum_{i=t-W}^{t} z(i), \quad z(t) = \begin{cases} 1, & \varepsilon(t)\varepsilon(t-1) \leqslant 0 \\ 0, & \varepsilon(t)\varepsilon(t-1) > 0 \end{cases} \tag{5.35}$$

此特征量用于捕获信号的瞬间变化,是对信号频率的一个简单度量。因为过零点数同样可以由背景白噪声产生,所以在肌肉处于放松状态时过零点数较多,当肌肉即将兴奋时其数量急剧减少。对于由于白噪声产生的 "伪过零点",一般是采用设定阈值的方法进行排除,相反的是,对于头部运动而言,"伪过零点" 能够帮助消除错误的预判,过零点数的下降预示着头部加速度的产生。

3) 平均时间间隔内的过零点数

$$F(3) = \frac{W}{F(2)} \tag{5.36}$$

此信号与选取的窗口长度成正比,反映的是 sEMG 信号的时域特性。

4) 瞬时频率

$$F(4) = \frac{1}{t_2 - t_1} \tag{5.37}$$

t_1 和 t_2 时刻代表每个时间窗口内最后的两个过零点所对应的时间点。与特征 2 不同,它与窗口大小无关,提供了一种检测频率变化的办法,能够快速反映出头部加速度的产生。

5) 曲线复杂度

$$F(5) = \sum_{i=t-W}^{t} ||\varepsilon(i)| - |\varepsilon(i-1)|| \tag{5.38}$$

sEMG 信号携带的信息包括时域和频域等特性,上述数据处理过程目的在于提取并放大有用信号,剔除与研究运动无关的信号与噪声,充分获得与目标运动参数有关的信息。对于每一个特征量,在 MATLAB 中通过编程计算出最大绝对值 ($|\varepsilon(i)|_{\max}$) 和标准差 (standard deviation,SD),然后取两者之和将其定义为每个特征量数据的归一化因子 NF:

$$\text{NF} = |\varepsilon(i)|_{\max} + \text{SD} \tag{5.39}$$

除了特征 4 采用 1200Hz 进行归一化外,其他特征量利用上述归一化因子进行归一化后的结果如图 5.52 所示。图中横坐标代表数据个数;原始数据图纵坐标代表采集到的肌电信号,单位 μV;各处理图纵坐标代表归一化后的各特征量大小。

从图 5.52 可以看出:

(1) 特征 1 的幅值与角速度的绝对值成正比。

(2) 特征 2 的幅值与角速度的绝对值成反比。

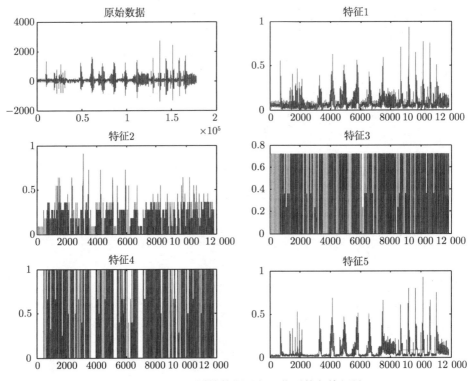

图 5.52   sEMG 原始数据及归一化后的各特征量

(3) 当特征 2 的值较小时特征 3 较大，且特征 3 的峰值与选定的窗口长度有关。

(4) 当角速度较低时，特征 4 存在大量的尖峰。此特征通过尖峰的数量和密度而非幅值来反映信息。当肌肉处于放松状态时，特征 4 处于峰值状态的数据点较多且峰值都接近 1。

(5) 特征 5 由特征 1 推导而来，但特征 5 时间窗口更宽。

在神经网络技术中，尽管 BP 神经网络得到了较为广泛的应用，但是它还是存在一些缺陷和不足。首先，在理论上 BP 神经网络可以逼近任何一种函数，但在实际应用中它不一定总能有解。其次，在处理非线性系统时，选择合适的学习率是一个至关重要的问题，学习率过大会导致学习过程不稳定，相反，学习率过小又会造成训练时间过长，很难选择较好的 BP 神经网络学习率。鉴于 BP 神经网络的缺陷和不足，本书采用了在逼近能力和学习速率等方面均优于 BP 网络的另一种网络——改进前向神经网络 (feedforward network，FFN)。采用改进前向神经网络进行训练，隐含层神经元的数目为 50，训练算法为 Levenberg-Marquardt[189] 算法。

CA 模型假设在相邻两个样本点之间的加速度为常数，当头部突然运动时，这个假设将会失效，因而会引起很大的预测误差，Kiruluta[190] 建议在加速过程中增加一个偏置项，这一项代表突然头部运动在相邻两个采样点之间的加速度是不连续的。改进加速度过程为

$$\ddot{x}(k) = \ddot{x}(k-1) + u(k) + Tw(k-1) \tag{5.40}$$

式中，$u(k)$ 是额外加速度偏置项，Gutman 和 Velger[191] 用移动窗口曲线拟合算法估计 $u(k)$。然而，在估计时必须考虑机动检测时间和输入估计精度之间的权衡。由于在运动之前表面肌电信号包含加速度信息，所以可以用表面肌电信号估计额外加速度偏置项 $u(k)$。

　　针对突然的头部运动，以基于 CA 模型的卡尔曼滤波头部运动预测算法为基础，将陀螺仪采集得到的角速度进行差分，得到采集样本点之间的加速度，将差分得到的角速度进行平滑滤波 (以 24 个数据点为一个移动窗口，每隔一个数据点移动一次)，得到较为平滑的角速度信号。对提前 50ms(由于表面肌电信号先于实际运动 30~70ms 产生，而实际的预测时间是很难测量的，所以我们假设表面肌电信号比实际运动超前 50ms) 的表面肌电信号进行特征提取，将提取的特征量输入以差分得到的加速度作为神经网络的参考信号，并将提取的特征量输入前向神经网络进行训练，输出得到前向神经网络预测的角加速度，将前向神经网络预测角加速度输入低通滤波器进行低通滤波，得到波动较小的预测角加速度信号，利用上一个样本点的角速度和预测的角加速度及采样间隔，我们可以得到下一个样本点的预测角速度。将预测角速度作为卡尔曼滤波器的输入，经过卡尔曼滤波器进行滤波，可以预测出头部旋转的角加速度、角速度以及角度。

　　改进前向神经网络的训练图如图 5.53 所示。横坐标表示训练次数，纵坐标表示均方根误差。实线表示训练样本曲线；点划线表示测试样本曲线；虚线表示预测样本

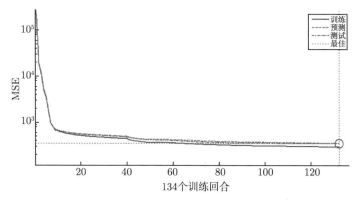

图 5.53　前向神经网络训练曲线

曲线；点线表示最佳样本曲线，各条曲线在训练 128 后趋于收敛。利用 sEMG 预测估计的角加速度曲线 (图 5.54) 与惯性单位测出的实际角速度基本形态一致，仅在时间轴上偏移 50ms。图 5.55 和图 5.56 比较了带与不带 sEMG 增强的卡尔曼滤波器的估计性能，实验结果表明对于慢速和平滑运动两种方法都能很好地进行预测，而对于突然的头部转动，带 sEMG 增强的算法有明显的优势。

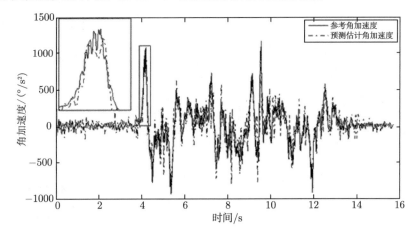

图 5.54　角加速度比较曲线

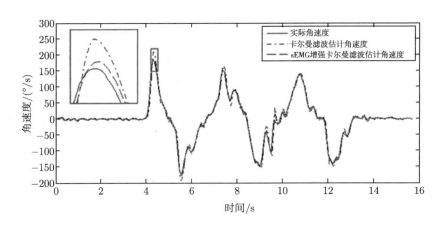

图 5.55　角速度比较曲线

　　表 5.11 比较了带与不带 sEMG 增强的卡尔曼滤波器跟踪预测头部运动的平均误差 (ME) 和均方根误差 (RMSE)，同时比较了带移动窗口算法的性能。结果和我们在上面曲线中看到的一致。对于急转类型的头部运动，利用 sEMG 信息可以更好地进行预测。实际上，作者是"预知"头部运动而非进行外插这样的"预测"。

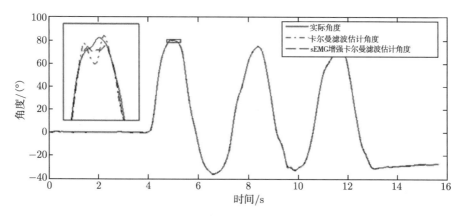

图 5.56　方位角比较曲线

表 5.11　两种方法 ME 和 RMSE 的比较

方法	ME	RMSE	ME(带窗)	RMSE(带窗)
KF	4.982	7.2783	9.3972	23.839
KF+sEMG	5.2352	7.4912	11.1499	23.2282

5.6　结　　论

本章对头部运动预测方法、主动柔顺控制策略、交互力计算方法等进行了研究，具体结论如下：

(1) 结合 HNE 系统的特点和功能要求，对其主动柔顺控制策略进行了研究。采用基于力反馈和滑动杆动力学模型的头部运动预测法对执行机构位置控制的期望轨迹进行了计算，实现了跟踪功能；在控制器的设计过程中，对系统惯性项与非线性项进行了补偿，实现了头部与头盔显示器间的接触力控制；提出了基于系统动力学模型和力反馈数据的广义接触力计算方法，便于通过实验手段对 ACCSH 的实施效果进行直接验证。针对 ACCSH 的功能，进行了相应的仿真与实验分析，实验结果表明，本书提出的头部运动预测法不仅是可行的，而且还具有一定的精度；在控制器中加入系统的惯性和非线性补偿项，有效地降低了执行机构的刚度，减小了头盔显示器与头部间的广义接触力，从而减少了执行机构以及头盔显示器对头部运动的干扰，提高了头盔显示器的使用舒适性；系统刚度和接触力、力矩的减小，增加了系统使用的安全性，且执行机构期望轨迹的计算由使用者触发，亦可保证使用者的人身安全。

(2) 鉴于头部与头盔显示器之间接触曲面和接触形式的特殊性，提出了一种基于关节空间力反馈的非接触式人机交互力实时计算方法。该方法在计算交互力的过程中, 对执行机构的非线性项与惯性项进行了补偿, 并考虑了机构重力的影响, 有效地提高了人机交互力计算的准确性和可靠性, 对具有一定质量与惯量、高速运动的外骨骼系统的人机交互力计算有一定借鉴意义; 在 RTX 环境下, 该方法的单次计算最大时长为 4.25×10^{-4}s, 即计算频率可达 2000Hz, 这说明该方法具有较好的实时特性, 适用于控制频率要求较高的人机交互系统。

(3) 针对虚拟仿真环境下头部跟踪延迟问题, 总结了人体头部运动特性, 确定胸锁乳突肌、头夹肌和斜方肌作为目标肌肉, 确定目标肌肉位置标识和电极放置方法; 定性和定量证明所确定的目标肌肉位置的准确性及电极放置方法的正确性; 通过肌肉位置准确性测试实验、表面肌电信号与惯性信号同步采集测试实验、固定角度头部旋转运动表面肌电与惯性信号采集实验开展验证性研究, 验证了利用表面肌电信号预测头部运动的可行性和有效性。设计完成了融合运动学跟踪信号和头颈部表面肌电信号的头部运动预测算法, 以表面肌电信号作为输入, 利用前向神经网络预测头部的突然运动, 同时利用 CA 模型预测头部平滑运动, 并在卡尔曼滤波框架下进行数据融合处理, 实现了高精度低延时的头部运动预测。

第6章 头颈部外骨骼系统的性能测试

头颈部外骨骼系统作为位置跟踪器，其任务是为视景生成单元提供准确、稳定、实时的头部运动信息。而作为伺服系统或助力器，头颈部外骨骼系统功能是为头盔显示器使用者提供助力，缓解头盔显示器给使用者造成的沉重感和束缚感。在上一章中，作者对 HNE 的主动柔顺控制方案及其可行性、实用性进行了研究与实验验证。本章将借助若干测试设备，通过一系列的客观测试实验，对 HNE 的跟踪效果和动态特性进行分析与说明。

6.1 头颈部外骨骼系统的结构

HNE 按功能的不同，可分为系统硬件、系统软件以及运行环境 (RTX) 三部分。本节将会对以上三部分的组成及其选型设计、功能以及以上三部分之间的逻辑关系进行逐一说明。

6.1.1 系统的运行环境

RTX(real time extension) 是美国的 VeturCom 公司基于 Windows 操作系统开发的实时性软件包，利用 Windows 良好的可扩展体系结构 RTX 不仅可在 Windows 环境下扩展一个实时子系统，而且还能对原有的硬件抽象层 HAL(hardware abstract layer) 进行修改和扩展。本书所使用的实时性软件包的版本是 RTX8.1，该软件包对其运行环境——Windows 的版本有严格要求。为了确保 RTX8.1 的正常运行，操作系统需要满足下列条件之一：

(1)Windows Vista；

(2)Windows 2000 专业版 SP4；

(3)Windows 2000 服务器版 SP4；

(4)Windows XP 专业版 SP2；

(5)Windows 2003 服务器版 SP1 或 SP2。

据此要求，本书选用 Windows XP 专业 SP2+RTX8.1 搭建了 HNE 的运行环境。这样既可以使用 Windows 自带的丰富资源，又可以基于 RTX 搭建实时控制系统，提高系统的控制性能。HNE 的 RTX 体系框架如图 6.1 所示。

HNE 是一个非实时任务与实时任务并行运行的多任务系统。在系统设计时，需要对各任务的实时性等级进行划分。如图 6.1 所示，作为服务器，系统管理软件运行于 Windows 下，属于非实时任务，其运行优先级较低，头部运动预测软件等其余四种软件是客户端，运行于 RTSS 下，属于实时任务，在运行过程中享有较高的优先等级。实时任务与非实时任务通过共享内存的方式进行数据交换。

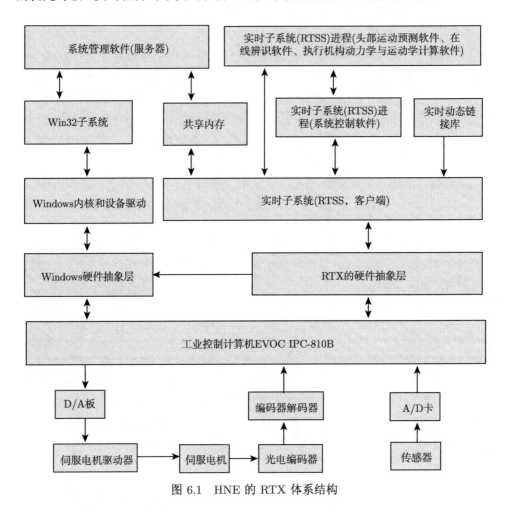

图 6.1   HNE 的 RTX 体系结构

6.1.2   系统的硬件结构

系统硬件主要包括执行机构、工业控制计算机、头盔显示器、数据采集与处理板卡、各种传感器以及端子板等，它们负责控制指令的执行、反馈信号的采集与处理等；HNE 的原型样机、各硬件间的逻辑关系分别如图 6.2、图 6.3 所示。

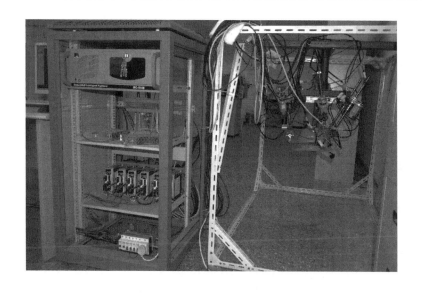

图 6.2 头颈部外骨骼系统原型样机

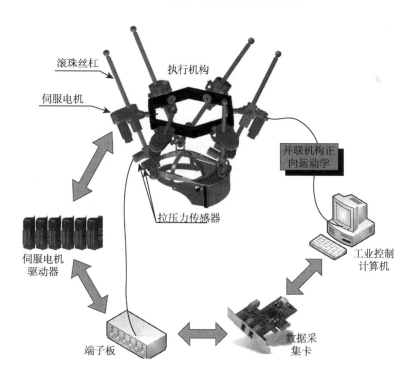

图 6.3 系统主要硬件逻辑关系框图

1. 执行机构

根据 1.3 节的设计要求，执行机构主要应满足以下两点：一是工作空间满足头部运动范围；二是结构尺寸便于安装、拆卸及使用。为了达到以上两点要求，如图 6.4(a) 所示，本书对驱动支链采取了穿越式设计，即丝杠可以穿过万向铰中心所在的底盘平面。传统的 Stewart 平台驱动支链多是非穿越式的，如图 6.4(d) 所示，非穿越式驱动支链的上部分与下部分的长度几乎相同，这样导致 Stewart 平台在运行过程中占用的空间体积远大于初始位置的相应值，即传统 Stewart 平台的使用空间要远大于其安装空间。图 6.4(d)、(e)、(f) 是传统 Stewart 平台分别处于初始状态、中立位置以及最大高度时的示意图，图中机构高度参数的大小关系是 $h_1 < h_2 < h_3$。6URHS 并联机构的特点是：在长度上，驱动支链的上部分要远大于下部分 (本书中的螺旋副螺母)，执行机构在运行的过程中其高度基本可保持不变，即运行中的执行机构所占的空间体积与其处于中立位置时所占的空间基本相同，图 6.4(a)、(b)、(c) 是 6URHS 并联机构分别处于初始状态、中立位置以及最大高度时的示意图，图中机构高度参数的大小关系是 $H_1 = H_2 \approx H_3$。也就是说，6URHS 并联机构的安装空间与使用空间几乎相当。因此，在满足使用空间要求的前提下，采用穿越式设计的 6URHS 并联机构更适合空间狭小的座舱。

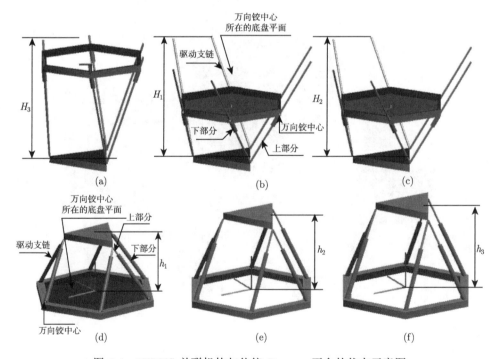

图 6.4　6URHS 并联机构与传统 Stewart 平台的状态示意图

驱动支链的动力相关部分包括伺服电机及其驱动器、丝杠、传动部件。根据头部运动的速度和精度要求，经过市场调研，选定的驱动支链实物与型号分别参见图 6.5 和表 6.1。

伺服电机的最大扭矩与额定扭矩分别是 0.95N·m、0.32N·m，额定转速为 3000r/m，编码器为 5 线制增量式，脉冲数和分辨率分别为 2500p/r、10 000。丝杠的名称是 CTF 型外循环插管凸出式螺旋副，公称直径为 16mm，导程为 10mm。通过实验测试，驱动支链最大的速度为 0.5m/s。

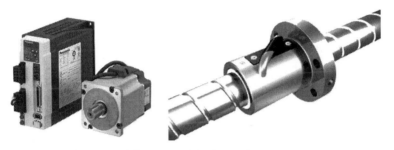

图 6.5　驱动支链部分实物

表 6.1　驱动支链组成部分的型号

名称	型号	厂商
伺服电机	MSMD012PIV	松下
驱动器	MADDT1205	松下
丝杠	CTF1610-2.5	中国艺工

因驱动支链采用穿越式设计，伺服电机与丝杠无法同轴安装，需要设计传动部件实现电机与丝杠间的动力传递。如图 6.6 所示，是 HNE 的驱动支链示意图，图中的传动部件是同步齿形带轮组合。

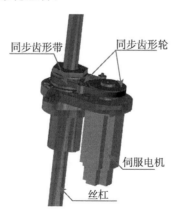

图 6.6　HNE 驱动支链示意图

2. 数据采集与控制卡

按照系统的功能要求，实现 HNE 的闭环控制需要三种数据采集卡：数字信号采集卡、A/D 采集卡和 D/A 采集卡。目前，对电机控制器而言，国外主要有 Delta Tau、Galil、DMC、Aerotech、Kollmorgen 等；国内主要是以固高、研华和研祥为代表。而多年的使用经验告诉我们，研华与研祥的独立编码器解码板和 DA/AD 板具有较好的性价比。在综合考虑 1.3 节的设计要求、使用环境、性能以及价格等方面的因素后，本书最终选择的数据采集与控制卡的具体型号与规格请参照表 6.2 和图 6.7。

表 6.2　数据采集与控制卡

名称	型号	用途	通道个数	数量/块	是否支持寄存器的直接访问功能	厂商
编码器解码板	PCI1784U	伺服电机编码器数据采集	4	2	是	研华
D/A 据采集与控制卡	PCI-I8DA12	驱动信号转换与输出	8	1	是	研祥
A/D 据采集与控制卡	PCI-16MFP	力传感器模拟信号采集与转换	8	1	是	研祥

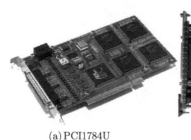
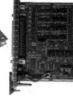
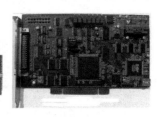

(a) PCI1784U　　　　　　　　(b) PCI-18DA12　　　　　　(C) PCI-16MFP

图 6.7　数据采集与控制卡

3. 工业控制计算机

影响工控机选型的因素主要有两方面 ——RTX 的版本和数据采集与控制卡的类型。根据 RTX8.1 与数据采集卡安装的要求，本书选择研祥的 IPC-810B 工业控制计算机作为 HNE 的控制平台。

4. 拉压力传感器

通过对头部与 HNE 之间的广义接触力的估算数据，本书选择的力传感器是北京正开仪器的 MCL-S0 系列 S 式拉压力传感器 (图 6.8 左图)。MCL-S0-S 的量程为 −100∼100N，激励电压为直流 12V，输出信号为 0∼5V，过载能力为 150%FS。

此外，根据以往的使用经验，MCL-S0-S 的输出信号较弱，容易受到电机等外部干扰的影响。为此，本书选取 MCB-A 型传感器放大器 (图 6.8 右图) 与 MCL-S0-S 配合使用，增强力传感器输出信号的稳定性。MCB-A 型放大器的输入为毫伏级的电压信号，输出信号为 0~5V，激励电压为直流 12V。

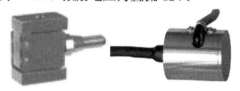

图 6.8　拉压力传感器与放大器

6.1.3　系统软件

HNE 系统软件的开发平台是 Visual Studio 6.0。为了便于系统软件的管理，提高软件的可维护性和扩展功能，本书在软件编写阶段采取了模块化编程的方法，按照功能的不同，将 1.3 节中提到的五大软件进行了模块化处理。模块的具体划分参见表 6.3。各软件与模块间的逻辑关系如图 6.9 所示。

因系统管理软件直接面向用户，对其可操作性、界面友好和可视化程度等方面有较高要求。本书基于 C++Builder 对系统管理软件进行了设计，如图 6.10 所示，是该软件的操作界面。

如图 6.10 所示，系统管理软件的操作界面分为系统控制栏、命令行窗口、动态显示窗口以及工具栏。系统控制栏分为平台控制、系统状态显示、系统测试三种模式，其中平台控制主要负责 HNE 的初始化和跟踪模式控制；系统状态显示负责执行机构重要状态参数的动态显示；系统测试模式主要负责 HNE 的各种动态特性测试。命令行窗口，用于显示系统控制栏发出的各种指令。动态显示窗口基于 OpenGL 的图形图像开发技术建立了执行机构的三维模型，并根据执行机构的运动学进行了模型驱动，使用者可以通过模型直观地了解与监控系统的运行状态。动态显示窗口工具栏主要用于调节动态显示窗口的视角，便于对系统运行状态实施监控。

表 6.3　系统软件模块的划分

序号	名称	功能	运行环境
1	指令模块	注册并初始化系统管理软件中的各种指令，定义指令间的逻辑制约关系；定义指令解析器，对指令进行解析处理；定义指令管理函数，实施指令的添加、删除和修改操作	Windows
2	图形界面显示模块	界面化系统管理软件的各项功能，动态显示执行机构的运动状态和关键数据	Windows
3	交互模块	定义并初始化客户端，对客户端行使开启和关闭操作，管理共享内存和实施系统数据管理行为 (数据的存取与打印)	Windows

续表

序号	名称	功能	运行环境
4	服务器模块	对运行于服务器端的所有模块进行初始化,定义服务器端的入口函数	Windows
5	计时模块	定义并初始化系统时钟	Windows
6	通信模块	定义各通信终端的端口与 IP 地址,实现数据的接收与发送功能,并对通信线路的运行状态进行监控	Windows
7	数据管理模块	定义数据管理的功能函数,设置数据存取的路径及文件名称	Windows
8	测试实验信号采集与处理	根据 DirextX 的应用接口,定义测试摇杆的控制指令采集与转换函数,设置控制指令与六自由度运动的映射关系;根据 PComm 应用接口,定义电磁跟踪器和惯性陀螺的数据采集与转换函数、动平台的六自由度位姿求解函数	Windows
9	路径规划模块	根据离散的期望轨迹点,进行跟踪模式和测试模式下的运动路径规划	RTSS
10	数学计算模块	对各种数学运算进行定义,包括矩阵的加、减、乘、除运算,向量的内、外积运算等	RTSS
11	控制模块	定义系统的控制形式,如任务空间控制、关节空间控制;实现各种控制算法,如 PD、模糊 PD、INCCDM 等	RTSS
12	数据采集模块	初始化各数据采集与控制卡,实现板卡寄存器级的数据采集与输出功能	RTSS
13	辨识模块	定义各种辨识算法,如 CDEKF、CDSR-UKF 等;综合运动学模块、动力学模块、数据采集模块完成系统未知参数的辨识	RTSS
14	运动学模块	完成执行机构的正、逆向运动学计算	RTSS
15	动力学模块	实现系统动力学正、逆向问题以及惯性项、非线性项等动力学参数的求解	RTSS
16	头部运动预测模块	定义驱动支链动力学模型,综合运动学模块、数据采集模块完成执行机构期望轨迹计算	RTSS
17	客户端模块	初始化运行于客户端的所有模块,定义客户端的入口函数	RTSS

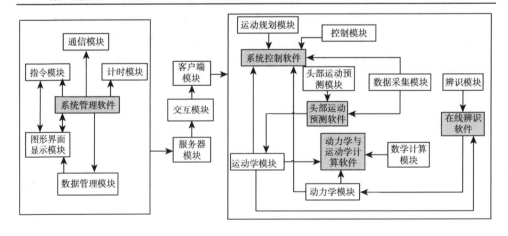

图 6.9　软件与模块的归属关系图

动态显示窗口工具栏

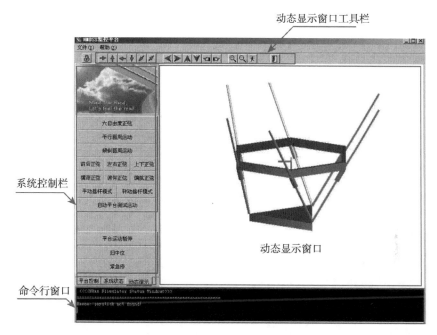

系统控制栏

动态显示窗口

命令行窗口

图 6.10 系统管理软件操作界面

6.1.4 系统的性能测试要求

近年来，虽然关于并联机构和并联机器人的研究发展较为迅速，但关于其运动性能的测试标准或规范还没有正式的版本，大多数学者选择自行设计测试项目来对系统的性能进行实验测试和说明。目前，与并联机构测试规范较为相关的是AGARDAR-144 报告、MIL-STD-1558 报告、JAR-STD-1A8 和 FAA 120-40B，其中前两个报告是 20 世纪 70 年代制定的，它们分别是针对通用飞行模拟机和军用飞行模拟机动感模拟平台的运动测试规范。后两个报告制定于 20 世纪 90 年代，与前两个报告相比，它们在规范要求上更为松弛。

AGARDAR-144 报告和 MIL-STD-1558 报告中规定的测试内容有六自由度并联机构的时域特性、频域特性和非线性特性等。其中时域特性主要是指测试并联机构的各种动态响应阈值，频域特性主要通过描述函数进行测定，非线性特性包括并联机构的耦合运动等。

鉴于当前关于并联机构运动性能测试的现状，本书将基于 HNE 的设计目标，结合 AGARDAR-144 报告和 MIL-STD-1558 报告的有关测试项目，通过自行制定若干测试实验，对电磁跟踪器与 HNE 的跟踪精确度、稳定性进行对比研究，对HNE 的动态阈值等非线性特性进行分析与说明。

6.1.5　测试辅助硬件

为了确保对比实验和分析实验的正常开展，除 HNE 外，测试需要部分辅助硬件——电磁跟踪器和惯性陀螺。本书使用的电磁跟踪器型号为 Liberty240/8，可以测量物体在六自由度空间中的位置和姿态信息，它通常由 Liberty、发射器和接收器组成，如图 6.11(a) 所示，采样频率大于 100Hz。工作时发射器通过三轴线圈发射直流磁场，Liberty 根据固定于被测物体上的接收器所接受的信号强度来计算物体的六自由度位姿信息。Liberty240/8 的测量数据格式有两种，分别是 ASCII 和二进制格式，其中本书使用的测量数据格式是 ASCII。Liberty240/8 使用手册中列出的静态跟踪精确度分别是 0.75mm 和 0.15°。惯性陀螺 XW VG7100 与 Liberty240/8

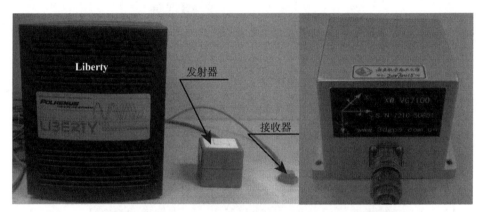

(a) Liberty240/8   (b) XW VG7100

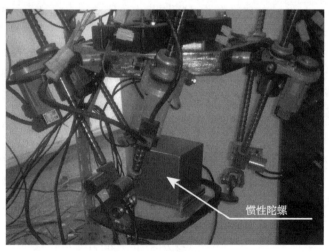

(c) HNE实验装置

图 6.11　测试辅助硬件

功能一样,是用于测量物体空间位姿信息的一种设备,如图 6.11(b) 所示。它主要
有 3 个线加速度计和 1 个三轴光纤角速度计组成,采样频率同样可达到 240Hz。惯
性陀螺的测量数据为低位字节在先的 Little Endian 格式,字节个数为 27,其中第
6 到第 23 字节为角速度计和加速度计的测量数据,测量角度、角速度以及加速度
的精度分别可达到 0.001°、0.001°/s 和 0.0001g。电磁跟踪器与惯性陀螺的数据采
集均由数据采集模块通过 RS232 串口完成。在对比实验中,Liberty240/8 将单独
作为一种测量系统与 HNE 进行轨迹跟踪精确度、稳定性的比较;而 XW VG7100
将作为 HNE 的传感器,在动态跟踪精确度和其他性能测试中,测量 HNE 动平台
(不含头盔显示器) 的加速度、真实位姿信息。HNE 的动态跟踪和其他性能测试实
验装置如图 6.11(c) 所示。

6.2 HNE 的跟踪实验及其结果分析

本节提到的跟踪性能是描述跟踪设备测量数据优劣的一个指标,包括跟踪精
确度、抗干扰能力以及稳定性三个方面,其中准确度用于反映被跟踪物体实际位姿
与跟踪设备相应测量值之间的差值大小。为了客观地对比 Liberty240/8 和 HNE 的
跟踪性能,本书将分有、无金属物体干扰两种情况,对两种跟踪设备的静、动态跟
踪精确度、抗干扰能力和稳定性进行分析。

6.2.1 跟踪精确度与抗干扰能力测试

对于跟踪器或跟踪设备而言,跟踪精确度是评判测量数据与物体实际运动幅
度吻合程度的一个重要指标。Liberty240/8 的测量数据来源于 Liberty 的输出数据。
而根据图 1.8 所示的工作原理,HNE 的测量数据是根据伺服电机编码器的反馈值,
通过执行机构的运动学算出的。在静态跟踪的情况下,测试中存在的延时和动态
效应的影响将被去除,可以真实、直接地反映跟踪器或跟踪设备的跟踪精确度。在
动态跟踪时,跟踪精确度是描述跟踪器动态性能的重要参数,尤其是对于 HNE 这
样的复杂系统来说,动态跟踪精确度是评价系统整体性能 (包括机械部件的加工精
度、安装精度及运动学建模准确性等) 和其使用价值的重要指标。

1. 无金属干扰的静态跟踪实验

无金属干扰环境只是针对 Liberty240/8 而言的。而对 HNE 来说,由于执行
机构的材料是金属的,HNE 自身就是一个金属环境,所以无须区分是否存在金属
干扰。

无金属干扰静态跟踪是在无任何金属物体存在的环境中,对静止不动物体的
位姿进行跟踪测量。图 6.12 是 Liberty240/8 的无金属干扰的静态测试装置。为了

保持发射器与接收器相对位置不变 (165mm)，分别将两者固定于木板的两端。发射器原点和接收器原点相对于各自的位置参数 (27.3812mm 和 14.605mm) 参考了 *Liberty Manual* 中的相关数据。HNE 的无金属干扰静态跟踪实验是在其动平台处于中立位置时进行的，动平台的状态参数除 $Z=200$mm 外，其余均取值为 0。

　　根据图 6.12 中的尺寸，接收器坐标原点在发射器坐标系中的 Z 轴坐标值为 206.9862mm。无金属干扰条件下，Liberty240/8 和 HNE 的静态跟踪实验结果如图 6.13(a)、图 6.14(a) 所示。图 6.13(b) 和图 6.14(b) 是两者的跟踪误差，从数值大小上看，Liberty240/8 和 HNE 的误差等级分别是 10^{-1} 和 10^{-2}，单位是 mm。从跟踪结果的分布来看，Liberty240/8 的实验结果在真实值两侧呈现较高频率的波动，

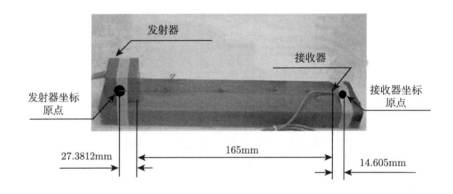

图 6.12　无金属干扰的静态跟踪实验装置

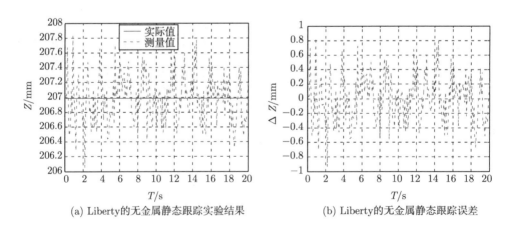

(a) Liberty的无金属静态跟踪实验结果　　　　　　(b) Liberty的无金属静态跟踪误差

图 6.13　Liberty240/8 在无金属干扰时的静态跟踪实验结果

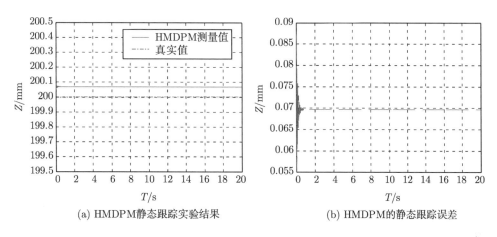

(a) HMDPM静态跟踪实验结果　　　　　　(b) HMDPM的静态跟踪误差

图 6.14　无干扰的 HNE 静态跟踪实验结果

这与其工作原理有关。在跟踪过程中，Liberty240/8 依靠发射器产生的电磁场来对被测物体进行定位。然而，电磁场易受干扰且较为敏感，因此，当电磁场受轻微干扰时，测量结果就会出现如图 6.13(a) 所示的振荡。与 Liberty240/8 相比，HNE 的测量值较为稳定，跟踪误差也较小，但与真实值之间存在近似常值的误差，究其原因，主要有以下几点：①执行机构存在加工误差，执行机构正向运动学模型的参数主要来源于 Catia 模型，而在由模型经机械加工到最后的实物的过程中会出现加工误差，这势必会造成运动学模型与实际机构之间的误差，继而影响运动学计算结果的精度；②执行机构的安装误差，机构的设计装配等级、轴承等外购连接件自身存在的间隙等会使整个机构存在安装误差，这也会造成运动模型的精度下降；③惯性陀螺的安装误差会造成真实值出现轻微的失真。另外，在跟踪开始阶段 (图 6.14(b) 的 0~0.5s)，HNE 的测量值出现了较为明显的振荡，这是由于 HNE 欲在控制器的作用下保持在中立位置而未达到稳定状态时，伺服电机的编码器反馈值出现波动引起的。表 6.4 对两种跟踪设备的误差进行了分析 (此处的误差是指数值大小)，结果显示 HNE 的平均误差是 Liberty240/8 相应数据的 27.7%，最大误差更是相差近 10 倍。综上分析，在无金属干扰的环境下，HNE 的静态跟踪精确度要优于 Liberty240/8。然而，视景生成单元对跟踪误差的要求是毫米级的，因此，HNE 和 Liberty240/8 的无金属干扰静态跟踪精确度均能满足视景生成单元的要求。

表 6.4　无金属干扰静态跟踪的误差分析

设备名称	最大误差/mm	最小误差/mm	平均误差/mm
Liberty240/8	0.931	0.000	0.253
HNE	0.088	0.055	0.070

2. 有金属干扰的静态跟踪实验

图 2.2 是 A320 固定基座训练器，也是 HNE 的应用环境，其组成部件主要是铝制钣金件和钢制钣金件，是典型的有金属干扰环境。因此，本书将图 6.12 中的实验装置移至 A320 训练器中进行有金属干扰的静态跟踪实验。为了方便分析金属环境对电磁跟踪器跟踪结果的影响，此次实验中，发射器与接收器的相对位置依然保持图 6.12 中的状态，未作改动。

图 6.15 是 Liberty240/8 的实验结果。从图 6.15(a) 实验值与真实值的对比结果来看，两者差别较大，实验值严重失真；图 6.15(b) 是有金属环境下实验值的振荡曲线，与图 6.13(b) 相比，无论是振荡幅度还是振荡极值，图 6.15(b) 中的数据均较大，约是图 6.13(b) 中相应值的 1.5 倍。究其原因主要是由于跟踪器的电磁场易受金属干扰，尤其当实验环境中金属物体较大时，电磁场会发生较大变形，继而会造成跟踪数据失真。综上分析，本书得出的结论是：Liberty240/8 的工作原理决定了跟踪精确度与金属环境是不可共存的；严重失真的跟踪数据会造成虚拟场景生成错误，从而导致虚拟训练失败。而不受金属环境干扰的 HNE 的实验结果同图 6.14 一样。综上，在有金属干扰的情况下，Liberty240/8 无法使用，而 HNE 工作正常。

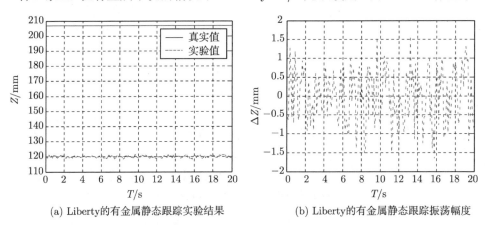

(a) Liberty的有金属静态跟踪实验结果　　　　　(b) Liberty的有金属静态跟踪振荡幅度

图 6.15　Liberty240/8 的有金属环境静态跟踪实验结果

3. 无金属干扰的动态跟踪实验

动态跟踪轨迹是 XOY 平面内的半径为 0.125m 的圆。Liberty240/8 和 HNE 的实验结果分别如图 6.16 和图 6.17 所示，其中 HNE 的实验值是对惯性陀螺的反馈值积分获得的。图 6.16(b) 和图 6.17(b) 中的误差是真实轨迹半径与实验轨迹半径的差值。从图 6.16 和图 6.17 可以看出，与 Liberty240/8 相比，HNE 的实验值与真实值更贴近，误差的数值和振荡幅度更小。表 6.5 对 Liberty240/8 和 HNE 的误差进行了分析, 此处的误差是指真实值与实验值差值的绝对值。从表中数据可以看出, 无论是最大、最小误差还是平均误差, HNE 均要小于 Liberty240/8。也就是说, HNE 的无干扰动态跟踪精确度要优于 Liberty240/8。另外, 对于视景生成单元而言, 两种设备均可使用, 但 HNE 的效果要优于 Liberty240/8。

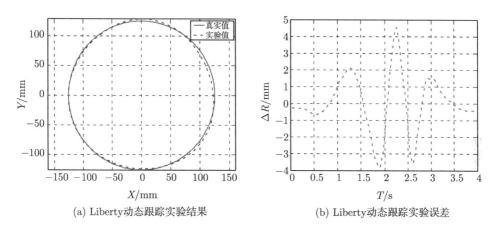

(a) Liberty动态跟踪实验结果 (b) Liberty动态跟踪实验误差

图 6.16　Liberty240/8 的无金属环境动态跟踪实验结果

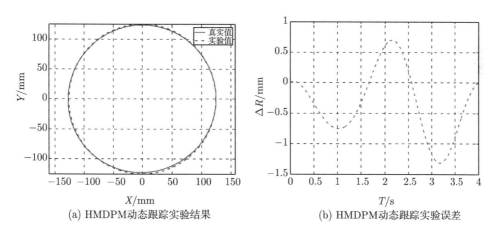

(a) HMDPM动态跟踪实验结果 (b) HMDPM动态跟踪实验误差

图 6.17　HNE 的无金属环境动态跟踪实验结果

表 6.5　无金属干扰动态跟踪的误差分析

设备名称	最大误差/mm	最小误差/mm	平均误差/mm
Liberty240/8	4.539	0.016	1.173
HNE	1.316	0.001	0.551

6.2.2　跟踪稳定性对比

跟踪稳定性是一种评价跟踪数据抖动大小的指标。本书将通过计算 HNE 和 Liberty240/8 在以上几种实验条件下的实验值方差，来对两种设备进行跟踪稳定性分析，具体数据如表 6.6 所示。

表 6.6　实验值方差

设备名称	无金属干扰静态跟踪/mm	有金属干扰静态跟踪/mm	无金属干扰动态跟踪(轨迹半径方差)/mm
Liberty240/8	0.101	0.532	2.603
HNE	0.005	0.005	0.246

从表 6.6 中的数据可以看出，在三种实验条件下，HNE 的实验值方差均要远小于 Liberty240/8 的相应值。因此，可以推断 HNE 的跟踪稳定性要优于 Liberty240/8。

6.2.3　位置跟踪延时

HNE 的位置跟踪延时主要由数据的采集与处理速度、正向运动学的计算速度决定。延时的大小是数据采集与处理时间与运动学计算时间的和。HNE 原型样机是实时系统，系统的控制频率为 480Hz，采集数据和运动学计算结果均是 INCCDM 所必需的反馈值，前文的动态跟踪实验结果已证实 INCCDM 控制器具有较好的跟踪精度，即数据采集与处理速度和正向运动学计算速度能满足控制器的时间要求。也就是说在 1/480s 内，系统的控制计算机可以完成数据的采集与处理和正向运动学的计算，系统的位置跟踪延时小于 1/480~0.0021s。

6.3　其他性能测试

6.3.1　HNE 的运动特性极限

HNE 的运动特性是指执行机构动平台在六自由度上的位移、速度和加速度的极限，它主要是由驱动支链的伺服电机、传动部件和丝杠决定的。其中动平台的运动范围由丝杠的长度决定，速度由伺服电机的极限速度、传动部件以及丝杠的设计速度决定的，而加速度则是由伺服电机的极限功率决定的。本书通过对处于中立位置时的 HNE 进行单自由度运动测试得到了以上运动特性数据，如表 6.7 所示。

表 6.7 HNE 运动特性

运动特性	X	Y	Z	ϕ	θ	ψ
运动范围 (mm, (°))	$(-245, 305)$	$(-260, 260)$	$(-165, 165)$	$(-30, 30)$	$(-51, 21)$	$(-75, 70)$
速度(m/s, rad/s)	0.4277	0.3782	0.6983	1.2398	1.2033	5.9948
加速度(m/s², rad/s²)	12.1197	11.6817	20.0791	18.6838	9.6714	33.4741

6.3.2 动态阈值

动态阈值是一种描述 HNE 最大动态响应能力的时域指标。本书选择执行机构动平台的加速度阶跃信号作为动态阈值测试的激励信号 (图 6.18 中的指令值)，通过测量动平台响应信号可以定量地对 HNE 的动态响应能力进行评价，动态响应能力包括响应信号到达激励信号幅值的时间、超调幅度以及达到稳态的调节时间等。图 6.18 是 HNE 对 X 轴和 Z 轴加速度激励信号的响应结果。在图 6.18(a) 中，动平台加速度达到激励信号幅值的时间、超调幅度、超调幅度占指令值的百分比以及稳态调节时间分别是 0.06s、0.013m/s²、13% 和 0.08s；在图 6.18(b) 中，以上四个描述 HNE 动态响应能力的参数分别是 0.06s、0.026m/s²、26% 和 0.105s。

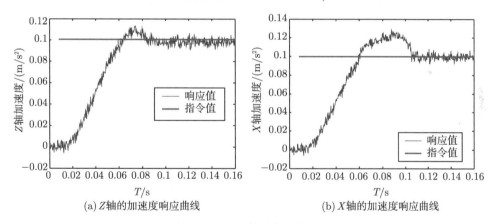

(a) Z轴的加速度响应曲线   (b) X轴的加速度响应曲线

图 6.18 HNE 的动态阈值测试

6.3.3 各驱动支链的耦合运动

六自由度并联机构在任务空间中，每一个自由度的运动都是六个驱动支链共同作用的结果，即所有的伺服电机都参与了 HNE 的单自由度运动。而当系统在任务空间中做单自由度运动时，单个驱动支链的跟踪误差均会体现在其他自由度上的耦合运动。根据 AGARDAR-144 和 MIL-STD-1558 中关于耦合运动的定量规定，耦合运动的幅度不应超过系统输入信号幅度的 2%。本书选择任务空间中 Z 轴的正弦运动指令作为系统的耦合测试输入信号，任务空间中各自由度的测试曲线如图 6.19 所示。图中，除 Z 轴线位移以外的其余五个自由度的运动幅度分别是 1.52×10^{-3}、6.60×10^{-4}、1.42×10^{-3}、2.00×10^{-3}、1.62×10^{-3}，占输入信号幅度的百分比分别是 1.5%、0.6%、1.4%、2.0%、1.6%，均未超出测试报告中所规定的 2%。

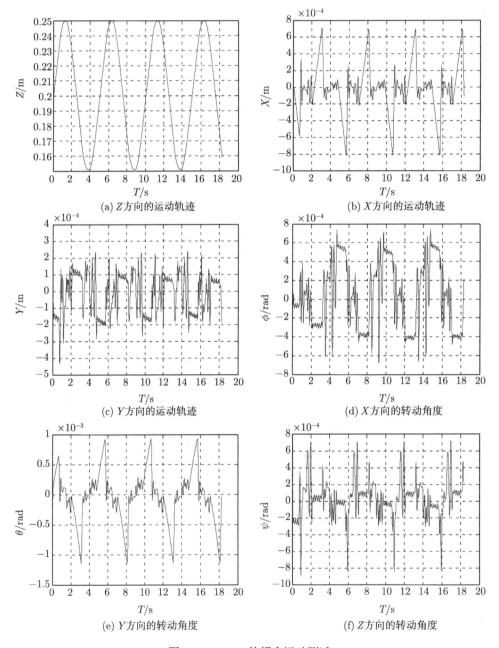

(a) Z 方向的运动轨迹　　　　　　　　(b) X 方向的运动轨迹

(c) Y 方向的运动轨迹　　　　　　　　(d) X 方向的转动角度

(e) Y 方向的转动角度　　　　　　　　(f) Z 方向的转动角度

图 6.19　HNE 的耦合运动测试

6.4　结　　论

本章通过进行 HNE 和 Liberty240/8 的跟踪实验，得出如下结论：①在有金属干扰的情况下，HNE 的抗干扰能力明显优于 Liberty240/8；②在无金属干扰时，HNE 和 Liberty240/8 跟踪精确度和稳定性均能满足视景生成单元的要求，但 HNE 具有头部运动趋势预测功能，因此可以减小视景生成的延时，缓解因延时造成的眩晕；③在以上三种实验条件下，HNE 的跟踪精确度与稳定性均要优于 Liberty240/8，而且 HNE 跟踪的频率可以达到更高的 500~1000，具体数值取决于 RTX。根据 HNE 对头部位置跟踪的原理，与延时有关的因素主要有两点 —— 伺服电机编码器数据采集和运动学计算，而以当前相关硬件所具有的数据处理和计算能力来看，以上两点造成的延时可以忽略不计；④HNE 的静、动态跟踪精确度均小于 1mm，满足表 2.6 中的头部运动特性的精度要求。表 6.7 中的运动范围和速度均大于表 2.6 中的相应头部运动特性指标，说明 HNE 在运动范围和速度方面满足实用要求。

动态阈值实验结果和耦合运动测试数据显示：作为伺服系统，HNE 对激励信号响应时间短、超调幅度较小，具有良好的动态响应能力；在六自由度运动空间中，具有较强的六自由度运动解耦能力和较小的驱动支链跟踪误差，可完成较高质量的单自由度运动。

参 考 文 献

[1] 查骏元, 秦文虎, 赵正旭. 虚拟汽车驾驶仿真系统研究. 现代电子技术, 2007, 21: 141-143.

[2] 蔡忠法, 刘大健, 章安元. 基于虚拟现实的汽车驾驶模拟训练系统方案研究. 系统仿真学报, 2002, 14(6): 771-774.

[3] 杜飞, 李崴巍, 钟延炯, 等. 虚拟现实技术在汽车驾驶模拟器上的应用. 微计算机信息, 2006, 22(10): 292-295.

[4] 周新建. 基于 VRML 的虚拟汽车驾驶系统. 计算机工程, 2003, 29(19): 177-179.

[5] 陈定方, 李勋祥, 李文锋, 等. 基于分布式虚拟现实技术的汽车驾驶模拟器的研究. 系统仿真学报, 2005, 17(2): 347-350.

[6] 滕贻健. 基于虚拟现实技术的头盔式汽车驾驶模拟器的研究与开发. 淄博: 山东理工大学, 2009.

[7] 罗斌, 姚鹏, 瓮冬冬, 等. 基于混合现实的新型轻量级飞行模拟器系统. 系统仿真学报, 2009, 21(17): 5406-5410.

[8] 戴树岭, 雷小永, 梅继红. 虚拟仿真飞机座舱系统. 系统仿真学报, 2002, 14(4): 488-492.

[9] 孙瑾. 虚拟现实中若干图像关键技术研究. 南京: 南京航空航天大学, 2008.

[10] 张雄, 叶榛, 朱纪洪, 等. 基于虚拟现实的无人驾驶飞机仿真训练系统. 系统仿真学报, 2002, 14(8): 1022-1025.

[11] 余涛. 基于数据手套的半虚拟现实座舱技术初步研究. 南京: 南京航空航天大学, 2008.

[12] Rash C E, Bayer M M, Letowski T R, et al. Helmet-mounted displays: Sensation, perception, and cognitive issues. Alabama: U.S. Army Aeromedical Research Laboratory, 2009.

[13] https://www.link.com/maintenance-training#f-16.

[14] 魏迎梅, 栾悉道. 虚拟现实技术. 北京: 电子工业出版社, 2005.

[15] Burdea G C, Coiffet P. Virtual Reality Technology. 2nd ed. New Jersey: John Wiley and Sons, Inc, 2003.

[16] Ascension. Flock of Birds Real-Time Motion Tracker, Company Brochure. Ascension Technology Co., Burlington. VT, 1998.

[17] Burdea G, Coiffet P. La Réalité Virtuelle. Pairs: Hermès, 1993.

[18] Welch G, Bishop G, Vicci L, et al. High-Performance Wide-Area Optical Tracking–The HiBall Tracking System. Presence: Teleoperators and Virtual Environments, 2001, 10(1): 1-21.

[19] McDowall I E, Bolas M T, Pieper S D. Implementation and integration of a counter-balanced CRT-based stereoscopic display for interactive viewpoint control in virtual en-

vironment applications // Proceedings of Stereoscopic Displays and Applications,1990, 1256: 136-146.

[20] Mead R C，Bolas M，Mcdowall I. Gimbal-Mounted Virtual Reality Display System: U.S, 20020140634, 2002.

[21] sherman W R, Craig A B. 虚拟现实系统——接口、应用与设计. 魏迎梅，栾悉道译. 北京: 电子工业出版社，2004.

[22] Kindratenko V. Calibration of Electromagnetic Tracking Devices.Virtual Reality: Research, Development, and Applications, 1999,4(2): 139-150.

[23] 张求知,刘建业. 电磁式跟踪器磁场畸变的姿态校正技术. 南京航空航天大学学报,2007,39 (6): 711-715.

[24] Zachmann G. Distortion Correction of Magnetic Fields for Position Tracking. Conference on Computer Graphics International , 1997 , 5(5): 213-220.

[25] 蒋新胜，王永风，马光彦，等. 虚拟现实跟踪系统的研究. 解放军理工大学学报 (自然科学版), 2003, 4(1): 79-82.

[26] 徐彤，王涌天，阎达远. 用于虚拟现实的六自由度电磁跟踪系统. 北京理工大学学报, 2000, 20(5): 544-549.

[27] 刘越，王涌天，胡晓明. 用于人机交互的交流式电磁跟踪系统的研究. 系统仿真学报, 2002, 14(9): 1154-1156+1160.

[28] 马登武, 范庚. 基于交互式多模型的 VR 系统头部运动预测算法与仿真. 系统仿真学报, 2009, 21(24): 7817-7820.

[29] Liang J D, Shaw C, Green M. On temporal-spatial realism in the virtual reality environment. Proceeding of the 4th annual ACM symposium on User iterface software and technology, 1991:19-25.

[30] 马登武, 叶文, 吕晓锋, 等. 虚拟现实系统中人的头部运动与跟踪研究. 电光与控制, 2007, 14(1): 55-60.

[31] 马登武, 孙隆和, 佟明安. 虚拟现实系统的视觉延迟及其克服算法. 火力与指挥控制, 2004, 29(2): 50-53.

[32] Loginow N E. Predicting pilot look-angle with a radial basis function network. IEEE Transactions on Systems, Man, and Cybernetics ,1994, 24(10): 1511-1518.

[33] 顾宏斌, 吴东苏, 高振兴, 等. 基于人体表面肌电信息的头盔显示器虚拟视觉时延补偿系统及方法: 中国, 200710021400. 0. 2007-09-12.

[34] 顾宏斌, 高振兴, 吴东苏. 基于多加速度传感器的虚拟现实头盔显示器防眩晕系统及方法: 中国, 200710021404.9. 2007-09-12.

[35] Barniv Y, Aguilar M, Hasanbelliu E. Using EMG to anticipate head motion for virtual-environment applications. IEEE Transactions on Biomedical Engineering, 2005, 52(6): 1078-1093.

[36] Zangemeiser W H, Lehman S, Stark L. Sensitivity analysis and optimization for a head movement model. Biological Cybernetics, 1981, 41(1): 33-45.

[37] Zangemeiser W H, Lehman S, Stark L. Simulation of head movement trajectories: model and fit to main sequence. Biological Cybernetics, 1981, 41(1): 19-32.

[38] Pellionisz A J, Peterson B W. A tensorial model of neck motor activation // Control of Head Movement. Oxford,UK: Oxford Univ. Press, 1988.

[39] Goldstein E A, Heaton J T, Kobler J B,et al. Design and implementation of a hands-free electrolarynx device controlled by neck strap muscle electromyographic activity. IEEE Transactions on Biomedical Engineering, 2004, 51(2): 325-332.

[40] Williams M R, Kirsch R F. Evaluation of head orientation and neck muscle EMG signals as command inputs to a human-computer interface for individuals with high tetraplegia. IEEE Transactions on Neural Systems and Rehabilitation Engineering, 2008, 16(5): 485-496.

[41] Ooe K, Villagran C R T, Fukuda T. Development of the compact control system using of neck EMG signal for welfare applications. International Symposium on Micro-NanoMechatronics and Human Science, 2010: 127-132.

[42] Fleischer C, Reinicke C, Hommel G. Predicting the intended motion with EMG signals for an exoskeleton orthosis controller. IEEE/RSJ International Conference on Intelligent Robots and Systems, 2005: 2029-2034.

[43] Song Q J, Ge Y J. Extraction of elbow joint intention from surface EMG signals in horizontal plane. 7th World Congress on Intelligent Control and Automation, 2008: 1931-1934.

[44] Merlet J P. Optimal design of robots // Online Proceedings of Robotics: Science and Systems. Boston: The MIT Press, 2005: 8-15.

[45] Merlet J P. DEMOCRAT: a design methodology for the conception of robot with parallel architecture. Proceedings of the 1997 IEEE/RSJ International Conference on Intelligent Robots and Systems, 1997: 1630-1636.

[46] Merlet J P. Parallel robots. 2nd ed. Sophia-Antiplis: Springer, 2006.

[47] Merlet J P. The necessary of optimal design for parallel machines and a possible certified methodology. Proceedings of the Second International Colloqium of the Collaborative Research Center 562, 2005: 7-20.

[48] Hao F, Merlet J P. Multi-criteria optimal design of parallel manipulators based on interval analysis. Mechanism and Machine Theory, 2005, 40(2): 157-171.

[49] Liu X J, Wang J S. A new methodology for optimal kinematic design of parallel mechanisms. Mechanism and Machine Theory, 2007, 42(9): 1210-1224.

[50] 金振林, 高峰. 新型并联机床全域力/运动传递各向同性与其结构尺寸关系. 机床与液压, 2002, 1: 38-40+1.

[51] 杨育林, 樊少帅, 杜雄, 等. 自动倾斜器不旋转环操纵机构等效并联机构尺寸优化分析. 机械工程学报, 2010, 46(7): 48-56.

[52] Tang X Q, Li T M, Wang J S. Dimensional design theory and methodology of 6-DOF scissor parallel manipulator. Chinese Journal of Mechanical Engineering, 2004, 17(1): 6-10.

[53] Altuzarra O, Hernandez A, Salgado O. Multiobjective optimum design of a symmetric parallel schönflies-motion generator. Journal of Mechanical Design, 2009, 131(3): 1-11.

[54] 王伟, 谢海波, 傅新, 等. 一种基于固有频率分析的液压 6 自由度并联机构参数优化方法. 机械工程学报, 2006, 42(3):77-82.

[55] Ottaviano E, Ceccarelli M. Optimal design of CaPaMan (Cassino parallel manipulator) with a specified orientation workspace. Robotica, 2002, 20(2): 159-166.

[56] Ceccarelli M. An optimum design of parallel manipulators: formulation and experimental validation. 1st International Colloquium on Collaborative Research Center 562. Braunschweig: Technical University Braunschweig and German Aerospace Centre, 2002: 47-63.

[57] 曹永刚, 张玉茹, 马运忠. 6-RSS 型并联机构的工作空间分析与参数优化. 机械工程学报, 2008,44(1): 19-24.

[58] 刘玉旺, 余晓流, 储刘火. 并联机构工作空间及参数优化研究. 机械科学与技术, 2006,25 (2): 184-188.

[59] 赵云峰, 程丽, 赵永生. 3-UPS/S 并联机构运动学分析及机构优化设计. 机械设计, 2009,26 (1):46-49.

[60] 夏禹, 黄海. Hexapod 平台参数设计优化. 航空学报, 2008, 29(5): 1168-1173.

[61] Arsenault M, Boudreau R. Synthesis of Planar Parallel Mechanisms While Considering Workspace, Dexterity, Stiffness and Singularity Avoidance. Journal of Mechanical Design. 2006. 128(1):69-78.

[62] 陈水赠. 6-SPS 并联机器人研究及其结构参数优化. 南京: 南京理工大学, 2007.

[63] 陈在礼, 陈学生, 谢涛. 用遗传算法解具有给定工作空间的并联机构综合问题. 中国机械工程, 2002, 13(3): 13-16+3.

[64] 余晓流, 高文斌. 基于遗传算法的 2 自由度并联机构的优化设计. 机械设计, 2009,26(8): 56-58.

[65] 陈静, 刘强. 基于遗传算法的新型 2-DOF 并联机构的优化设计. 机械设计, 2008, 25(2): 21-24.

[66] Zhang Y F, Yao Y. Inverse kinematic optimal design of 6-DOF parallel manipulators. Journal of Harbin Institute of Technology, 2008, 15(1):18-22.

[67] Chen H, Chen W S, Liu J K. Optimal design of stewart platform safety mechanism. Chinese Journal of Aeronautics, 2007, 20(4):370-377.

[68] 孙凡国, 黄伟. 基于粒子群算法的并联机构结构参数优化设计. 机械设计与研究, 2006, 22(3):16-18+33.

[69] GJB 4856—2003. 中国男性飞行员人体尺寸.

[70] 郭小朝, 刘宝善, 肖惠, 等. 中国男性飞行员头面部尺寸. 人类工效学, 2002, 8(4): 4-7+70.

[71] Cheng G, Qiu B J, Yang D H, et al. Workspace analysis of 3-CPS parallel micro-manipulator for mirror active adjusting platform. Journal of Mechanical Science and Technology, 2013, 27(12): 3805-3816.

[72] Lee D, Kim J, Seo T. Optimal design of 6-DOF eclipse mechanism based on task-oriented workspace. Robotica, 2012, 30(7): 1041-1048.

[73] Herrero S, Mannheim T, Prause I, et al. Enhancing the useful workspace of a reconfigurable parallel manipulator by grasp point optimization. Robotics and Computer-Integrated Manufacturing, 2015, 31(1): 51-60.

[74] Hosseini M A, Daniali H M. Cartesian workspace optimization of Tricept parallel manipulator with machining application. Robotica, 2015 , 33 (9) :1948-1957.

[75] Karimi A, Masouleh M T, Cardou P. Singularity-free workspace analysis of general 6-UPS parallel mechanisms via convex optimization. Mechanism and Machine Theory, 2014, 80: 17-34.

[76] Zhang C, Zhang L Y. Kinematics analysis and workspace investigation of a novel 2-DOF parallel manipulator applied in vehicle driving simulator. Robotics and Computer-Integrated Manufacturing, 2013, 29(4): 113-120.

[77] Fang H, Xin B, Zhang X. Workspace-constrained optimal design of three-degrees-of-freedom parallel manipulators with minimum parasitic motions by integrating interval analysis, region mapping and differential evolution. Engineering Optimization, 2015, 47(3): 407-428.

[78] Loloei A Z, Taghirad H D. Controllable workspace of cable driven redundant parallel manipulator with more than one degree of redundancy. The 2nd International Conference on Control Instrumentation and Automation, 2011: 898-903.

[79] Zi B, Cao J B, Zhu Z C, et al. Design, dynamics, and workspace of a hybrid-driven-based cable parallel manipulator. Mathematical Problems in Engineering, 2013: 291-300.

[80] Qazani M R C, Pedrammehr S, Rahmani A, et al. Kinematic analysis and workspace determination of hexarot-a novel 6-DOF parallel manipulator with a rotation-symmetric arm system. Robotica, 2015 , 33(8): 1686-1703.

[81] Chi Z Z, Zhang D, Xia L, et al. Multi-objective optimization of stiffness and workspace for a parallel kinematic machine. International Journal of Mechanics and Materials in Design, 2013, 9(3): 281-293.

[82] Li B, Chen S C, Zhang D. Analysis and optimal design of a spherical parallel manipulator with three rotational degrees of freedom // Robotics in Smart Manufacturing. Berlin Heidelberg: Springer, 2013: 71-81.

[83] Toz M, Kucuk S. Dexterous workspace optimization of an asymmetric six-degree of freedom Stewart-Gough platform type manipulator. Robotics and Autonomous Systems, 2013, 61(12): 1516-1528.

[84] Shirazi A R, Fakhrabadi M M S, Ghanbari A. Analysis and optimization of the 5-RPUR parallel manipulator. Advanced Robotics, 2014, 28(15): 1021-1031.

[85] Lu Y, Zhang X L, Sui C P, et al. Kinematics/statics and workspace analysis of a 3-leg 5-DoF parallel manipulator with a UPU-type composite active constrained leg. Robotica, 2013, 31(2): 183-191.

[86] 黄真. 并联机器人及其机构学理论. 燕山大学学报, 1998, 22(1): 13-17.

[87] Masory O, Wang J. Workspace evaluation of Stewart platforms. Advanced Robotics, 1994, 9(4): 443-461.

[88] Advani S K. The Kinematic design of flight simulator motion-bases. Aerospace Engineering, 1998.

[89] Advani S K, Nahon M A, Haeck N, et al. Optimization of Six-Degrees-of-Freedom Motion Systems for Flight Simulators. Journal of Aircraft, 1999, 36(5): 819-826.

[90] 吴东苏. 轻型飞行模拟器运动平台先进控制技术研究. 南京: 南京航空航天大学, 2007.

[91] Stelle J A, Rostad R J, Rash C E, et al. Analysis of Head Motion in Rotary-Wing Flight Using Various Helmet-Mounted Display Configurations(Part III. Roll). USAARL, Report No.2003-07, Fort Rucker, AL: U.S.Army Aeromedical Research Laboratory, 2003.

[92] 黄真, 孔令富, 方跃法. 并联机器人机构学理论及控制. 北京: 机械工业出版社, 1997: 165-167.

[93] Merlet J P. Designing a Parallel Manipulator for a Specific Workspace. The International Journal of Robotics Research, 1997, 16(4):545-556.

[94] Ceccarelli M, Carbone G, Ottaviano E. An optimization rroblem approach for designing both serial and parallel manipulators // Proceedings of MUSME 2005—the International Symposium on Multibody Systems and Mechatronics, 2005: 6-9.

[95] Merlet J P. Workspace-oriented methodology for designing a parallel manipulator // Proceedings of IEEE International Conference on Robotics and Automation, 1996: 3726–3731.

[96] Du Q, Faber V, Gunzburger M. Centroidal Voronoi Tessellations: Applications and Algorithms. SIAM Review, 1999,41(4):637-676.

[97] Du Q, Wong T W. Numerical studies of MacQueen's k-means algorithm for computing the centroidal voronoi tessellations. Computers and Mathematics with Applications, 2002, 44:511-523.

[98] 冀翠莲, 周慎杰, 田蕴, 等. 基于质心 Voronoi 结构的布点算法及应用. 机械工程学报, 2008,44(1): 168-172.

[99] Dasgupta B,Mruthyunjaya T S. The Stewart platform manipulator: a review. Mechanism and Machine Theory, 2000,35(1): 15-40.

[100] Alizade R, Bayram C. Structural synthesis of parallel manipulators. Mechanism and Machine Theory, 2004,39(8): 857-870.

[101] Wang J G, Gosselin C M. A new approach for the dynamic analysis of parallel manipulators. Multibody System Dynamics, 1998, 2(3):317-334.

[102] 郭祖华, 陈五一, 陈鼎昌. 6-UPS 型并联机构的刚体动力学模型. 机械工程学报, 2002, 38(11): 53-57.

[103] Wu J X, Yang X J. Dynamic analysis and optimization of parallel manipulator // 2009 International Conference on Artificial Intelligence and Computational Intelligence, 2009: 199-203.

[104] Wang J S, Wu J, Wang L P, et al. Simplified strategy of the dynamic model of a 6-UPS parallel kinematic machine for real-time control. Mechanism and Machine Theory, 2007, 42(9): 1119-1140.

[105] 徐鹏, 王代华. Simulink 环境下的 Stewart 平台的动力学仿真. 仪器仪表学报, 2004,25(S2): 118-122.

[106] 杨宇. 飞行模拟器动感模拟关键技术研究. 哈尔滨: 哈尔滨工业大学, 2010.

[107] 吴军, 李铁民, 关立文. 飞行模拟器运动平台的计算力矩控制. 清华大学学报 (自然科学版), 2006, 46(8): 1405-1408+1413.

[108] 延皓. 基于液压六自由度平台的空间对接半物理仿真系统研究. 哈尔滨: 哈尔滨工业大学, 2007.

[109] 张立新, 汪劲松, 王立平. 加速度运动条件下 6-UPS 型并联机床刚体动力学模型简化研究. 机械工程学报, 2003, 39(11): 117-122.

[110] 郭洪波, 刘永光, 李洪人. 六自由度 Stewart 平台动力学模型的特性分析. 北京航空航天大学学报, 2007,33(8): 940-944.

[111] Guo H B, Li H R. Dynamic analysis and simulation of a six degree of freedom Stewart platform manipulator. Proceedings of the Institution of Mechanical Engineers, Part C: Journal of Mechanical Engineering Science, 2006, 220(1): 61-72.

[112] Khalifa H. Harib M S. Dynamic modeling, identification and control of Stewart platform-based machine tools. Ohio: The Ohio State University，1997.

[113] 傅绍文, 姚郁, 王晓晨. 电动 Stewart 仿真平台动力学建模与惯性参数辨识. 系统仿真学报, 2007, 19(9): 1909-1912.

[114] 李鹭扬, 吴洪涛, 朱剑英. Gough-Stewart 平台高效动力学建模研究. 机械科学与技术, 2005,24(8): 887-889.

[115] 吴培栋. Stewart 平台的运动学与逆动力学的基础研究. 武汉: 华中科技大学, 2008.

[116] 杨宇, 郑淑涛, 韩俊伟. 基于动力学的 Stewart 平台振动控制策略研究. 农业机械学报, 2010, 41(6): 20-24.

[117] Gallardo J, Rico J M, Frisoli A, et al. Dynamic of parallel manipulators by means of screw theory. Mechanism and Machine Theory, 2003, 38(11): 1113–1131.

[118] 刘国军, 郑淑涛, 韩俊伟. Gough–Stewart 平台通用动力学反解分析. 华南理工大学学报 (自然科学版), 2011,39(4): 70-75.

[119] 杨灏泉, 吴盛林, 曹健, 等. 考虑驱动分支惯量影响的 Stewart 平台动力学研究. 中国机械
      工程, 2002, 13(12): 1009-1012.

[120] Dasgupta B, Mruthyunjaya T S. A Newton-Euler formulation for the inverse dynamics
      of the Stewart platform manipulator.Mechanism and Machine Theory, 1998,33(8): 1135-
      1152.

[121] Dasgupta B, Mruthyunjaya T S. Closed-form dynamic equations of the general Stew-
      art platform through the Newton-Euler approach. Mechanism and Machine Theory,
      1998,33(7): 993-1012.

[122] Wang Y. Symbolic Kinematics and Dynamics Analysis and Control of a General Stewart
      Parallel Manipulator. New York: State University of New York, 2008.

[123] Vahid-Araghi O, Golnaraghi F. Friction-Induced Vibration in Lead Screw Drives. New
      York: Springer, 2011: 788-802.

[124] Wu D S, Gu H B, Li P. Comparative study on dynamic identification of parallel motion
      platform for a novel flight simulator // IEEE International Conference on Robotics and
      Biomimetics. Robotics and Biomimetics. Guilin, China: IEEE, 2009: 2232-2237.

[125] Deng K, Li K J, Xia Q S. Application of Unscented Kalman Filter for the State Es-
      timation of Anti-lock Braking System // IEEE International Conference on Vehicular
      Electronics and Safety. Vehicular Electronics and Safety. Beijing, China: IEEE, 2006:
      130–133.

[126] Araki N, Okada M, Konishi Y,et al. Parameter identification and swing-up control of an
      Acrobot system // IEEE International Conference on Industrial Technology. Industrial
      Technology. Hong Kong: IEEE, 2005: 1040-1045.

[127] Torkamani S, Butcher E A. Optimal estimation of parameters and states in stochas-
      tic time-varying systems with time delay. Communications in Nonlinear Science and
      Numerical Simulation,2013, 18(8): 2188-2201.

[128] Sarkka S. On unscented Kalman filtering for state estimation of continuous-time non-
      linear systems. IEEE Transactions on Automatic Control, 2007, 52(9): 1631-1641.

[129] Carlsson J, Nordheim C. A parameter estimation method for continuous time dynamical
      systems based on the unscented Kalman filter and maximum likelihood. Göteborg:
      Chalmers University of Technology, 2011.

[130] 毕军, 张家玮, 张栋, 等. 电动汽车行驶里程与电池 SOC 相关性分析与建模. 交通运输系
      统工程与信息, 2015, 15(1): 49-54.

[131] Zhou H T, Ai Y, Shan X, et al. Identification of fine tracking system for free space
      optical communications. Infrared and Laser Engineering, 2015, 44(2): 736-741.

[132] 赵海森, 杜中兰, 刘晓芳, 等. 基于递推最小二乘法与模型参考自适应法的鼠笼式异步电
      机转子电阻在线辨识方法. 中国电机工程学报, 2014, 34(30): 5386-5394.

[133] 赵立军, 邓宁宁, 葛柱洪, 等. 四轮驱动车辆路面附着系数实时估计. 哈尔滨工业大学学报,
      2014, 46(11): 42–46.

[134] 李红, 杭影, 韩邦成, 等. DGCMG 框架伺服系统摩擦力矩建模及辨识. 振动、测试与诊断, 2014, 34(6): 1001–1007.

[135] 张成新, 高峰, 李艳. 基于实时反馈的机床热误差在线补偿模型. 中国机械工程, 2015, 26(3): 361-365.

[136] 宋翔, 李旭, 张为公, 等. 汽车主动安全关键参数联合估计方法. 交通运输工程学报, 2014, 14(1): 65-74.

[137] 包瑞新, 贾敏, Edoardo Sabbioni, 等. 基于扩展 Kalman 粒子滤波的汽车行驶状态和参数估计. 农业机械学报, 2015, 46(2): 301-306.

[138] 余舜京, 程艳青, 钱炜祺. 跨声速气动参数在线辨识方法研究. 宇航学报, 2011, 32(6): 1211-1216.

[139] 葛泉波, 李文斌, 孙若愚, 等. 基于 EKF 的集中式融合估计研究. 自动化学报, 2013, 39(6): 816-825.

[140] Geetha M, Kumar P A, Jerome J. Comparative assessment of a chemical reactor using extended Kalman filter and unscented Kalman filter. Procedia Technology, 2014, 14: 75-84.

[141] 石勇, 韩崇昭. 自适应 UKF 算法在目标跟踪中的应用. 自动化学报, 2011, 37(6): 755-759.

[142] Julier S, Uhlmann J, Durrant-Whyte H F. A new method for the nonlinear transformation of means and covariances in filters and estimators. IEEE Transactions on Automatic Control, 2000, 45(3):477-482.

[143] 赵又群, 林棻. 基于 UKF 算法的汽车状态估计. 中国机械工程, 2010, 21(5): 615-619+629.

[144] 徐小来, 雷英杰, 谢文彪. 基于 UKF 的自组织直觉模糊神经网络. 电子学报, 2010, 38(3): 638-645.

[145] 丁建明, 林建辉, 王晗, 等. 基于边缘粒子滤波的高速列车性能参数估计方法. 交通运输工程学报, 2014, 14(3): 52-57.

[146] 韩萍, 干浩亮, 何炜琨, 等. 基于容积卡尔曼滤波的飞机姿态估计方法. 交通运输工程学报, 2013, 13(6): 113-118.

[147] 杨静, 郑南宁. 一种基于 SR-UKF 的 GPS/DR 组合定位算法. 系统仿真学报, 2009, 21(3): 721-742.

[148] 王小旭, 梁彦, 潘泉, 等. 带有色量测噪声的非线性系统 Unscented 卡尔曼滤波器. 自动化学报, 2012, 38(6): 986-998.

[149] 刘江, 蔡伯根, 唐涛, 等. 基于 CKF 的 GNSS/INS 列车组合定位鲁棒滤波算法. 交通运输工程学报, 2010, 10(5): 102-107.

[150] Zeng G W, Hemami A. An overview of robot force control. Robotica, 1997, 15(5): 473-482.

[151] Lew J Y, Jou Y T, Pasic H. Interactive control of human/robot sharing same workspace // Proceedings of the 2000 IEEE/RSJ International Conference on Intelligent Robots and Systems. Tamatsu, Japan: Kagawa University, 2000: 535-540.

[152] Tzafestas C S, M'Sirdi N K, Manamani N. Adaptive impedance control applied to a pneumatic legged robot. Journal of Intelligent and Robotic Systems,1997,20(2-4): 105-129.

[153] Jou Y T. Human-robot interactive control. Ohio: Ohio University, 2003.

[154] 殷跃红, 尉忠信, 朱剑英. 机器人柔顺控制研究. 机器人, 1998, 20(3): 232-240.

[155] 王剑, 秦海力, 绳涛. 仿人机器人的不平整地面落脚控制方法. 机器人, 2010, 32(2): 210-218.

[156] 胡海燕. 半主动式结肠内窥镜机器人系统研究. 哈尔滨: 哈尔滨工业大学, 2011.

[157] 张立勋, 王令军, 王克宽, 等. 步态训练机器人模拟弹性地面承载特性研究. 机械设计, 2009, 26(8): 38-40+75.

[158] 陈峰. 可穿戴型助力机器人技术研究. 合肥: 中国科学技术大学, 2007.

[159] 刘攀, 张立勋, 王克义, 等. 绳索牵引康复机器人的动力学建模与控制. 哈尔滨工程大学学报, 2009, 30(7): 811-815.

[160] Liu S, Xie Y L, Jiang S Y, et al. Interactive control for the arm rehabilitation robot. 2009 International Workshop on Intelligent Systems and Applications, 2009: 1-4.

[161] 杨勇. 手臂康复机器人系统研究. 哈尔滨: 哈尔滨工程大学, 2009.

[162] 詹建明. 机器人研磨自由曲面时的作业环境与柔顺控制研究. 长春: 吉林大学, 2002.

[163] 王桂莲. 微小研抛机器人加工大型曲面工艺规划技术. 长春: 吉林大学, 2010.

[164] 陈贵亮. 研抛大型复杂曲面自主作业微小机器人研究. 长春: 吉林大学, 2009.

[165] 魏秀权. 机器人遥控焊接非结构化环境力觉辅助装配策略研究. 哈尔滨: 哈尔滨工业大学, 2009.

[166] 魏媛媛, 魏敏, 林松清. 模糊控制在机器人柔顺装配中的应用. 北京科技大学学报, 2003, 25(1): 74-78.

[167] 夏妍春, 殷跃红, 霍华, 等. 轴孔装配主动柔顺中心设置方法研究. 中国机械工程, 2004, 15(11): 1015-1021.

[168] 兰天. 多指仿人机器人灵巧手的同步控制研究. 哈尔滨: 哈尔滨工业大学, 2010.

[169] 黄海. 新型仿人假手及其动态控制的研究. 哈尔滨: 哈尔滨工业大学, 2008.

[170] 殷跃红, 胡盛海, 尉忠信, 等. 基于 FNN 机器人擦洗玻璃的力/位并环控制. 航空学报, 1997, 18(4): 501-504.

[171] 殷跃红, 胡盛海, 尉忠信, 等. 基于 FNN 机器人擦洗玻璃的主动柔顺控制研究. 南京航空航天大学学报, 1997, 29(3): 251-256.

[172] Agostino D S. Modelling and control for human-robot interaction. Napoli: Università degli Studi di Napoli Federico II, 2008.

[173] 张佳帆. 基于柔性外骨骼人机智能系统基础理论及应用技术研究. 杭州: 浙江大学, 2009.

[174] 王宪伦. 不确定环境下机器人柔顺控制及可视化仿真的研究. 济南: 山东大学, 2006.

[175] 齐潘国, 王慧, 韩俊伟. 液压操纵负荷系统惯性补偿方法研究. 液压气动与密封, 2010, 8: 37-41.

[176] 齐潘国. 飞行模拟器液压操纵负荷系统力感模拟方法研究. 哈尔滨: 哈尔滨工业大学, 2009.

[177] Aguirre-Ollinger G, Colgate J E, Peshkin M A, et al. A one-degree-of-freedom assistive exoskeleton with inertia compensation: the effects on the agility of leg swing motion. Journal of Engineering in Medicine, 2011, 225(3):228-245.

[178] 马骁, 杨志永, 王攀峰, 等. 高速并联机械手动力学建模及计算力矩控制. 机械科学与技术, 2006, 23(2): 16-19.

[179] 杨军宏. 三自由度船舶运动模拟平台及其液压伺服驱动系统的研究. 长沙: 国防科技大学, 2007.

[180] Yang C F, Huang Q H, Jiang H Z, et al. PD control with gravity compensation for hydraulic 6-DOF parallel manipulator. Mechanism and Machine Theory, 2010, 45(4): 666-677.

[181] Shang W W, Cong S, Zhang Y X. Nonlinear friction compensation of a 2-DOF planar parallel manipulator. Mechatronics, 2008, 18(7): 340-346.

[182] Sommerich C M, Joines S M B, Hermans V, et al. Use of surface electromyography to estimate neck muscle activity. Journal of Electromyography and Kinesiology, 2000, 10(6):377–398.

[183] Cram J R, Kasman G S, Holtz J. Introduction to Surface Electromyography. Maryland, USA: Aspen Publishers, 1998.

[184] Keshner E A, Campbell D, Katz R T, et al. Neck muscle activation patterns in humans during isometric head stabilization. Experimental Brain Research, 1989, 752: 335–344.

[185] Lockhart R D, Hamilton G F, Fyfe F W. Anatomy of the Human Body. 2nd ed. Edinburgh: Faber and Faber Ltd., 1965.

[186] Benhamou M A, Revel M, Vallee C. Surface electrodes are not appropriate to record selective myoelectric activity of splenius capitis muscle in humans. Experimental Brain Research, 1990, 105(3):432–438.

[187] Queisser F, Blüthner R, Braüer D, et al. The relationship between the electromyogram-amplitude and isometric extension torques of neck muscles at different positions of the cervical spine. European Journal of Applied Physiology and Occupational Physiology, 1994, 68(1): 92–101.

[188] Jensen C, Vasseljen O, Westgaard R H. The influence of electrode position on bipolar surface electromyogram recordings of the upper trapezius muscle.European Journal of Applied Physiology and Occupational Physiology, 1993, 67(3):266-273.

[189] Hagan M T, Menhaj M B. Training feedforward networks with the Marquardt algorithm. IEEE Transactions on Neural Networks, 1994, 5(6): 989-993.

[190] Kiruluta A, Eizenman M, Pasupathy S. Predictive head movement tracking using a Kalman filter. IEEE Transactions on Systems, Man, and Cybernetics, Part B (Cybernetics), 1997, 27(2): 326-331.

[191] Gutman P O, Velger M. Tracking targets using adaptive Kalman filtering. IEEE Transactions on Aerospace and Electronic Systems, 1990, 26(5): 691-699.

附录 A 人体测量数据、人体上身结构模型及头部位置与姿态统计结果

附录 A.1 人体测量数据

附录 A.1.1 飞行员人体静态尺寸数据

在所建立的模型中，我们需要各部位的尺寸数据。在人机工程学范围内，人体测量数据主要有两类，即人体构造尺寸和人体功能尺寸，也叫静态尺寸和动态尺寸。人体测量基准面的定位由 3 个互为垂直的轴 (铅垂轴、纵轴和横轴) 来决定的，并由此构成 3 个互相垂直的面，如附图 A.1 所示。

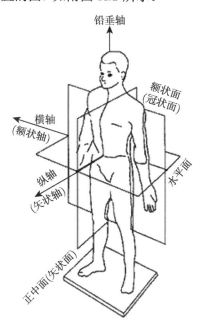

附图 A.1 人体的基准轴和基准面

附录 A 需要的中国男性飞行员的坐姿人体测量线性项目尺寸数据主要来源于 GJB 36—1985 提供的飞行员人体侧面样板控制尺寸，其中飞行员头部数据参考了《中国男性飞行员头面部基础项目尺寸》中的相关数据 [29]。飞行员人体侧面及头

面部样板控制尺寸示意图和尺寸数据分别如附图 A.2 和附表 A.1 所示。

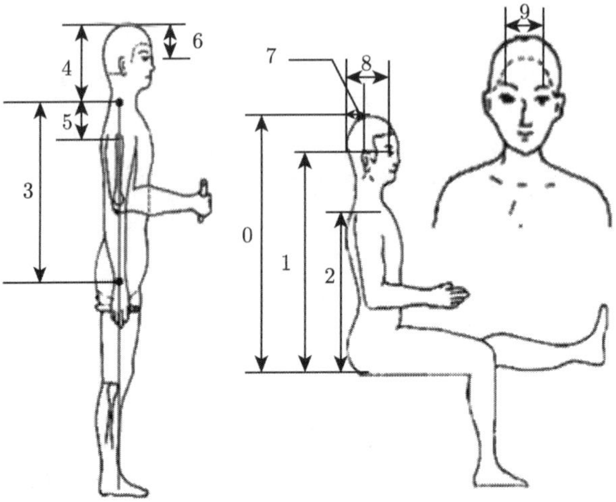

附图 A.2　飞行员人体侧面及头面部样板控制尺寸示意图

附表 A.1　飞行员人体侧面及头面部样板控制尺寸数据

序号	尺寸名称	尺寸数据/mm		
		5%	50%	95%
0	坐高	876	919	962
1	眼高	763	806	848
2	肩峰高	571	609	646
3	颈髋距	560	585	610
4	顶颈距	256	263	270
5	颈肩距	90	93	96
6	眼顶高	98	114	130
7	耳屏枕突距	90	105	118
8	眼突枕突距	177	189	201
9	瞳孔间距	56	62	67

　　人体尺寸百分位数通常以合适使用的人数占使用者群体的百分比表示。本书选用第 50 百分位的数据供模型参数使用。

附录 A.1.2　飞行员人体动态尺寸数据

　　动态人体测量通常是对身体各部位所及的运动范围以及各关节能达到的距离和能转动的角度进行测量。从工程绘图软件 CATIA 中的"人机工程学设计与分析模块"可以创建机器人模型，如附图 A.3 所示。该机器人模型在 CATIA 中同样是选取第 50 百分位的标准来进行创建的。

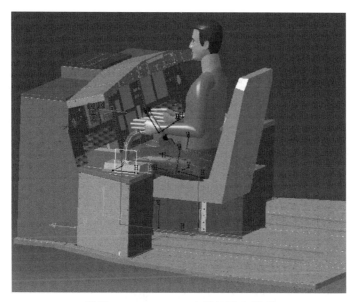

附图 A.3　CATIA 中的机器人模型

在机器人模型的 "姿态编辑器" 工具中，可以选取人体的任何一个部位进行分析。机器人模型中躯干至头部的身体各部位示意图如附图 A.4 所示。

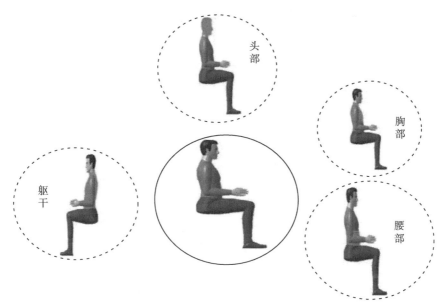

附图 A.4　机器人模型中躯干至头部的身体各部位示意图

"姿态编辑器" 提供了坐姿姿态下躯干至头部各部位的活动方向与角度数值，见附表 A.2。同时"姿态编辑器"也给出了人眼视线的垂直视距范围在 $-34.7° \sim 24.7°$，如附图 A.5 所示。

附表 A.2　　CATIA 中人体坐姿动态尺寸数据

	运动部位	头部	脊柱/躯干
旋转轴	横轴	$-22.3° \sim 17.6°$	$-56.5° \sim 19.5°$
	纵轴	$-17.3° \sim 17.3°$	$-27.3° \sim 27.3°$
	铅垂轴	$-75.1° \sim 74.3°$	$-76.8° \sim 78.8°$

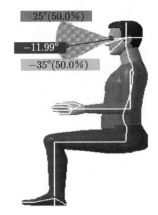

附图 A.5　　CATIA 中人眼视线的垂直视距范围示意图

附录 A.2　建立人体躯干至头部的结构模型

附录 A.2.1　关节运动类型

　　关节是与身体各部位的活动性紧密相关的，根据关节活动性的自由度，其可分为具有 1、2 或 3 级自由度的三种关节。每种关节可以进行特定类型的运动，其中由身体各部分完成的一些基本运动类型如下所述：

　　(1) 屈曲：使得关节角度减小的身体运动，比如弯曲手肘。侧向弯曲，例如向一侧弯曲躯干或颈部称为侧屈。

　　(2) 伸展：与屈曲相反，使得关节角度增加的运动。过度伸展是指身体某部位拉伸到超过正常伸展的位置。

　　(3) 外展：身体部位沿侧向远离身体中心线的运动。

　　(4) 内收：身体部位朝向身体中心线的运动。

　　(5) 旋转：身体部位围绕其自身纵轴的运动。身体部位转向身体中心线运动称为内旋。

(6) 回转：身体部位的圆形或锥形的运动。

人体的动态尺寸通常包括关节自由度数、关节运动方向、关节运动角度。髋关节属于球窝关节类型，其运动类型可归纳为球面运动和旋转运动两类。其中球面运动包括了屈/伸运动、外展/内收运动。脊柱的运动主要发生在脊柱颈部和腰部的弯曲和伸展上，活动的脊椎关节可完成前曲与后仰、左倾与右倾运动。本书研究的对象是头部，其是具有典型的六自由度运动的物体。头部伴随着躯干部位的运动可绕横轴进行屈曲和伸展、绕铅垂轴向右转和向左转、绕纵轴完成向身体两侧弯曲的动作。躯干至头部的主要关节的运动类型见附表 A.3。

附表 A.3　　躯干至头部主要关节的运动类型

关节	运动类型	自由度数
颈关节	球面运动、旋转运动	3
躯干 (各脊椎关节)	球面运动、旋转运动	3
髋关节	球面运动、旋转运动	3

附录 A.2.2　简化人体骨骼体系

为了有效建立人体躯干至头部的结构模型，需要在上述分析基础上对身体部位进行简化处理。躯干的运动是靠腰部和胸部的活动脊椎骨以及髋关节的活动来实现的。相邻两个椎骨间的活动范围很小，但整个脊柱的运动范围很大。如附图 A.6 所示，本书将整个颈椎处理为一个颈关节，躯干通过颈关节与头部产生运动关联；考虑整个躯干活动的复杂性，不单独区分胸椎和腰椎，而是将其看成一个整体，并通过一个髋关节与下肢相连接。

本书将在 "棒状人" 概念的基础上来建立躯干至头部的结构模型，并基于以下几点假设来进行简化处理：

(1) 躯干独立于下肢体，将下肢体与座椅看成一个整体，不考虑它的运动；

(2) 由于人骨很坚硬，除特定情况不会发生宏观变形，故可将其看成刚体，关节则看成铰链，这样人体就简化为刚体——铰链系统或称链式系统；

(3) 总体上，软组织变形不会很大地影响某一部位的机械特性；

(4) 躯干的形状或多或少地像圆柱，就被模拟成圆柱刚体，头部看成一个椭球体。

根据人体躯干至头部的运动结构，在此将整个头部、躯干分别简化为一段刚体，将颈关节和髋关节简化为一个球铰，将下肢看作基座，从而建立如图 2.8 所示的人体躯干至头部的结构模型。本书的世界坐标系 $O\text{-}XYZ$ 固连于飞机，原点 O 位于人体髋部的中心位置，X 轴方向与人体基准轴的纵轴 (附图 A.1) 一致，Y 轴与横轴相反，Z 轴与铅垂轴一致。

经过这样的简化处理后，可以避免出现冗余自由度的问题，一方面可以大体反映人体躯干至头部的运动，而且也能保证头部六自由度的运动。

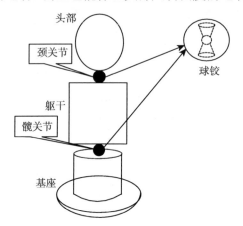

附图 A.6　人体躯干至头部的结构模型示意图

附录 A.3　4 位飞行学员的头部运动位置与姿态直方图

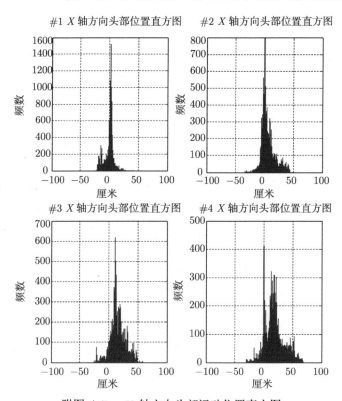

附图 A.7　X 轴方向头部运动位置直方图

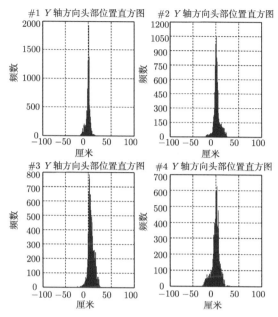

附图 A.8　Y 轴方向头部运动位置直方图

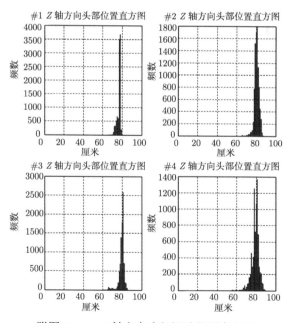

附图 A.9　Z 轴方向头部运动位置直方图

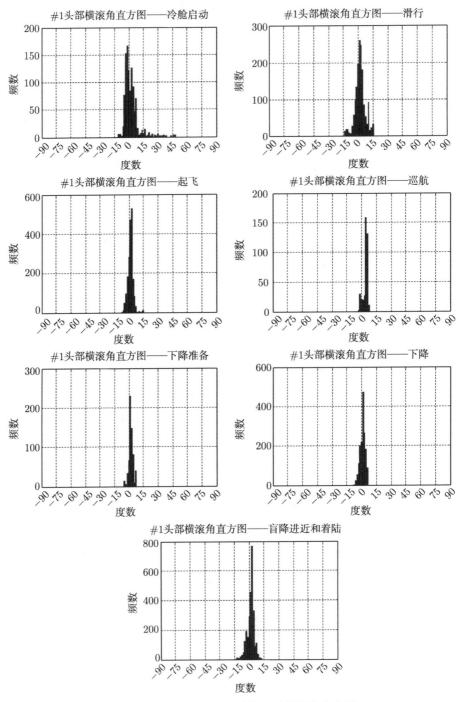

附图 A.10　飞行学员 1 头部运动横滚角直方图

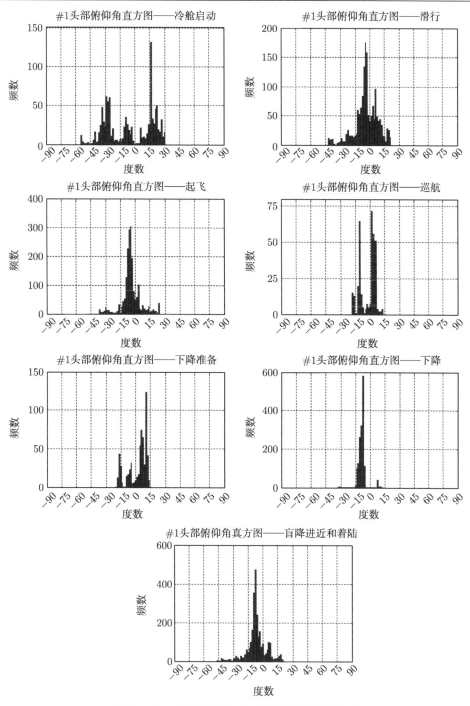

附图 A.11　飞行学员 1 头部运动俯仰角直方图

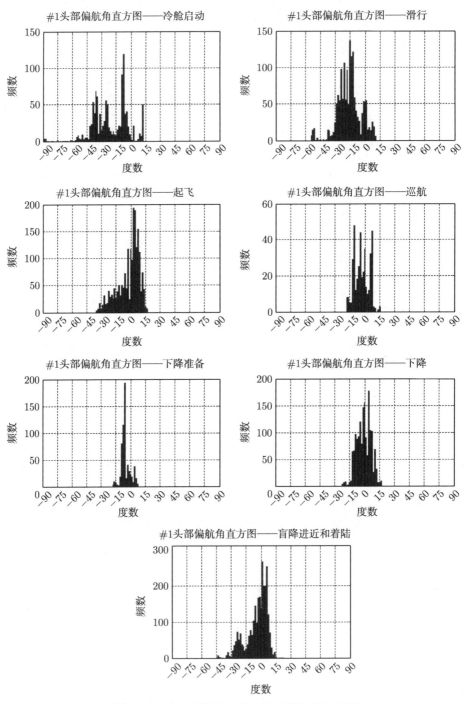

附图 A.12　飞行学员 1 头部运动偏航角直方图

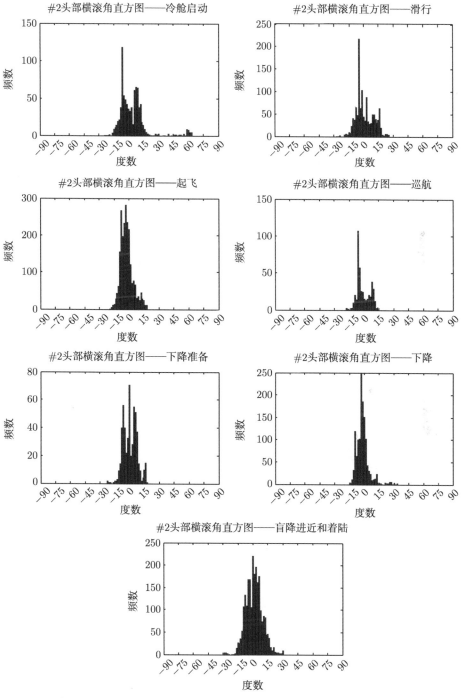

附图 A.13　飞行学员 2 头部运动横滚角直方图

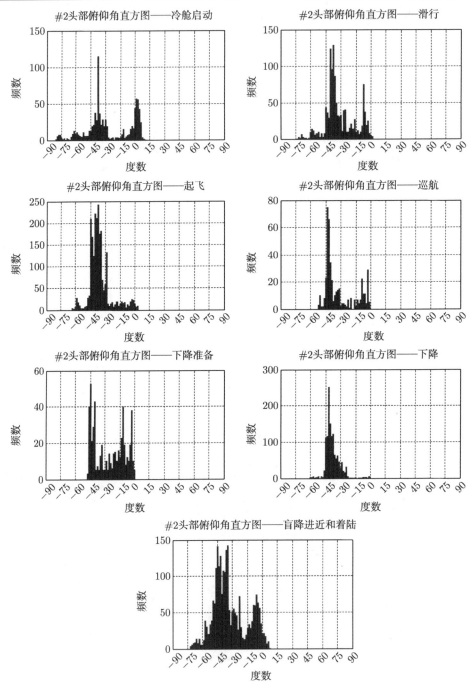

附图 A.14　飞行学员 2 头部运动俯仰角直方图

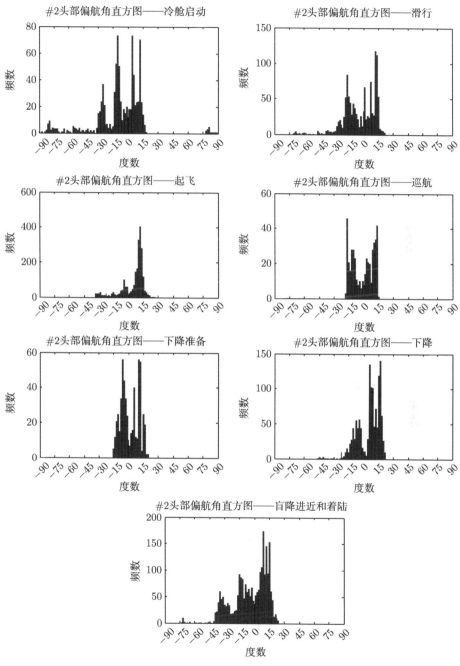

附图 A.15　飞行学员 2 头部运动偏航角直方图

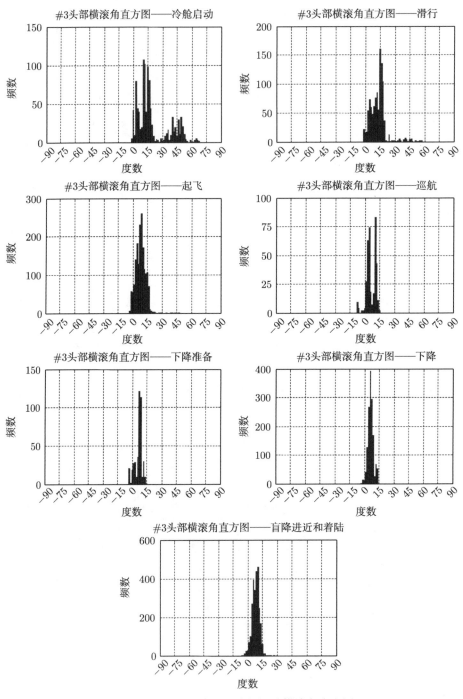

附图 A.16　飞行学员 3 头部运动横滚角直方图

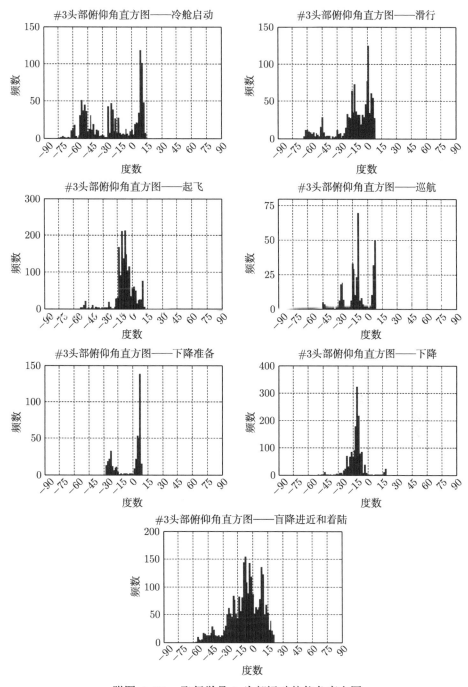

附图 A.17　飞行学员 3 头部运动俯仰角直方图

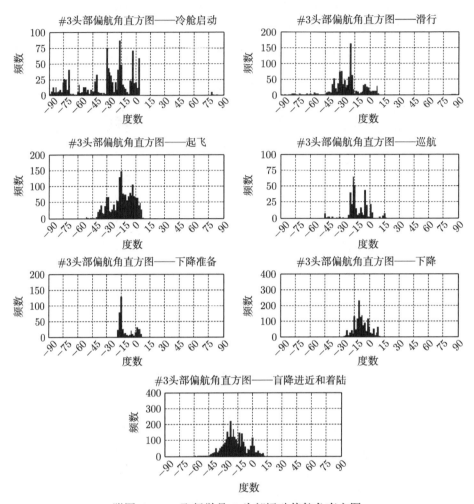

附图 A.18　飞行学员 3 头部运动偏航角直方图

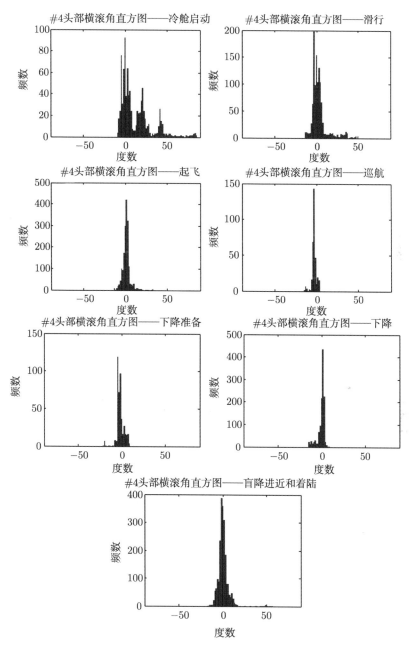

附图 A.19　飞行学员 4 头部运动横滚角直方图

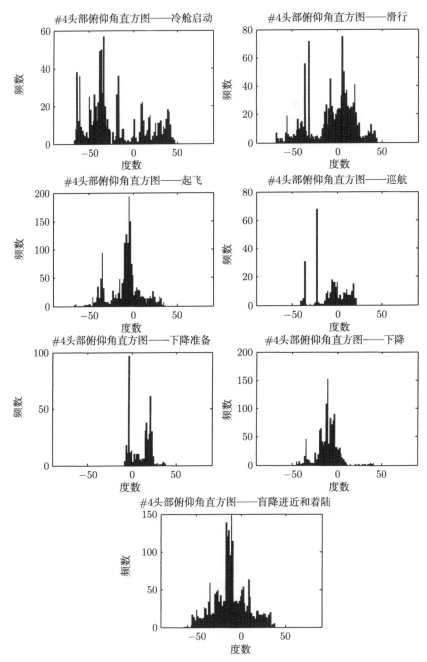

附图 A.20　飞行学员 4 头部运动俯仰角直方图

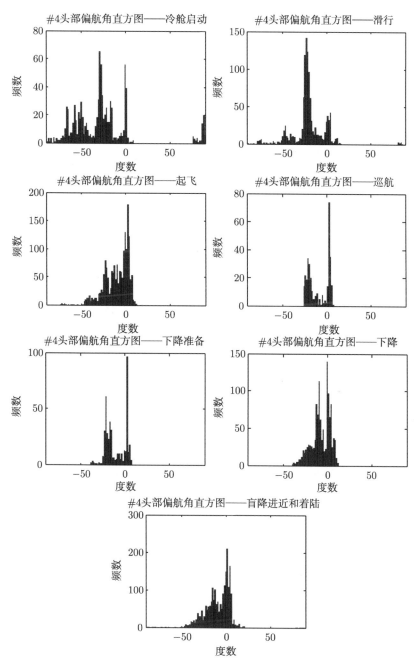

附图 A.21   飞行学员 4 头部运动偏航角直方图

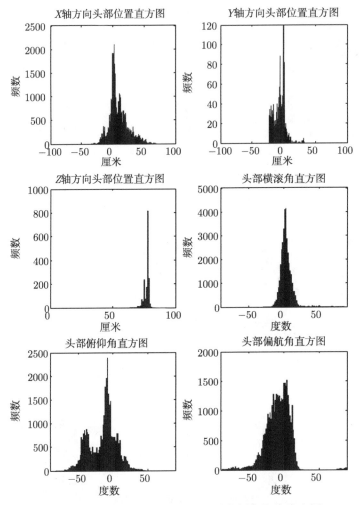

附图 A.22　全体飞行学员头部运动位置与姿态直方图

附录 A.3 中头部位置在 X 轴、Y 轴和 Z 轴方向的数据单位为 cm，直方图统计间隔为 1 cm；头部横滚角、俯仰角和偏航角的数据都用度数来表示，统计角度间隔为 1.5°。

附录 A.4　4 位飞行学员的头部运动位置与姿态箱型图

百分位数是将一组数据从小到大排序，并计算相应的累计百分位，则某一百分位所对应数值就称为这一百分位的百分位数。可表示为：一组 n 个观测值按数值大小排列如，处于 $p\%$ 位置的数值称为第 p 百分位数。即第 p 百分位数使得至

少有 $p\%$ 的数据项小于或等于这个值。另外第 25 百分位数称为第一个四分位数 (first quartile),也叫上四分位数,用 Q1 表示;第 50 百分位数又称第二个四分位数 (second quartile),也叫中位数,用 Q2 表示;第 75 百分位数又称第三个四分位数 (third quartile),也叫下四分位数,用 Q3 表示。分位数是用于衡量数据位置的量度,提供了有关各数据项如何在最小值与最大值之间分布的信息。

四分位数间距也是一个非常有用的统计特征,是上四分位数与下四分位数之差,可反映变异程度的大小。则

$$IQR = Q3 - Q1 \tag{1}$$

中值,也叫中位数,代表着数据总体的中等情况。

全距的计算公式为

$$Range = Max - Min \tag{2}$$

全距容易受到极端值的影响。但四分位距是考虑资料中间百分之五十的距离,故较不受极端值的影响。

第二种采用图形分析方法。图形能对采样数据有一个比较直观的呈现,可以看到数据的集中与分布情况。通常的图形分析方法包括频域直方图 (如附录 A.3)、百分位曲线图以及箱型图等。百分位曲线图是利用百分位数的概念来进行绘制的。横坐标是各百分位,纵轴是对应的百分位数。

箱型图又叫盒须图,是一种能够显示一组数据全方位分布情况的统计图。其绘制须使用常用的统计量,最适宜提供有关数据的位置和分散的参考,尤其在不同的母体数据时更可表现其差异。箱型图依据五个常用的统计量 —— 最小值、上四位数、中位数、下四位数、最大值和平均数来表示数据特性的统计图形,典型的箱型图如附图 A.23 所示。

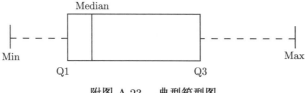

附图 A.23　典型箱型图

本书绘制竖直箱型图,提供一种只用 5 个点对数据集做简单的总结方式。这 5 个点包括中值、Q1、Q3、分部状态的高位和低位。所谓分部状态的高位和低位,是指在这其间的数据构成的区间为 95% 置信区间。在置信区间之外的数据从盒须图尾部延伸出的 “须” 体现出来。胡须表明了离异与超越盒图末端值数据的程度,其显示使用 ‘+’ 表示,如附图 A.24 所示。

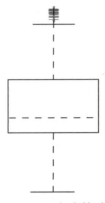

附图 A.24　竖直箱型图

盒须图很形象地分为中心、延伸以及分部状态的全部范围，即四分位数区间、变异数以及 95% 置信区间。盒式图中最重要的是对相关统计点的计算，相关统计点都可以通过百分位计算方法进行实现。在进行数据分析时，可以使用去掉变异数的数据进行分析，也可使用四分位数间距区间里的，也可使用 95% 置信区间里的数据进行分析。

对于采集到的四名飞行学员分别在七种飞行科目中的头部运动位置和姿态的数据，经上述数据分析与处理方法之后，得到的头部运动位置与姿态的箱型图见附图 A.25~ 附图 A.33 所示。

经过统计分析，可以得到飞行学员头部运动位置与姿态的分布情况如下。

X 轴方向头部运动位置：① 数据整体分布较尖峭，较多地分布在 0.38~17.58cm 的区域，呈正偏态，即头部较多的向前移动，且向前运动的幅度大于向后的，在向前和向后方向上较大的运动幅度都表现为变异值；② 冷舱启动阶段数据分布较平坦，分散程度较大，变异值较少；③ 滑行阶段除飞行学员#4 的运动幅度较大而数据分布较平坦外，其余的数据分布较尖峭，从而稍大的运动幅度表现为变异值；④ 起飞、下降和着陆阶段数据分布较尖峭，且着陆阶段运动幅度较大；⑤ 巡航和着陆阶段数据分布最平坦，数据分散度较高，运动幅度相对较小，且几乎无变异值的出现；⑥ 飞行学员#1 的整体运动幅度最小。

Y 轴方向头部运动位置：① 数据整体分布较尖峭，较多地分布在正值区域，即头部较多地向左运动，且向两边的运动幅度大体相等，较大的运动幅度表现为变异值；② 冷舱启动阶段数据分布较平坦，分散程度最大，变异值较少；③ 滑行阶段数据分布较尖峭，变异值更多地出现在负值方向；④ 巡航和着陆阶段数据分布最平坦，数据分散度较高，运动幅度相对较小，且变异值出现的较少；⑤ 起飞、下降和着陆阶段数据分布较尖峭，且着陆阶段运动幅度较大；⑥ 飞行学员#1 的整体运动幅度最小。

Z 轴方向头部运动位置：① 数据整体分布较尖峭且比较集中，除了飞行学员 #1 的运动幅度较小且更多地表现为抬头外，其余飞行学员的头部运动较多地分布在 77.42~89.12cm 的区域，头部更多地表现为低头，且低头的幅度大于抬头的，较大的运动幅度表现为变异值；② 冷舱启动阶段数据分布较平坦，分散程度最大因而运动范围最大，变异值较少；③ 滑行、起飞、下降和着陆阶段数据分布较尖峭且集中，运动范围不大，稍大的运动幅度表现为变异值；④ 巡航和着陆阶段数据分布最平坦，数据分散度较高，运动幅度相对较小，且无变异值。

头部运动横滚角：① 数据整体分布较尖峭，较多地分布在 $-1.46° \sim 6.67°$ 的区域，头部更多地向右侧转运动，且在该方向上的运动幅度最大；② 冷舱启动阶段数据分布最分散，且出现了侧转向右运动的最大运动幅度；③ 滑行阶段数据分布也较分散，且四名飞行员的头部运动情况差异较大；④ 起飞、下降和着陆阶段数据分布较尖峭，较大的运动幅度表现为变异值；⑤ 巡航和下降准备头部运动幅度最小，除飞行学员 #2 的头部运动数据分布较平坦无变异值外，其余的分布也较紧俏并出现了较多的变异值。

头部运动俯仰角：① 数据整体分布较平坦而分散，且较多地分布在负值区域，即较多地表现为抬头运动，抬头的运动幅度较大，但整体变异值较少；② 冷舱启动、滑行、巡航和下降准备阶段数据分布较平坦，其中冷舱启动阶段数据最分散，滑行阶段在抬头运动方向出现了个别变异值，巡航阶段运动幅度最小；③ 起飞、和着陆阶段数据较尖峭，较大的运动幅度表现为变异值，且变异值出现的较多，其中下降阶段数据分布最尖峭。

头部运动偏航角：① 数据整体分布较分散，且较多地分布在 $-18.67° \sim 3.29°$ 的区域，且负值出现的频数较高，即头部更多地向右转动，较大的运动幅度表现为变异值；② 虽然在向左和向右转动方向上的最大运动幅度大体相等，但在向左运动过程中出现的最大运动幅度表现出突变性；③ 冷舱启动、滑行和着陆阶段数据整体分布较分散，且在向左转动方向上出现了突变性的运动幅度；④ 其余几个阶段数据分布都较平坦、变异数较少且主要出现在向右转动方向上。

变异值的存在有两方面的原因。首先，在操作极个别特殊位置（即较偏远）的按键时，身体需要作出较大的位移才能使眼睛看到那个位置，从而进行手动操作；另外，由于个人身高以及身体运动和操作习惯的不同，也会导致运动幅度的差异性。

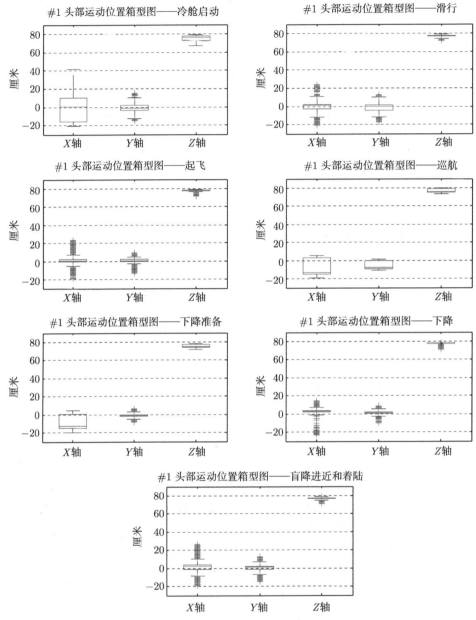

附图 A.25　飞行学员 1 的头部运动位置箱型图

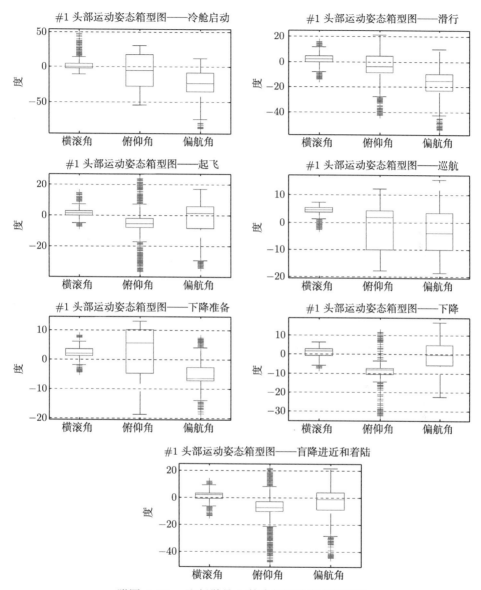

附图 A.26　飞行学员 1 的头部运动姿态箱型图

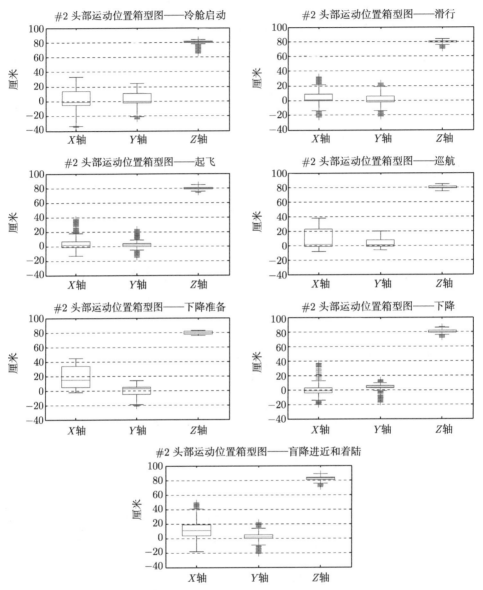

附图 A.27　飞行学员 2 的头部运动位置箱型图

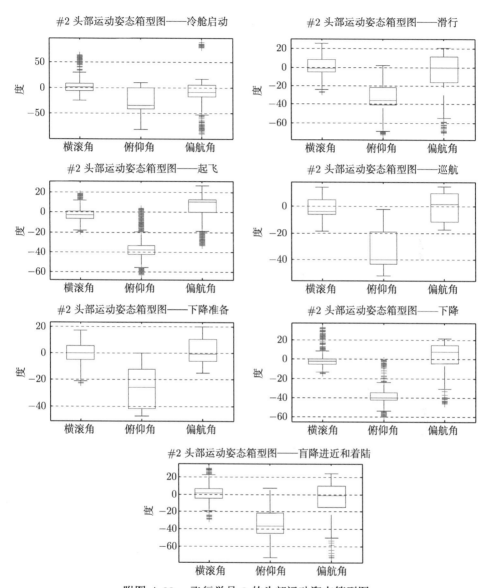

附图 A.28　飞行学员 2 的头部运动姿态箱型图

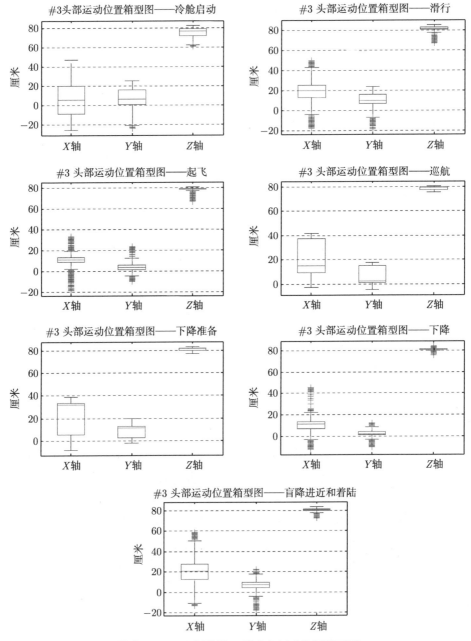

附图 A.29　飞行学员 3 的头部运动位置箱型图

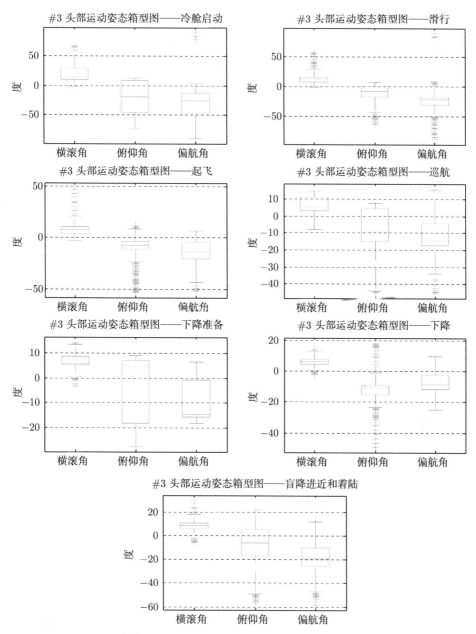

附图 A.30　飞行学员 3 的头部运动姿态箱型图

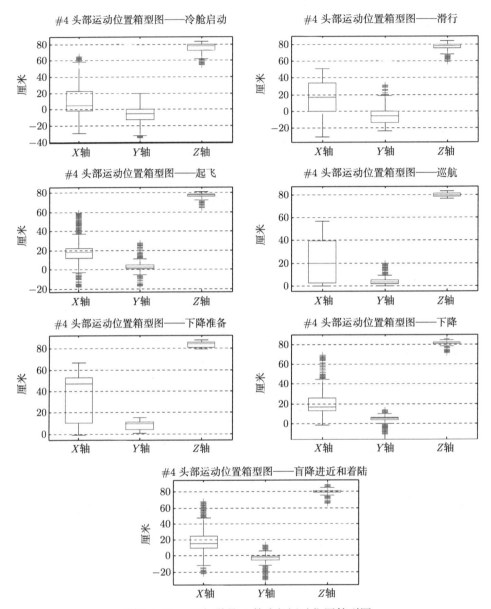

附图 A.31　飞行学员 4 的头部运动位置箱型图

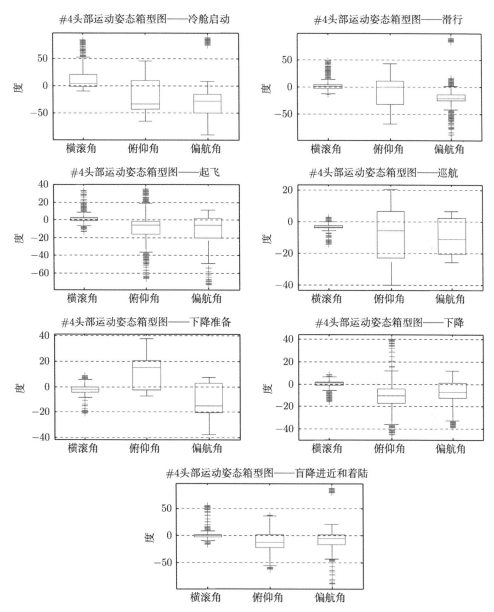

附图 A.32　飞行学员 4 的头部运动姿态箱型图

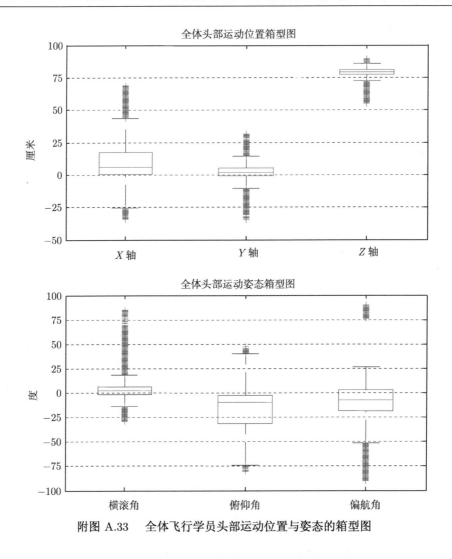

附图 A.33　全体飞行学员头部运动位置与姿态的箱型图

附录 A.5　4 位飞行学员头部运动的速度特性

对四名飞行学员的头部运动位置和姿态数据按前后时刻进行差分,并与采样周期求商后得到头部运动的线速度与角速度。头部运动速度的箱型图如附图 A.34~附图 A.41 所示。

经过统计分析,可以得到飞行学员头部运动线速度与角速度的分布情况如下。

X 轴方向头部运动线速度:① 数据整体分布较尖峭,90%的数据分布在 $-1.24\sim$ 1.33cm/s 的区域,几乎关于均值 0.017cm/s 对称,且相反方向速度的最大幅度大体相等,较大的速度表现为变异值;② 滑行阶段的速度幅度较大且数据分布较分散;

③ 巡航和下降准备阶段速度幅度较小。

Y 轴方向头部运动线速度：① 数据整体分布较尖峭，90% 的数据分布在 $-1.00\sim$ 1.09cm/s 的区域，几乎关于均值 0.01cm/s 对称，负值方向的速度幅度大于正值方向的，较大的速度表现为变异值；② 冷舱启动和滑行阶段的速度幅度较大且数据分布较分散；③ 巡航和下降准备阶段速度的幅度最小；④ 起飞阶段数据分布最尖峭，即在小速度范围内的运动较多。

Z 轴方向头部运动线速度：① 数据整体分布较尖峭且集中，90% 的数据分布在 $-0.34\sim0.35$cm/s 的区域，几乎关于均值 0cm/s 对称，正值方向的速度幅度大于负值方向的，较大的速度表现为变异值；② 冷舱启动和滑行阶段的速度幅度较大且数据分布较分散；③ 巡航和下降准备阶段速度的幅度最小；④ 起飞阶段数据分布最尖峭，即在小速度范围内的运动较多。

头部运动横滚角速度：① 数据整体分布较尖峭，90% 的数据分布在 $-1.45\sim$ 1.65°/s 的区域，几乎关于均值 0°/s 对称，负值方向的角速度幅度大于正值方向的，较大的角速度表现为变异值；② 冷舱启动阶段的角速度幅度较大且数据分布较分散，滑行阶段次之；③ 巡航和下降准备阶段角速度的幅度最小。

头部运动俯仰角速度：① 数据整体分布较尖峭，90% 的数据分布在 $-1.80\sim$ 2.13°/s 的区域，几乎关于均值 0.03°/s 对称，相反方向速度的最大幅度大体相等，较大的角速度表现为变异值；② 冷舱启动、滑行和着陆阶段的角速度幅度较大且数据分布较分散；③ 巡航和下降准备阶段角速度的幅度最小；④ 起飞阶段数据分布最尖峭，即在小速度范围内的运动较多。

头部运动偏航角速度：① 数据整体分布较尖峭，90% 的数据分布在 $-1.80\sim$ 2.13°/s 的区域，几乎关于均值 -0.02°/s 对称，正值方向的角速度幅度大于负值方向的，较大的角速度表现为变异值；② 冷舱启动、滑行和着陆阶段的角速度幅度较大且数据分布较分散；③ 巡航和下降准备阶段角速度的幅度最小。

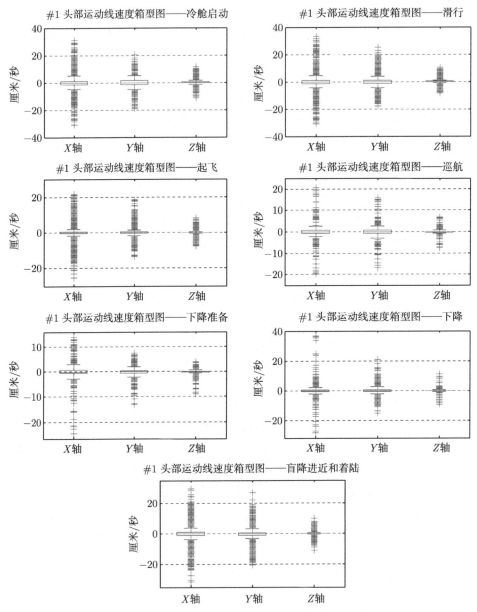

附图 A.34　飞行学员 1 的头部运动线速度箱型图

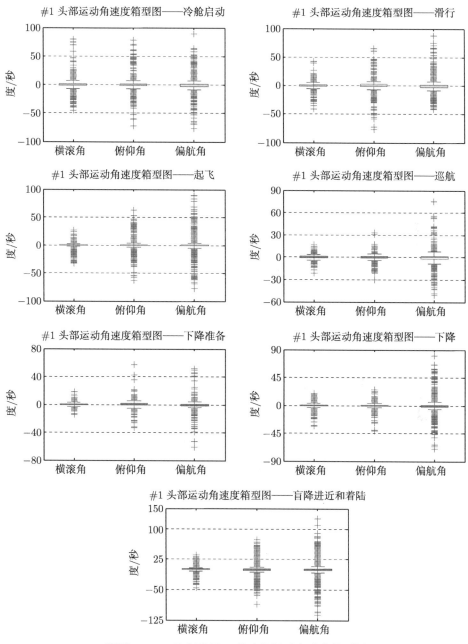

附图 A.35　飞行学员 1 的头部运动角速度箱型图

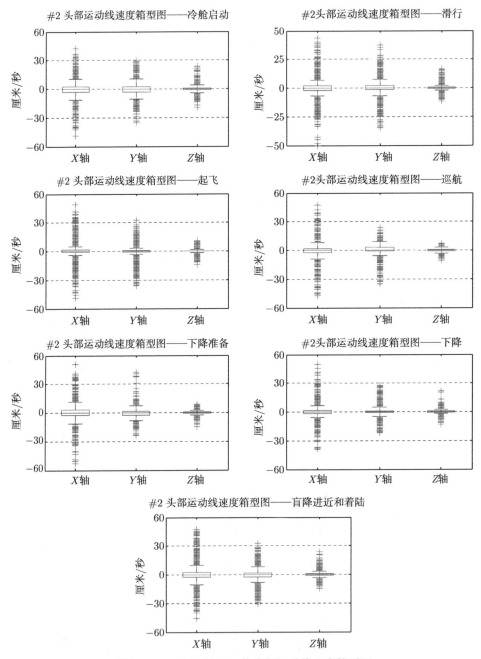

附图 A.36　飞行学员 2 的头部运动线速度箱型图

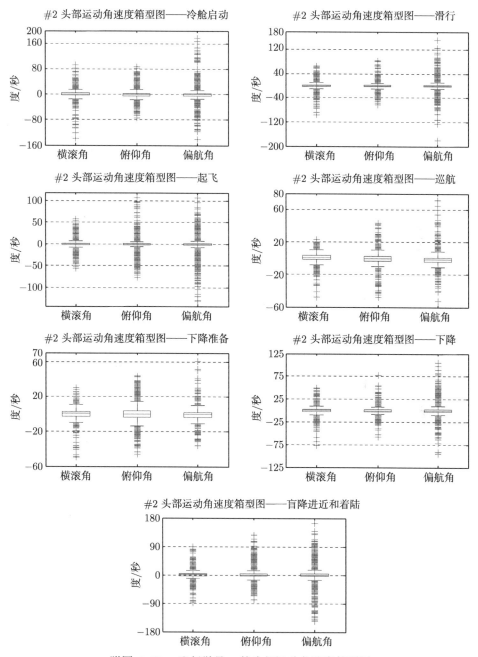

附图 A.37　飞行学员 2 的头部运动角速度箱型图

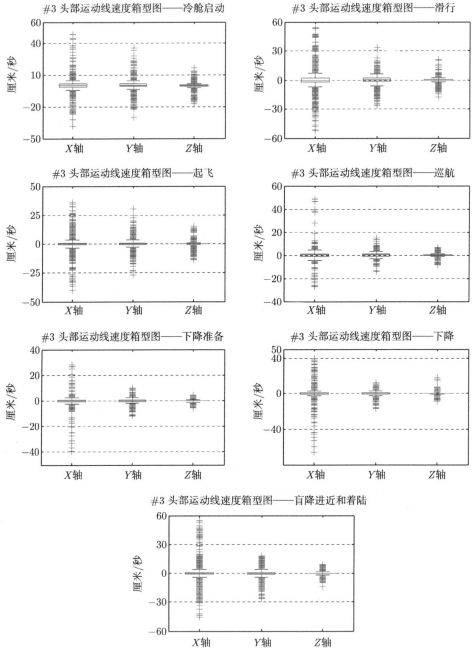

附图 A.38　飞行学员 3 的头部运动线速度箱型图

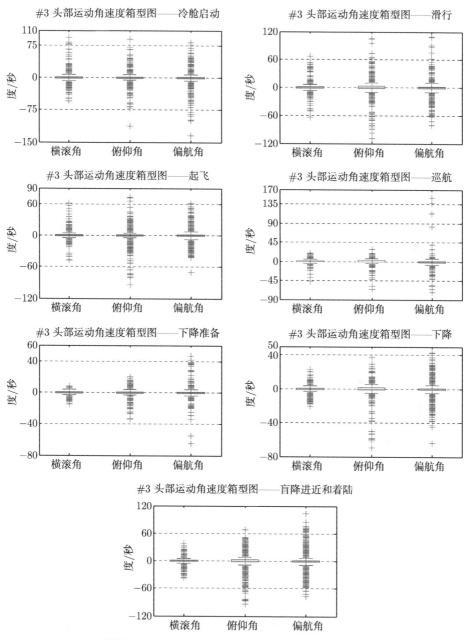

附图 A.39　飞行学员 3 的头部运动角速度箱型图

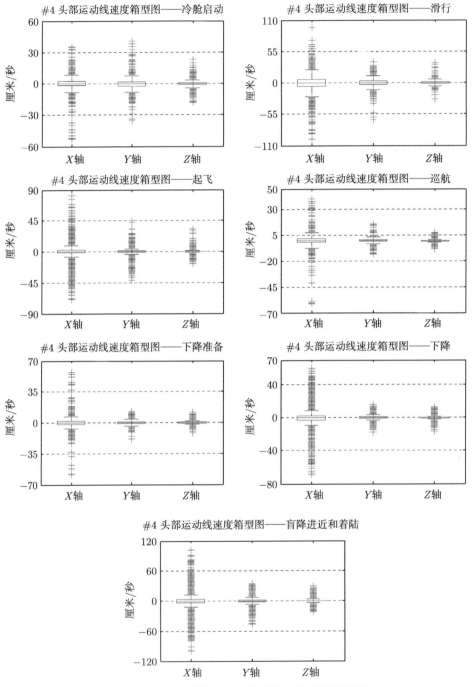

附图 A.40　飞行学员 4 的头部运动线速度箱型图

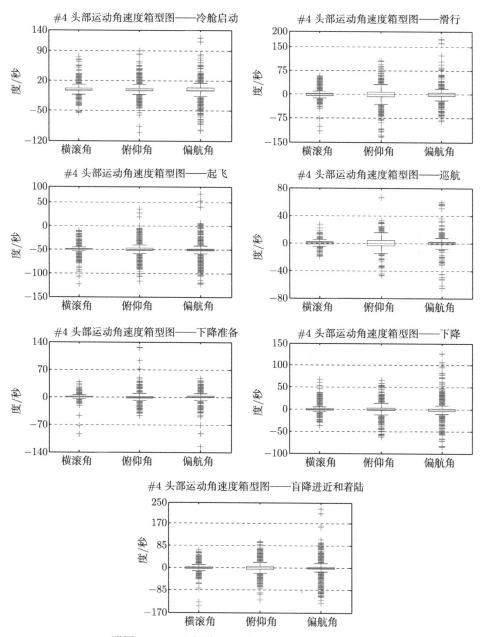

附图 A.41 飞行学员 4 的头部运动角速度箱型图

附录 B　头颈部外骨骼系统的 Simulink 虚拟样机

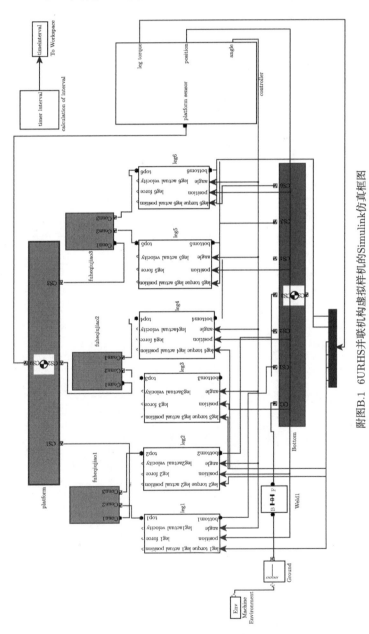

附图B.1　6URHS并联机构虚拟样机的Simulink仿真框图

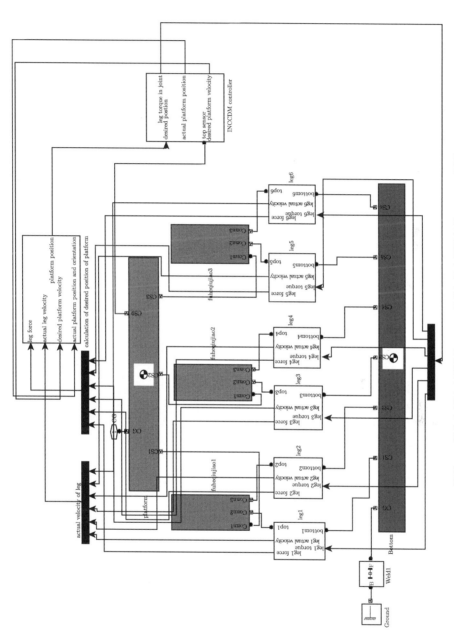

附图B.2　带有头部运动预测的6URHS并联机构虚拟样机的Simulink框图

附录 C　辨识仿真的状态向量估计结果

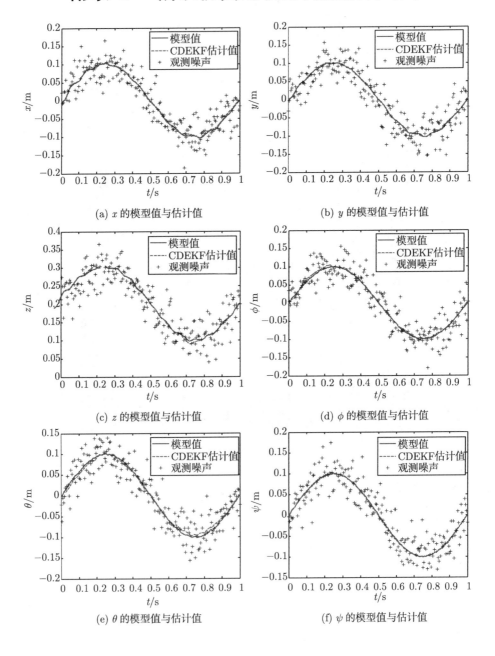

(a) x 的模型值与估计值

(b) y 的模型值与估计值

(c) z 的模型值与估计值

(d) ϕ 的模型值与估计值

(e) θ 的模型值与估计值

(f) ψ 的模型值与估计值

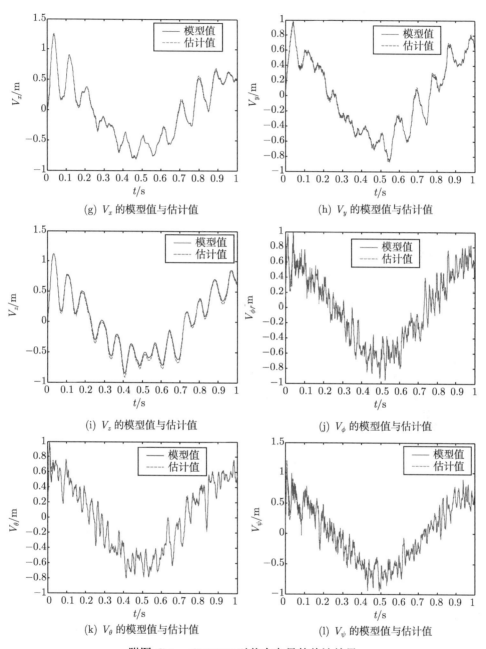

(g) V_x 的模型值与估计值

(h) V_y 的模型值与估计值

(i) V_z 的模型值与估计值

(j) V_ϕ 的模型值与估计值

(k) V_θ 的模型值与估计值

(l) V_ψ 的模型值与估计值

附图 C.1 CDEKF 对状态向量的估计结果

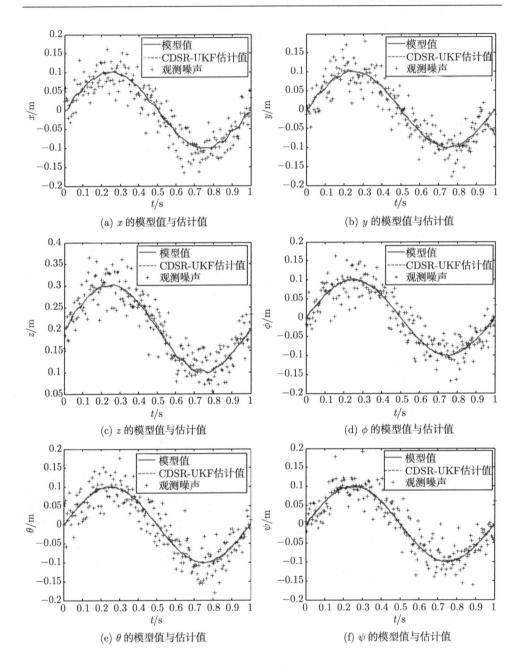

(a) x 的模型值与估计值

(b) y 的模型值与估计值

(c) z 的模型值与估计值

(d) ϕ 的模型值与估计值

(e) θ 的模型值与估计值

(f) ψ 的模型值与估计值

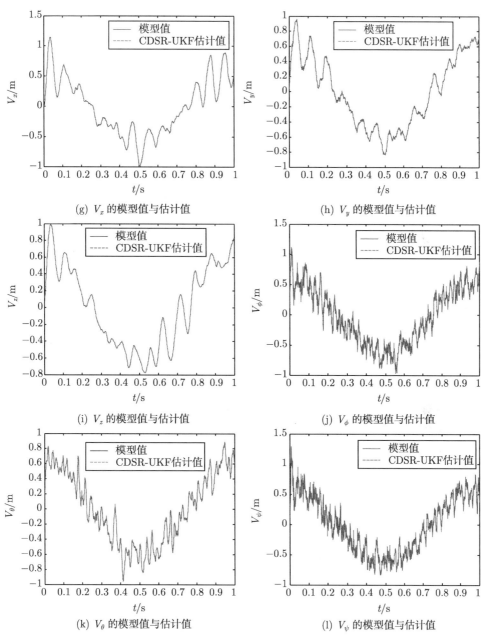

附图 C.2　CDSR-UKF 对状态向量的估计结果